JN024222

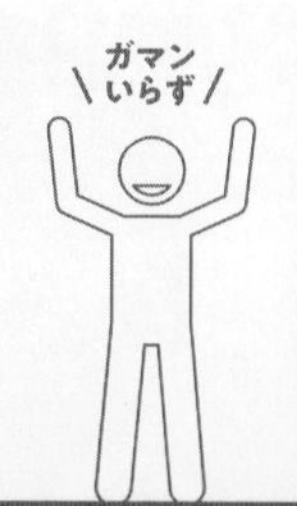

血圧リセット術

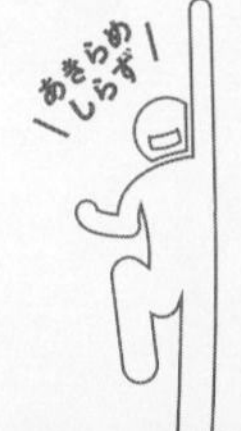

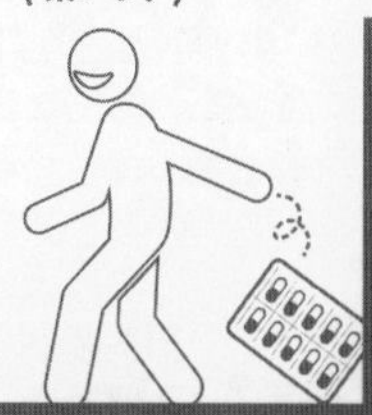

東京女子医科大学
高血圧・内分泌内科教授
市原淳弘

まず初めに。人間は血圧がなければゾンビです。

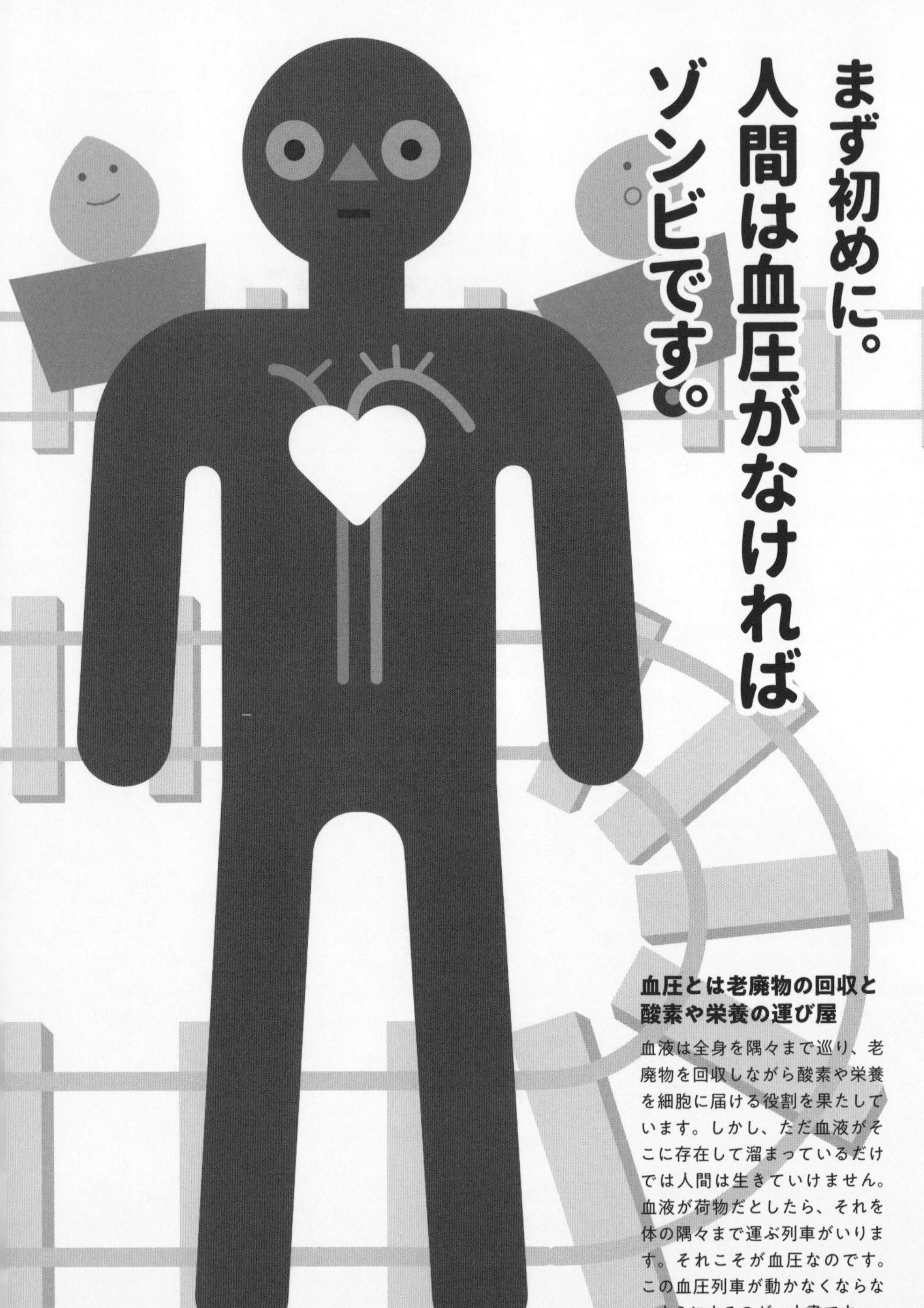

血圧とは老廃物の回収と酸素や栄養の運び屋

血液は全身を隅々まで巡り、老廃物を回収しながら酸素や栄養を細胞に届ける役割を果たしています。しかし、ただ血液がそこに存在して溜まっているだけでは人間は生きていけません。血液が荷物だとしたら、それを体の隅々まで運ぶ列車がいります。それこそが血圧なのです。この血圧列車が動かなくならないようにするのが、本書です。

血液がただあっても人間は生きられない

血圧とは、心臓から送り出された血液が血管の壁を押す時の圧力のこと。私たちの心臓は、縮んだり広がったりすることで血液を押し出し、それによって血液が全身を巡っています。つまり血圧がなく、ただそこに血液があるだけでは、人間は生きられないのです。

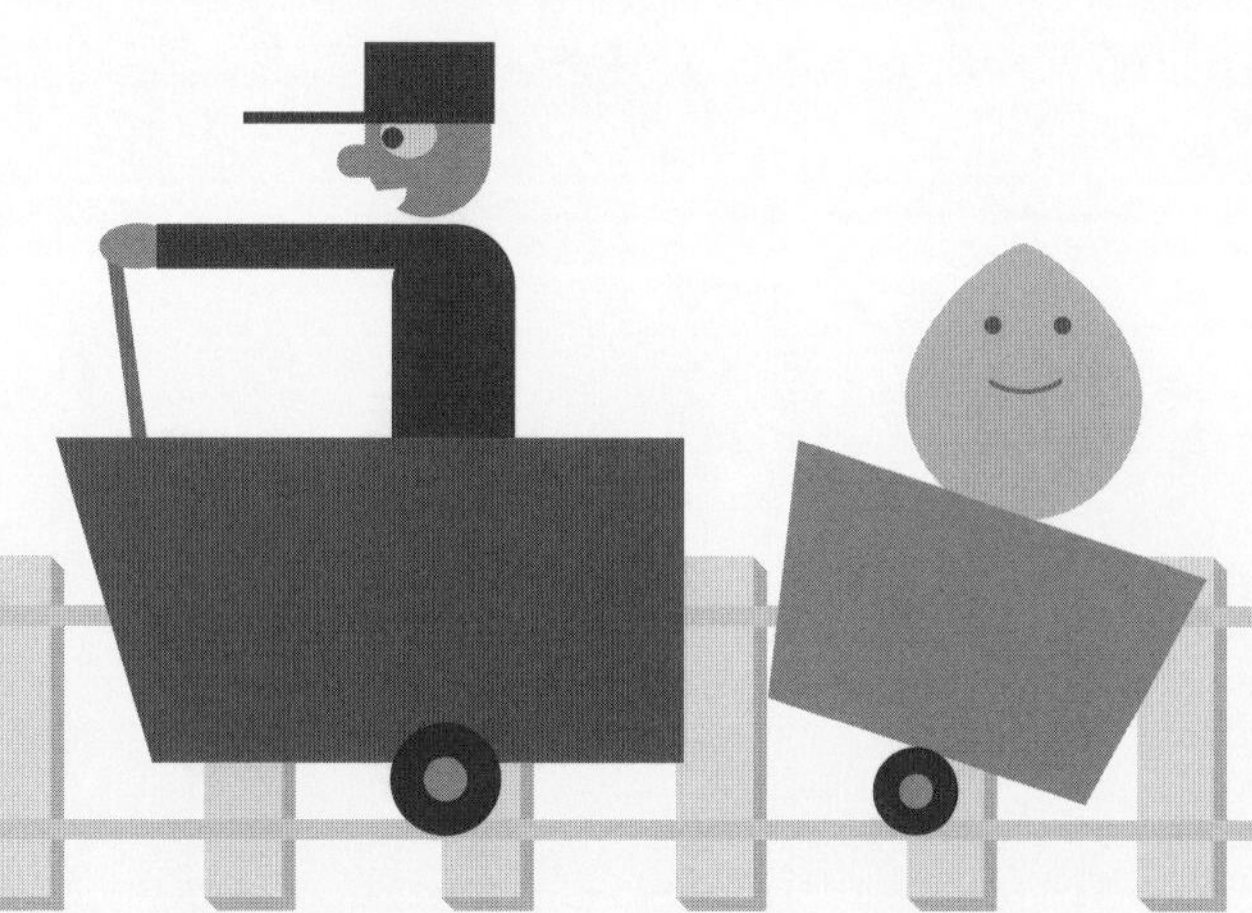

あたりまえだけど
国民のほとんどが
ごっちゃにしている
血圧と血液。
血圧がなければ
血液が動かない。
血圧がなければ
人間は生きられない。

Prologue

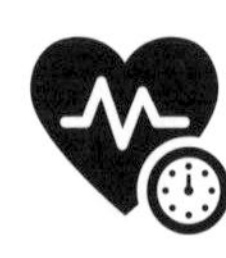

医師に「血圧高め」と言われたら始めよう 無理をしない、エビデンスに基づいた血圧改革！

年に1回の健康診断で「血圧が高めですね」といわれたことはないでしょうか？　指摘されたのが今年初めての人も、数年前からいわれている人もいるでしょう。

では、いわれた時に危機感を覚えて、病院に行くまではしなくても、血圧を下げるために何か行動を起こしたでしょうか？

それができている人はかなり血圧知識が高い方です。多くの人が、翌年の健康診断でも同じことをいわれて、「去年も同じことをいわれたなぁ」と1年ぶりに「血圧が高め」なことを思い出したくらいかもしれません。ここが血圧の問題点なのです。

「血圧高め」では、病名は出ません。しかし、血圧が高い時点で5年後、10年後、20年後に起きる、病気のタイマーが点灯した合図。その意味で、血圧は体のバロメーターなのです。

２０１９年、老後２０００万円問題が世間をにぎわしました。老後は年金に加え、２０００万円の預貯金がないと暮らしていくことができないという発表です。世間の不安をあおった、この２０００万円という数字は多くの人の胸に刻まれたことでしょう。

では、この２０００万円をどうやって貯めるのか？　または、２０００万円をどう節約するのか？　頭を抱えた人も少なくないと思います。その問題を解決するのに役立つのが血圧リセット術なのです。

東北大学の研究でこのような面白いデータがあります。

家庭血圧測定器を導入して定期的に血圧を測定した場合、1年で20万円、一生涯にかかる1人当たりの平均医療費が1200万円も節約できるというのです。

日本の高血圧人口は4300万人。何も高齢者だけがなるものではありません。30代では5人にひとり、40代では3人にひとりの高い割合です。ですが、きちんとケアをしている人はたったの1／3。体重が増えれば「まずいな～」とは思いますが、血圧が高くても「ま、いいか」と放置すると、ダメージが進行して、のちのちの大病に繋がってしまいます。つまり、高血圧だと1200万円以上の莫大な額が生涯医療費に加算されるのです。

人生100年時代。意欲があれば70歳、75歳まで働くことがいわれていますが、「高血圧」は、真っ先にそこに立ちはだかるリスクだと思ってください。

もちろん必要以上に怖がることはありません。確かに、あらゆる病気の要因に関係する「高血圧」ですが、高血圧はメタボと同じく「生活習慣病」。身のまわりの小さなことから「血圧ダウン」という大きな結果を生み出すことができます。「薬は飲みたくない」「ガマンや面倒くさいことはしたくない」、「お金をかけたくない」。そんなあなたにこそ「血圧リセット術」です。

この本は、未来の最高の体を手に入れる第一歩です。

血圧のホント最前線1

血圧にまつわる5つの誤解

健康診断で「血圧が高めですね」といわれても、今たいした問題もないし、健康だから大丈夫と、高めの血圧を放置していませんか?

それこそが大きな誤解! 命や寝たきりに直結する病気の引き金になるのに、軽く見られがちなのが高血圧です。ここでは血圧にまつわる5つの誤解を紹介します。血圧の真実を知れば、血圧を放っておくことの重大さがわかるはず。

誤解1

血圧は高くてもたいしたことない ×

おなかが目立つメタボや肥満は、痩せることでス

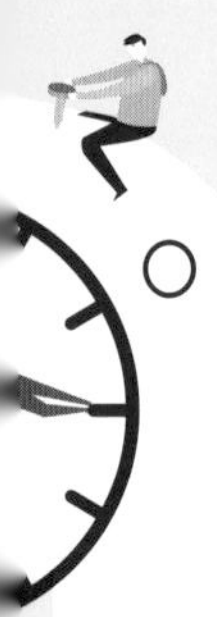

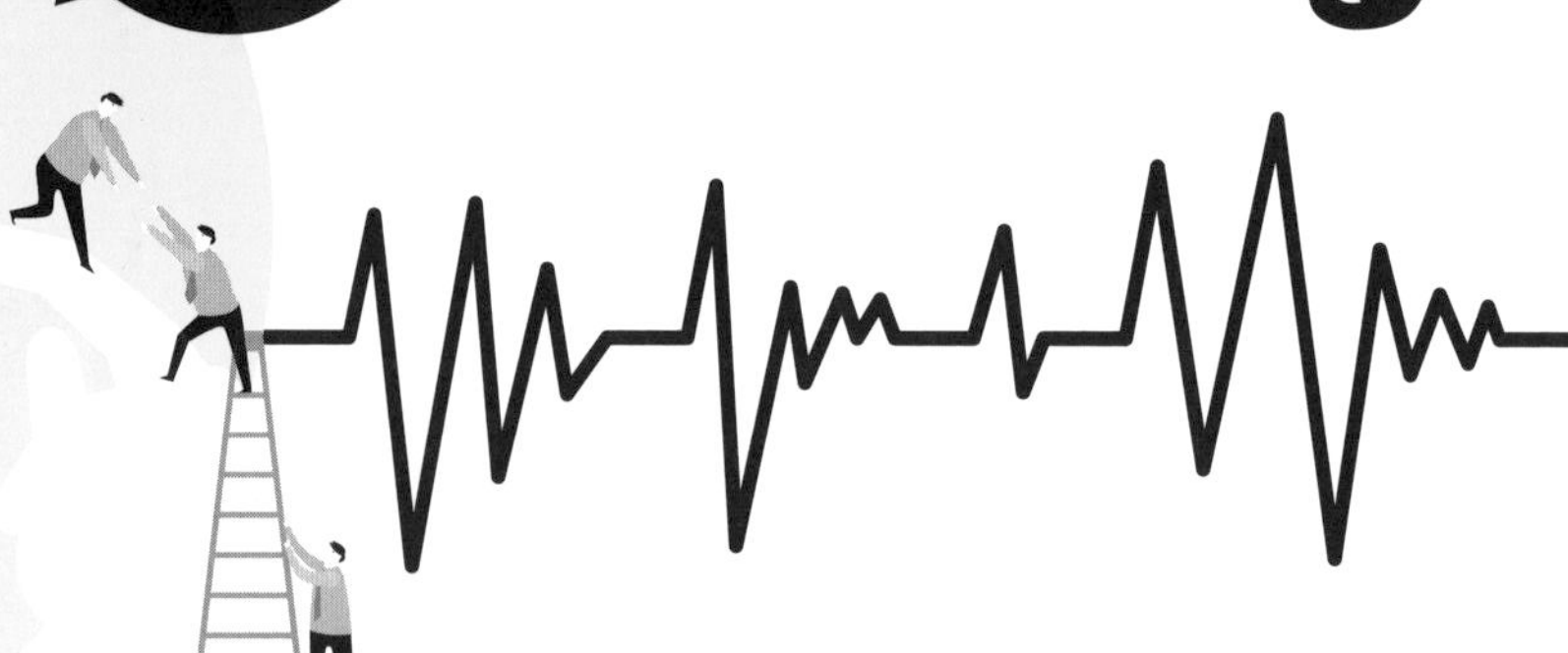

血圧は体の最良のバロメーター

タイルがよくなるので、多くの人が何とかしたいと努力をします。一方、血圧は高くても目に見えないので、すぐに対策を始める人は多くありません。しかし、血圧が高いといわれたら、すでにイエローカードです。しかも年齢性別は関係ナシ。去年の健康診断で、もし「血圧高め」と言われたら、この1年間、あなたの血管は日々ダメージにさらされてきたということ。放っておけば、いつ大きな病気になるかわかりません。

高血圧は予防できない ×

両親が高くないから、高血圧にはならない、これも大きな誤解です。食生活の乱れや運動不足が続けば血圧は高くなります。逆に、遺伝的に高血圧の家系でも、食生活や運動に気をつければ、高血圧を回避できます。つまり高血圧は、高血圧家系でもそうでなくても、自分の心がけ次第で予防できるのです。逆に、不規則な生活や食生活をすれば、子どもでも、30代の働き盛りでも、老若男女の区別なく高血圧になります。つまり、高血圧予防をすれば、未来の大きな病気のリスクが避けられ、最強の長寿薬となるのです。

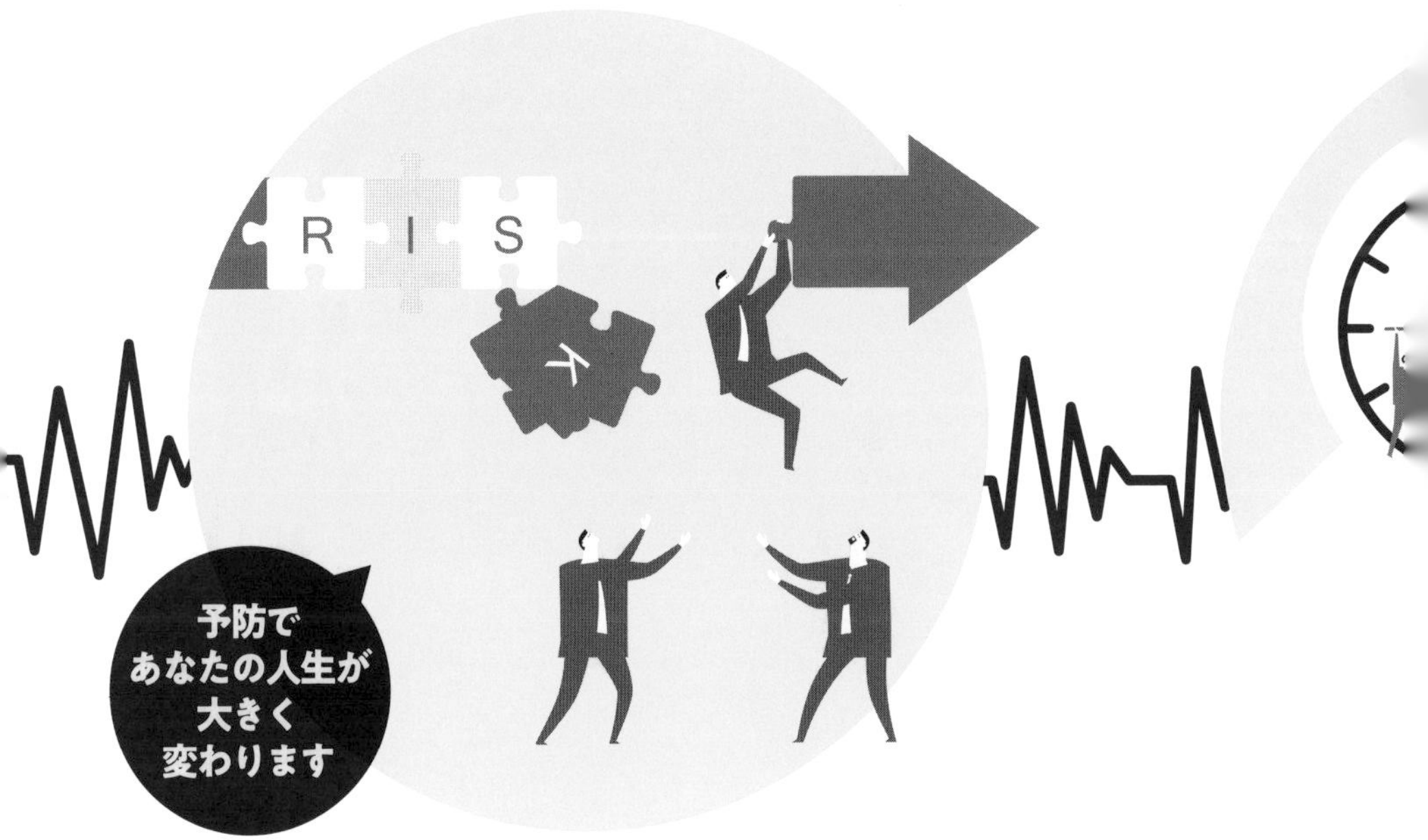

予防で
あなたの人生が
大きく
変わります

高血圧になったら一生薬を飲まなきゃいけない ×

高血圧と診断されたら「一生薬を飲まなければいけない」と思い込んでいる人が少なくありません。以前は、そのようにいわれた時代もありましたが、現在は、症状によって薬を減らしたり、飲まない治療もあります。ただし、自己判断は禁物。ある日測った数値がよかったからといって薬を中断すると、その翌日から上がってしまうことも。血圧は測る時間帯や気温などの影響も受けやすいので、たった1、2回の数値だけで判断するのは危険です。担当医と相談して、生活習慣を見直すことから始めましょう。

誤解
4

血圧は1つの数値が正常ならOK ×

血圧には2つの数値があります。心臓が収縮して血液が送り出されているときの、最も高い血圧「収縮期血圧」（上の血圧）と、心臓に血液が戻ってきて

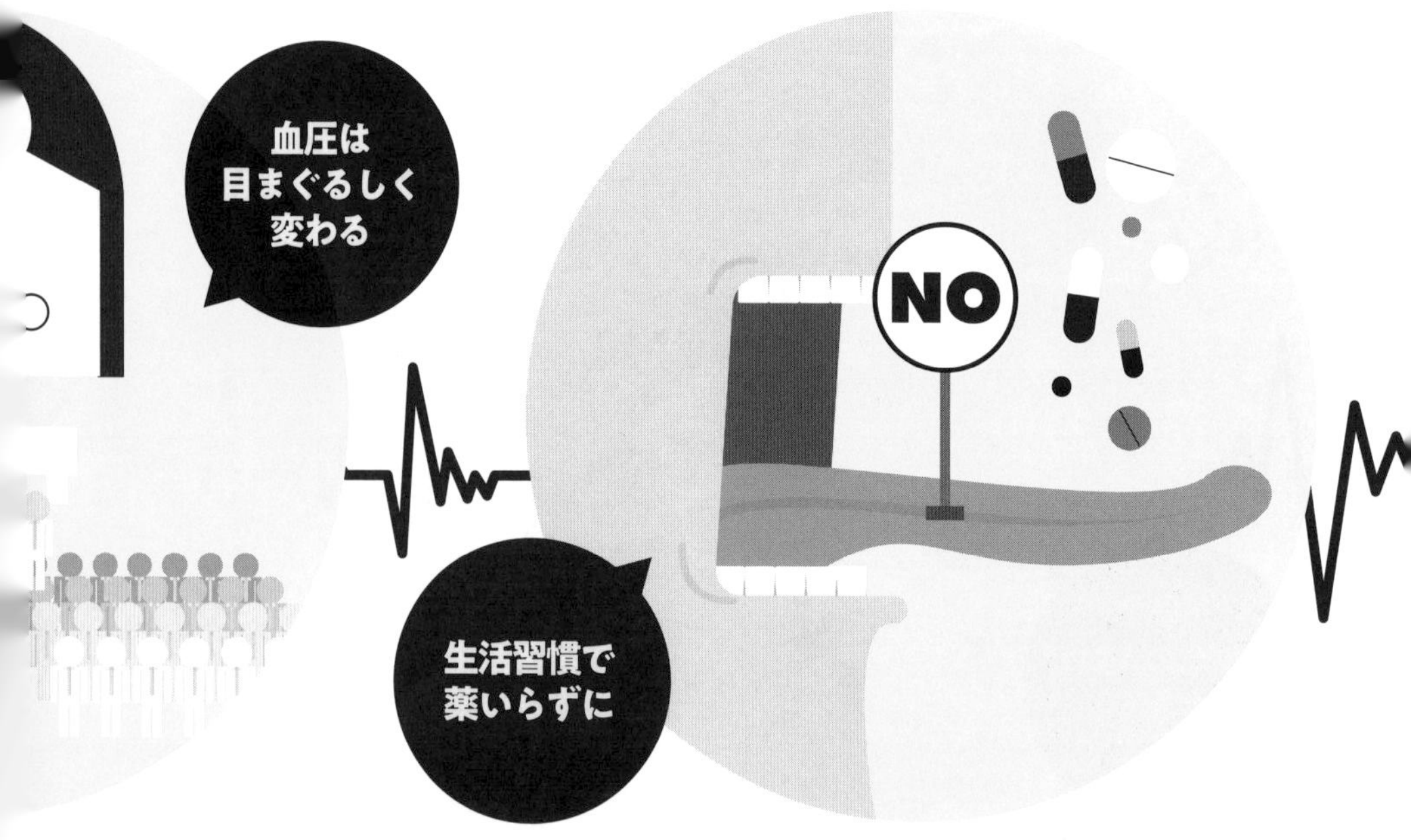

血圧は
目まぐるしく
変わる

NO

生活習慣で
薬いらずに

いるときの、最も低い血圧「拡張期血圧」(下の血圧)です。高血圧というと上の数値を気にする人が多いのですが、どちらも大事。また、どちらの数値も時間帯、気温、ストレスなどで目まぐるしく変わります。例えば、医療機関で白衣を着た医師の前で血圧を測定すると、緊張して血圧が上がる「白衣高血圧」など、少しの心の変化でも血圧の数値が変わるので常にチェックすることが肝心です。

一度血圧が高くなると"苦行"が待ち受けている ×

血圧が高めなのにスルーする理由として、高血圧になったら「減塩」「毎日運動」など、苦行を行わなければならないと思っていませんか? 確かに高血圧を改善するには、意識改革が必要です。しかしそれは苦行ではありません。高血圧は毎日の運動不足やストレス、食習慣の積み重ねでつくられた、血管のクセのようなものなのです。その血管のクセをとるためには、毎日の生活の中でできる範囲で小さなところから血圧の上昇を抑えるコツを取り入れること。"苦行"ではなく"楽行"を長く続けることが大切なのです。

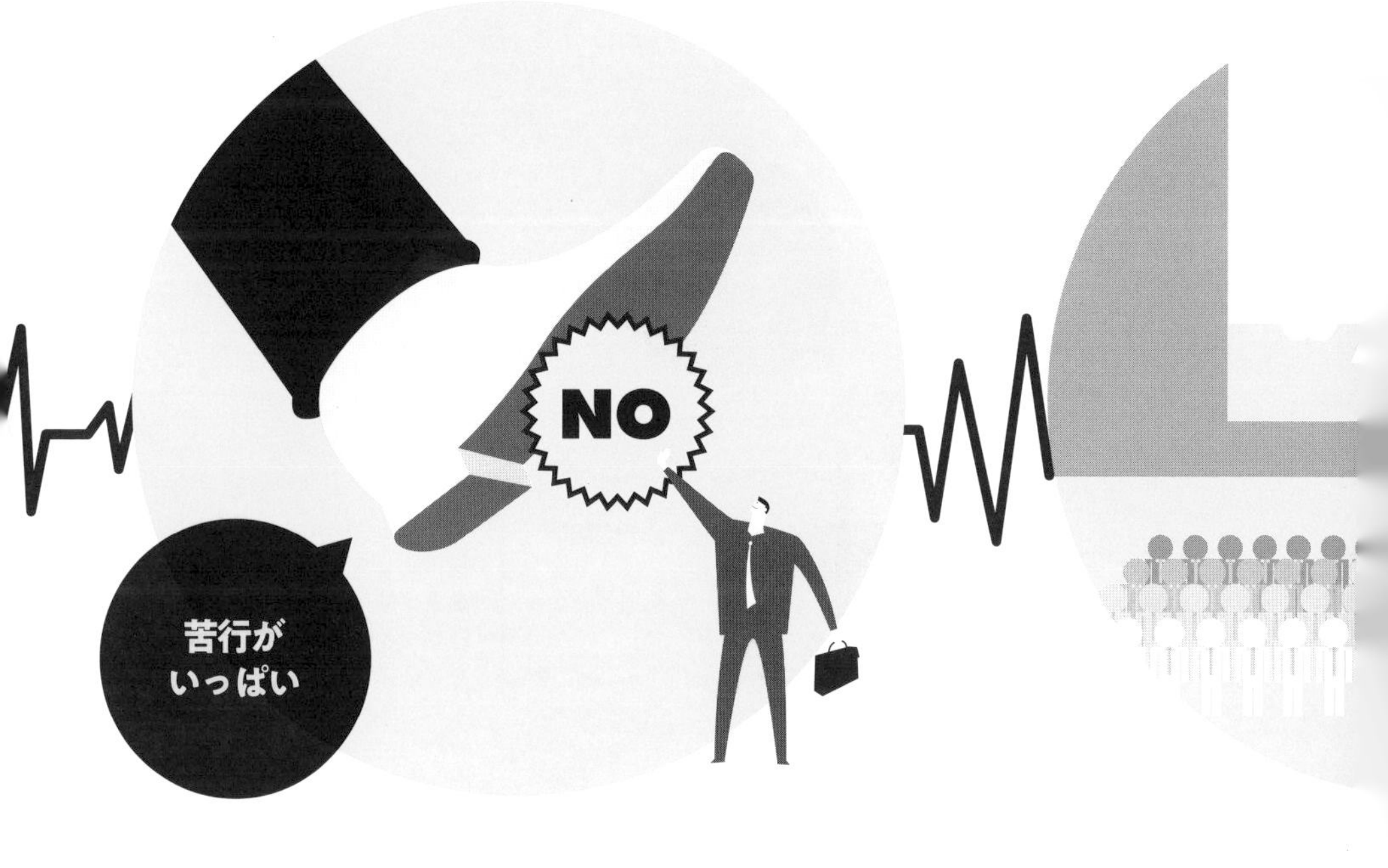

血圧のホント
最前線
2

血圧の見方と新常識

血圧高めが体に悪いことは、何となく理解していると思います。しかし、血圧の正体をわかっている人は少ないのではないでしょうか？

血圧とは、心臓から全身に送り出された血液が血管の壁を押すときの圧のこと。心臓が縮んだり広がったりすることで発生します。血圧の数値は、心臓から押し出される血液量と、血管の弾力によって決まります。

つまり、血圧がない＝血液が停滞していることになるので、血圧がないことは死を意味します。逆に血圧が高い場合が長く続けば、動脈硬化になります。

高血圧の基準は140／90㎜Hgですが、20

心も体もすべて快調！

低血圧＝健康ではない！

6000万人

20／80㎜Hg未満が正常血圧です。血管に弾力性があり、血液も滞りなく流れているので、体調も万全！　ストレスも少なく、良質な睡眠がとれ、疲れにくい状態。

低血圧ゾーン
79以下

血圧が低ければいいかというと、そうではありません。低血圧は血液のボリュームが少なかったり、血流が悪く、全身に酸素や栄養が巡りづらい状態です。適度な血圧をキープすることで、体調を維持することができます。

19年、5年ぶりに血圧を下げるべき目標値が130／80㎜Hg未満に引き下げられました。この背景には、高血圧が原因の深刻な病気が増えているからなのです。すでに日本では高血圧患者数は4300万人以上で、患者数の最も多い生活習慣病。多くの人が高血圧の危険にさらされているのです。

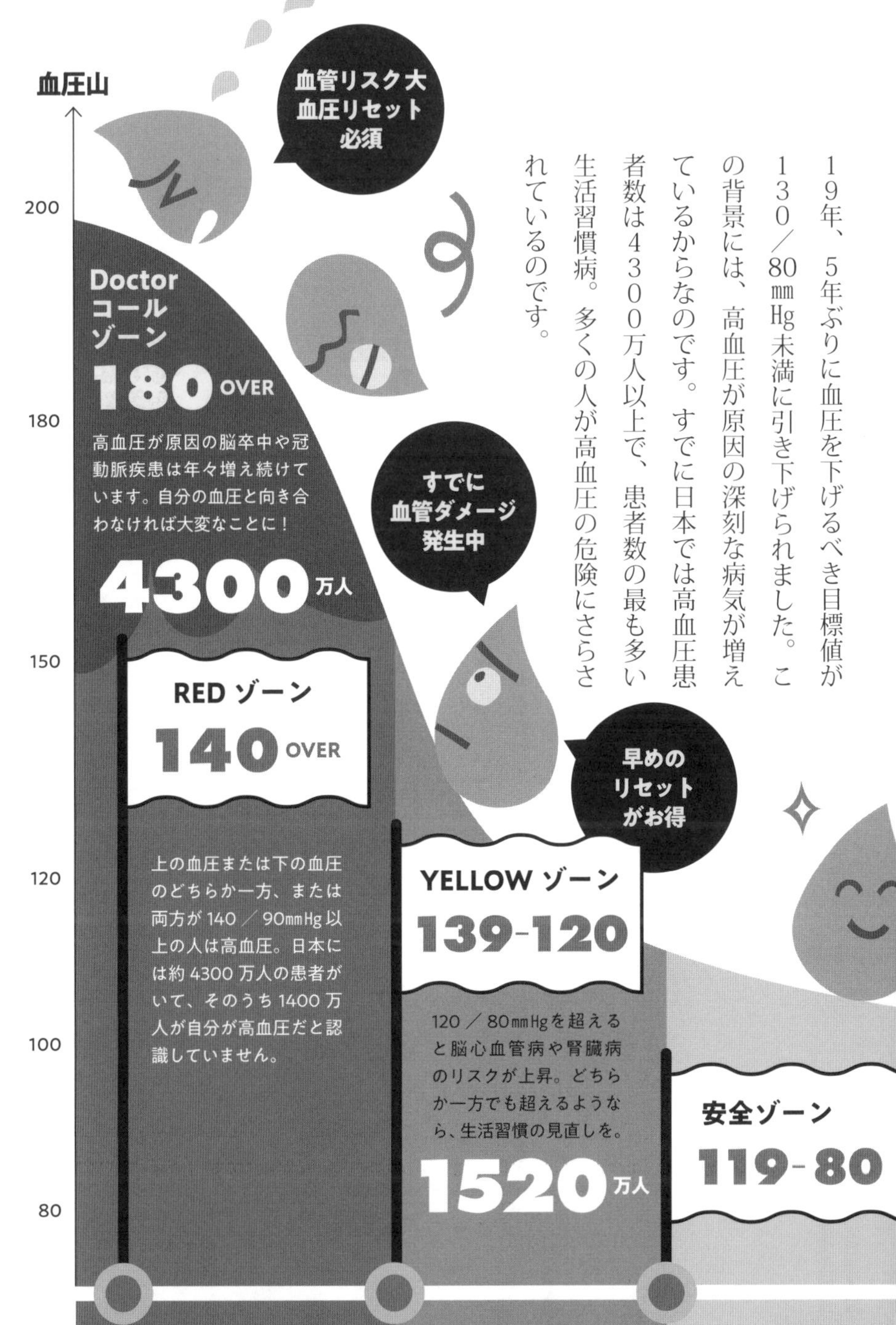

血圧の見方
1

血圧は上だけがOKでも、下だけがOKでもダメ

血圧は上と下、どちらか一方だけが正常血圧でもダメ。上の血圧は心臓が収縮して血液を押し出す時に、血管内の血液量が増えているにもかかわらず、血管が硬いために十分に拡張せず、血管に強い抵抗がある状態。下の血圧が高いのは、逆に、心臓に血液が戻ってきて血管内の血液量が減った時に、血管が縮まない状態。どちらも血管のしなやかさが失われている状況です。

血圧の見方
2

上と下の血圧の数値の差は40～60がベスト

上と下の血圧が正常範囲でも数値の差が大きいのはダメ。上と下の血圧の差を脈圧といいますがその差は40～60が目安です。差が開きすぎていると、血液のボリュームに合わせて血管が十分に伸び縮みできない状態で、血管が硬くなっている可能性が。どちらかの数値だけを上げ下げすることは難しいですが、血圧リセット生活を続ければバランスのよい血圧に整います。

血圧の見方
3

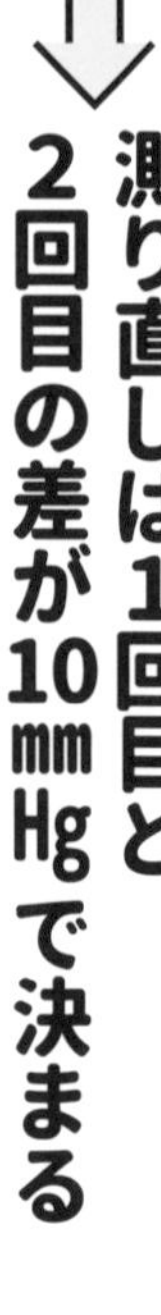

測り直しは1回目と2回目の差が10㎜Hgで決まる

いい数値を出したくて、つい何回も血圧を測る人がいますが、家庭で血圧を

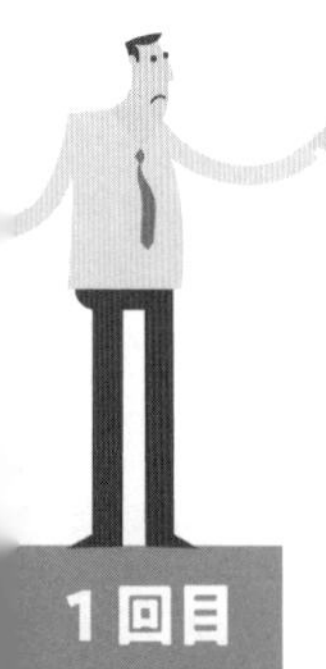

測るときは、2回ほど測ってその平均値を見ます。しかし、1回目と2回目の数値の差が10㎜Hg以上開いていたら、3回目を測りましょう。3回のうち、一番低い数値と一番高い数値をはずした真ん中の数値が真実に近い数値だと考えるのがいいでしょう。

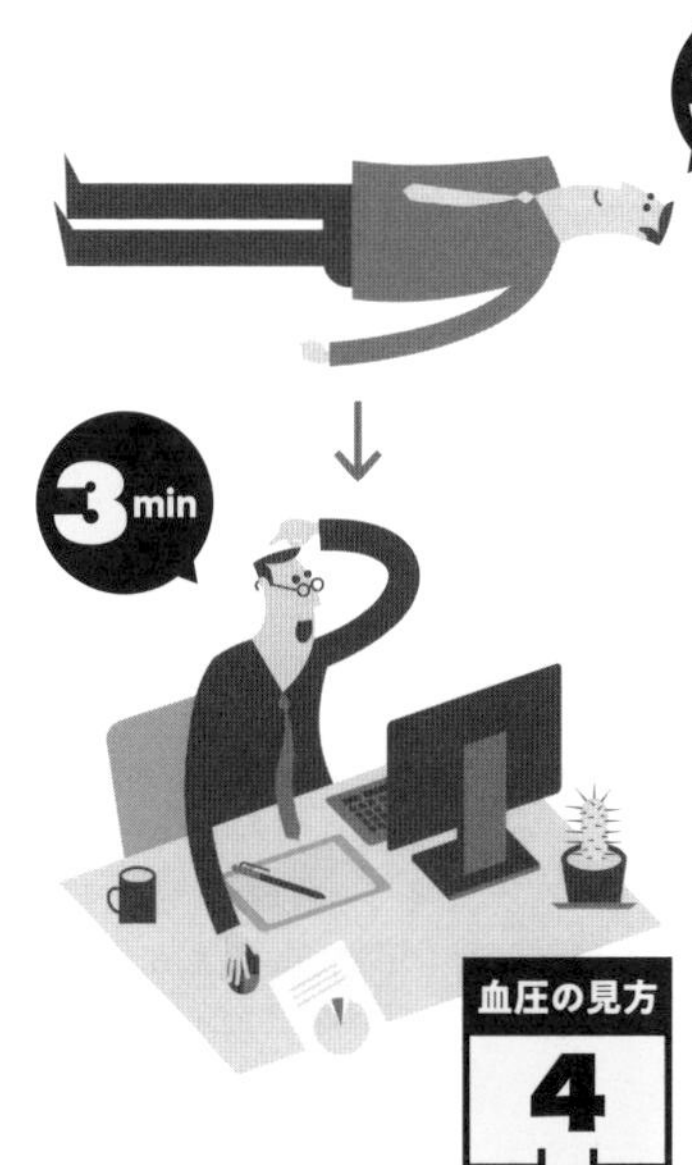

血圧の見方 4

血圧を見ればストレス力を測ることができる

人間はストレスがかかると副腎からストレスと闘うためのホルモンを分泌します。ストレスが長く続いてストレスホルモンが過剰に分泌されると、心血管に大きな負担がかかり血圧が上がります。また、ストレスがかかっているときは交感神経が活発に働いています。これも血圧が上がる原因。過剰なストレスは血圧にとって大敵なのです。

血圧の見方 5

左右の腕の違い10㎜Hg以上は8・8倍の"鎖骨下動脈狭窄症"リスク

血圧は心臓に近い左上腕で測るのが一般的。しかし、その左右の圧の違いで、病気のリスクがわかることがあります。それが鎖骨下動脈狭窄症。脳や腕に血液を送る鎖骨下動脈にプラークなどができて動脈が狭くなり血流が悪化。めまいや失神も起こします。左右の腕で10㎜Hg以上血圧の差があると8・8倍の鎖骨下動脈狭窄症のリスクがあるので要注意！

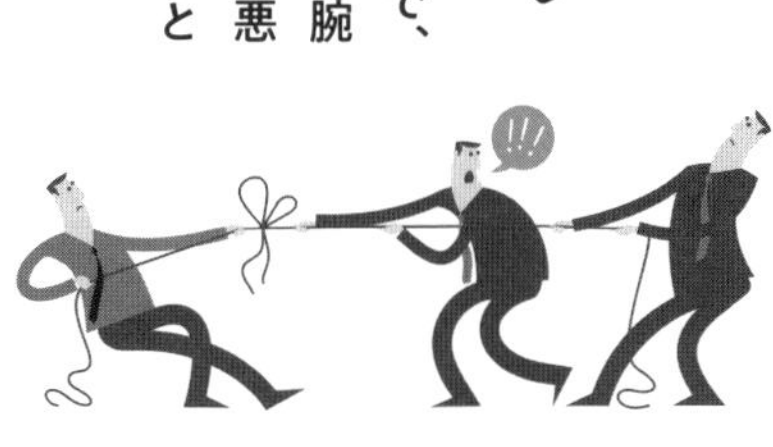

血圧のホント
最前線
3

血圧が変わる最新エビデンス

新常識！ 2㎜Hg下がるだけで10%リスクが下がる

高血圧になると375.8万円医療費がかさむ

厚生労働省発表の「平成21年度国民医療費の概況」によると、高血圧やそれにまつわる病気の治療費は、45～64歳で1人当たりの年間治療費は13963円。それが65歳以上になると47394円と3.4倍にも増加します。

さらに、高血圧によって健康を害することで医療費だけでなく収入にも大きな影響が！ 経済産業省の調査では「就業を希望するが、健康上の理由から求職を断念している者」は、2017年度では約59万人いて、中でもはたらき盛りの40代が最も多いと報告されています。また、同調査では、40歳男性の生涯医療費が正常血圧の場合は1334.3万円なのに対し、高血圧の人では1710.1万円になることも発表されています。つまり高血圧になると生涯医療費が375.8万円も多くかかることになるのです。

食事改善＋運動習慣で2倍の血圧DOWNにつながる

アメリカ心臓病学会の発表によると、指示通りに食事のみを変えた人は、上の血圧が8㎜Hg下がり、一方、食事を変え、運動習慣も加えた人は上の血圧が16㎜Hg下がりました。食事に加え、運動も取り入れたライフスタイルに変えるだけで、2倍も血圧を下げることにつながるのです。

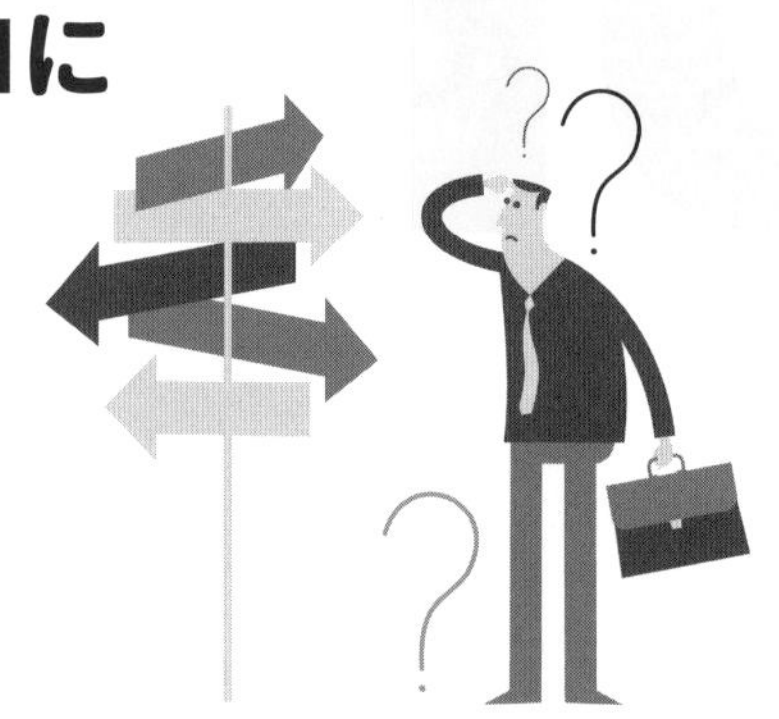

仕事のプレッシャーは 3 倍心血管死のリスクを上昇させる

仕事でプレッシャーを感じていると、常に交感神経が働いている状態に。ただでさえ短い睡眠の質が下がり、常に疲れているような状態に。このように仕事のストレスと睡眠障害を感じている人は、高血圧により心血管死のリスクを3倍に高めてしまいます。

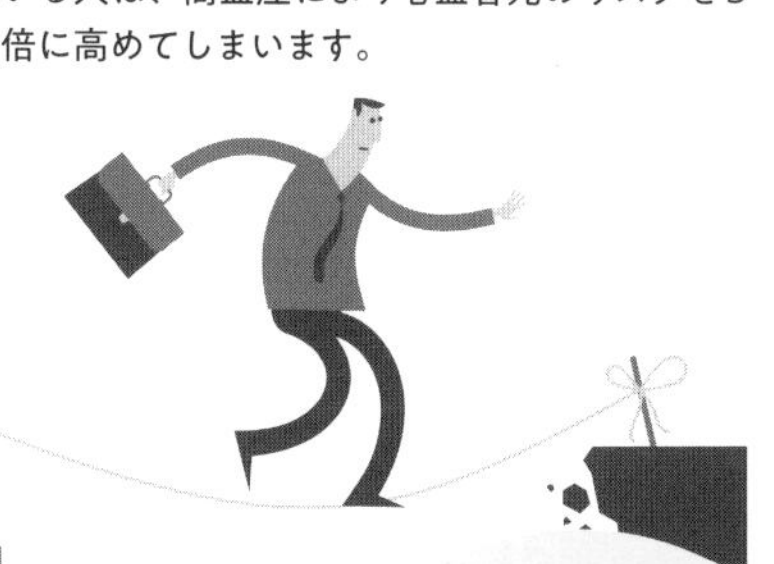

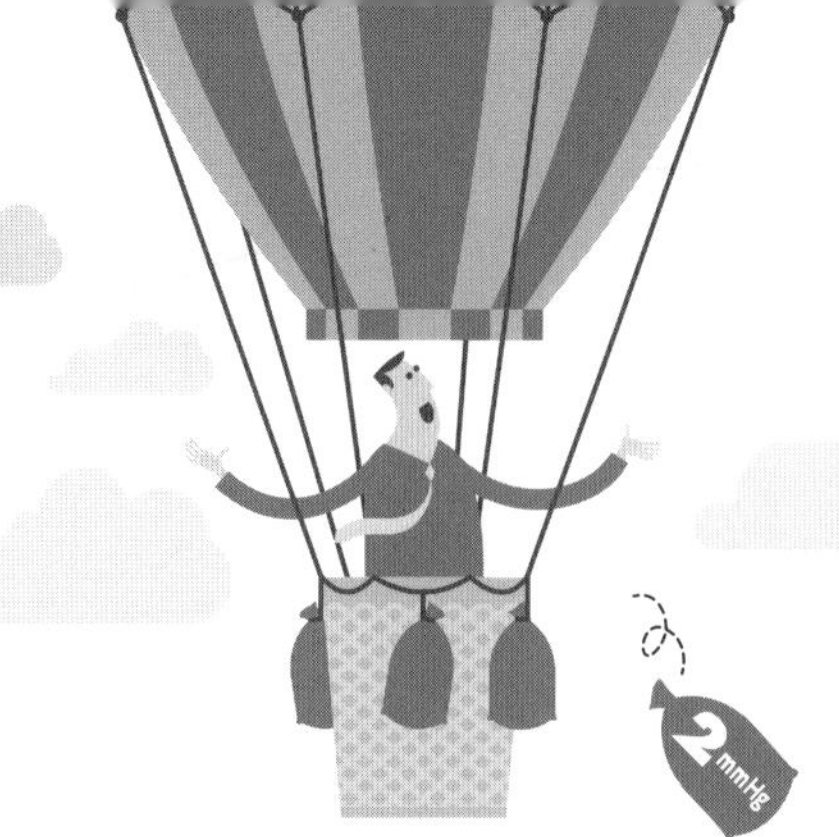

高血圧は自覚症状が少なく、すぐには症状が見えないため、サイレントキラーと呼ばれます。放っておけば、命にかかわる病気や寝たきりになる病気の引き金になるのです。わずかなことで上下する血圧。研究では、最高血圧の平均値が2㎜Hg下がるだけで、心筋梗塞の死亡率が7%、脳卒中の死亡率が約10%下がることがわかっています。たった2㎜Hg下がるだけでも、確実にあなたの体は変わります。

年収が25%下がると高血圧につながる

収入の変動にも血圧が影響するという研究があります。収入が25%以上減った人は、高血圧のリスクが上がり、心血管疾患の死亡リスクが高まるそうです。収入の減少は不安やストレスを助長し、交感神経が優位に。そのため、血圧が上がる可能性が考えられます。

トイレに行かない人は血圧が4㎜Hgアップする

血圧は些細な行動でも上がります。例えば、トイレをガマンすること。3時間トイレに行かなかった女性の上の血圧が平均で約4㎜Hg、下の血圧は約3㎜Hg上昇したという報告があります。膀胱がパンパンになるまで尿を溜めず、尿意を感じたら、早めにトイレに行くことも高血圧予防につながります。

妊娠時、魚不足だと子どもが高血圧になる

妊娠中の栄養不足、肥満、運動不足、アルコールやたばこの摂取は、胎児の成長や体質に大きく影響します。近年、小児の高血圧や成人してからの高血圧発症との関連性が注目されています。妊娠中に魚の摂取量が少ないことと、子どもの血圧上昇との間に強い関連があるという報告もあります。

最新エビデンスで解決する

医学

運動力学

食事学

動作力学

女性は閉経後2倍、75%が高血圧に

女性が閉経期になると女性ホルモンのエストロゲンの合成が急激に減少します。そのため血管内皮の働きが弱くなり血管の柔軟性が低下して、高血圧を引き起こす原因に。米国では閉経後女性の約75%が高血圧であり、閉経が高血圧リスクを約2倍に増加させることがわかっています。

糖質はソフトドリンク１杯で血圧を15㎜Hgアップする

塩分だけでなく、炭酸飲料などに多く含まれる高果糖コーンシロップなど加工された糖の摂取も血圧を上げてしまうことがあります。１杯のソフトドリンクを飲んだ後、上の血圧は15㎜Hg、下の血圧は９㎜Hg血圧まで上がったという報告もあるのです。

筋トレ&プロテインは血圧を上昇させる

無酸素で行う筋トレは、交感神経が活性化されて血圧が急激に上がる運動なので、高血圧予防には筋トレより有酸素運動がベター。また、運動をしていないのにプロテインを摂取すると、腎臓に大きな負担がかかり、塩分排出能力が落ちるので避けて。

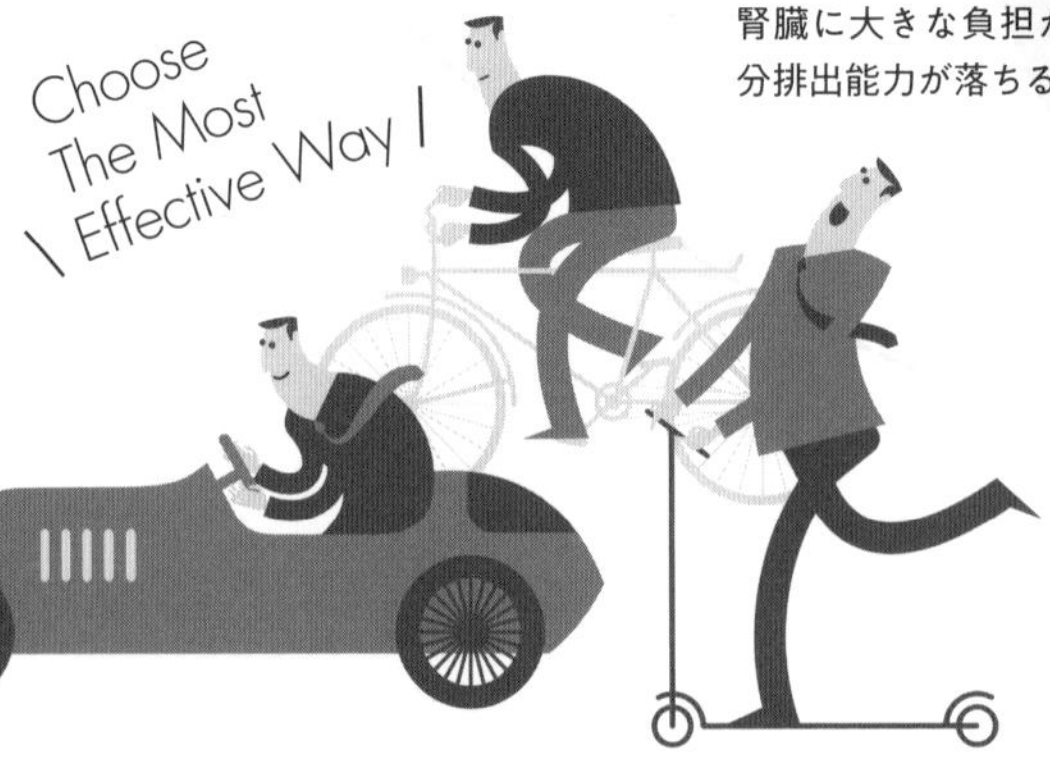

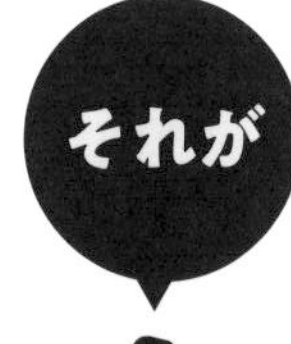

血圧リセット術

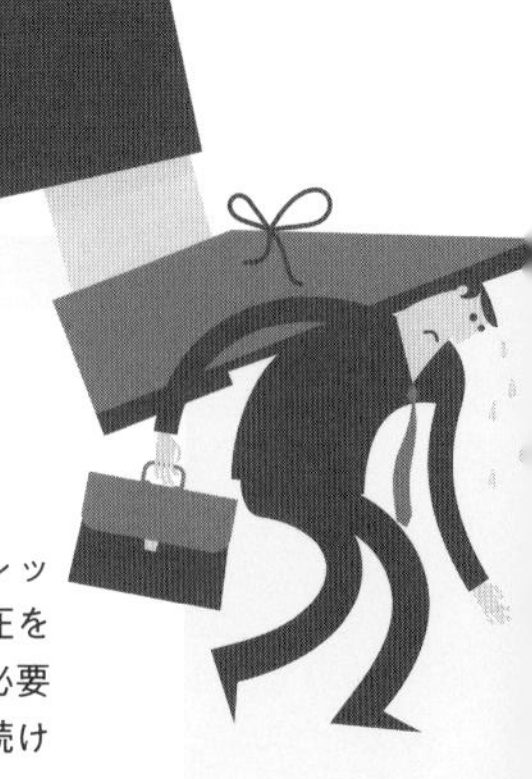

無理な ガマンをしない

最新エビデンスでもわかるように、プレッシャーやストレスは血圧を上げる要因。血圧を下げるために無理な運動や食事制限をする必要はありません。できる範囲でガマンせずに続けるのが血圧リセット術の極意です。

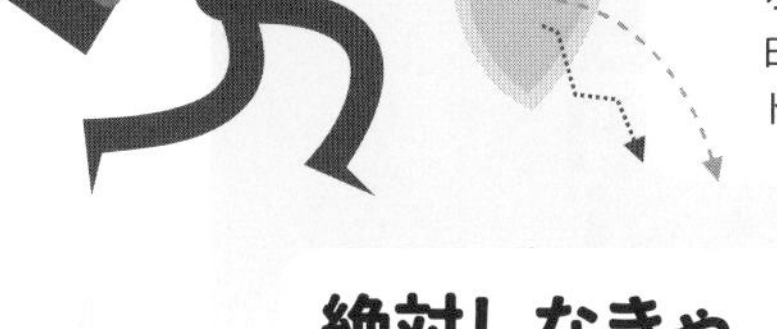

“なかったこと”にする トレーニングの コツをつかむ

本書の血圧リセット術は、塩分を摂っちゃダメ、運動をしなきゃダメという“ダメ”を増やすものではありません。ラーメンを食べたらそれをなかったことにする、運動できない日は生活をトレーニングに変える。血圧リセット術を生活に組み込むコツを紹介します。

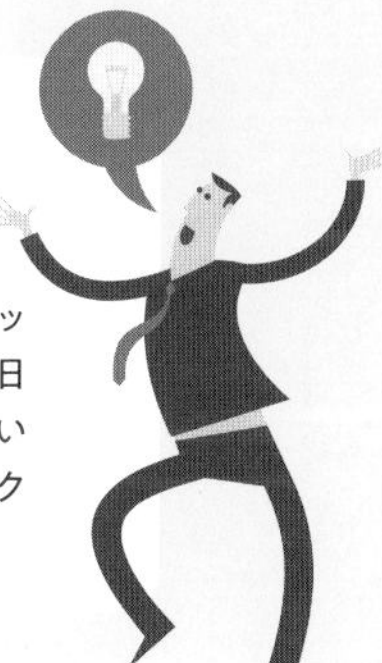

絶対しなきゃ、より ラクして続ける

絶対やらなきゃ！と思うだけで、そのプレッシャーで血圧は上がると思ってください。毎日の歯磨きのように、するのが当たり前、しないと気持ち悪いと、次第に生活の一部としてラクに続けられるのが血圧リセット術です。

短時間で効率よく 一番シンプルに

毎日数十分もトレーニングするわけではありません。ほんの数分で効率よく続けられるシンプルな方法を紹介しています。血圧リセット術が生活の一部になれば、体がラクになり、血圧が下がる以上の効果を感じられるはずです。

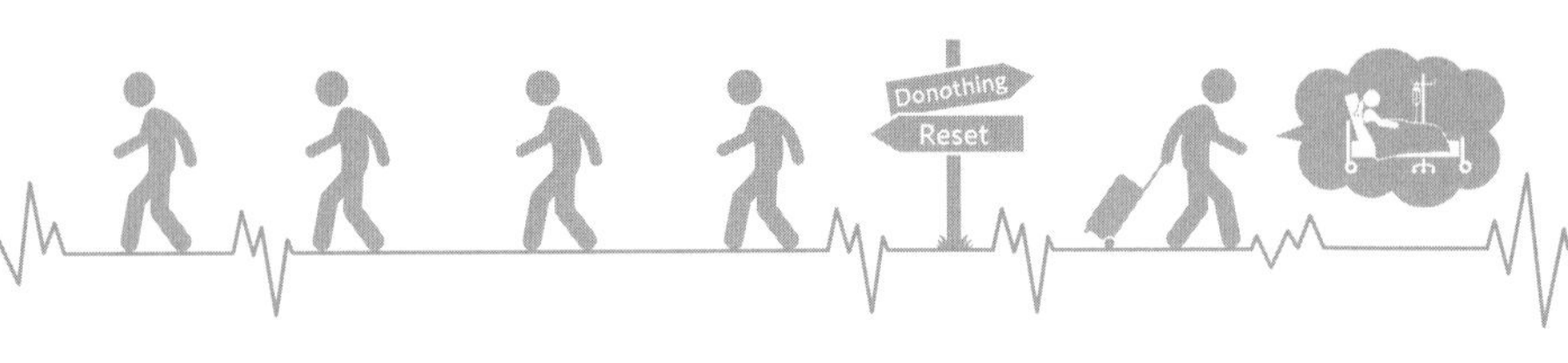

目次

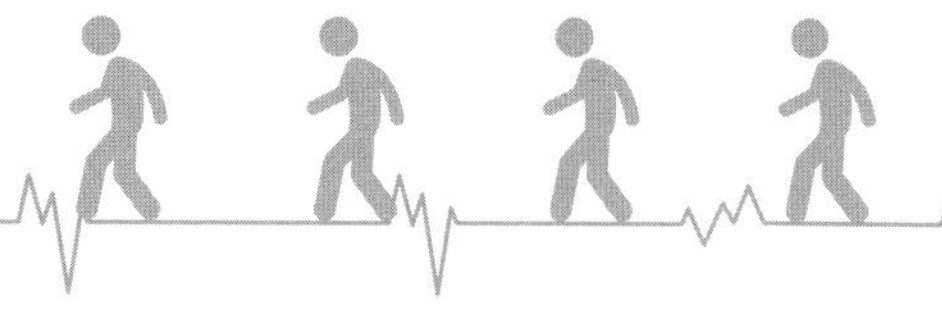

Chapter 2
弱った体にNOの切り札 体を蘇らせる血圧リセット

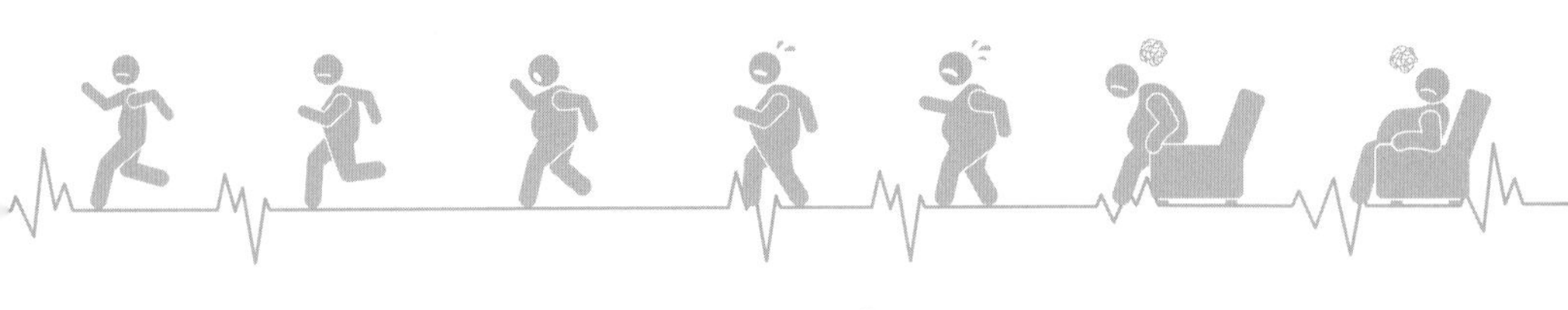

Chapter 3
最新科学で極める血圧1分de再起動プログラム

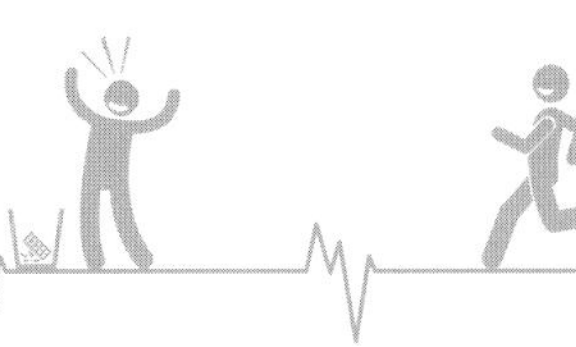

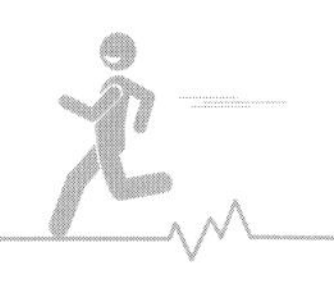

Chapter 4 食べ方で得する 塩出しトレーニング

塩出しトレーニング

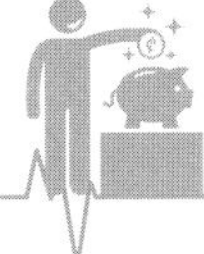

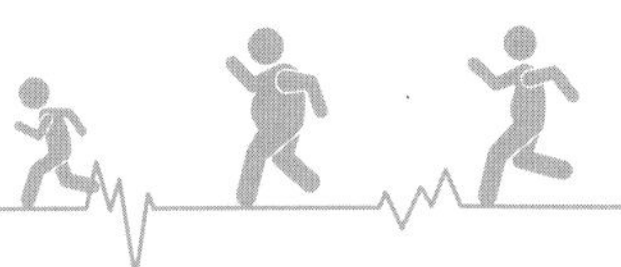

塩出しトレーニング―食材編

知ッ得コツ

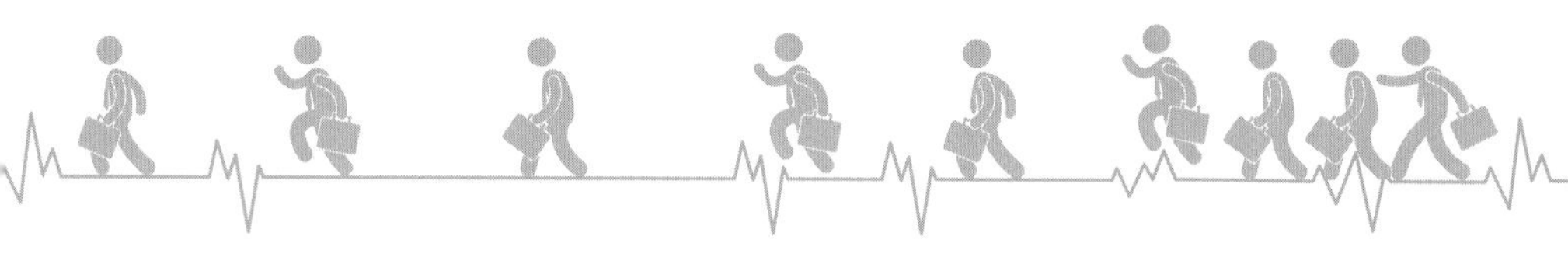

Chapter 5

「NO」を増やす血液の動かし方 3分血圧リセット術

血圧行動学

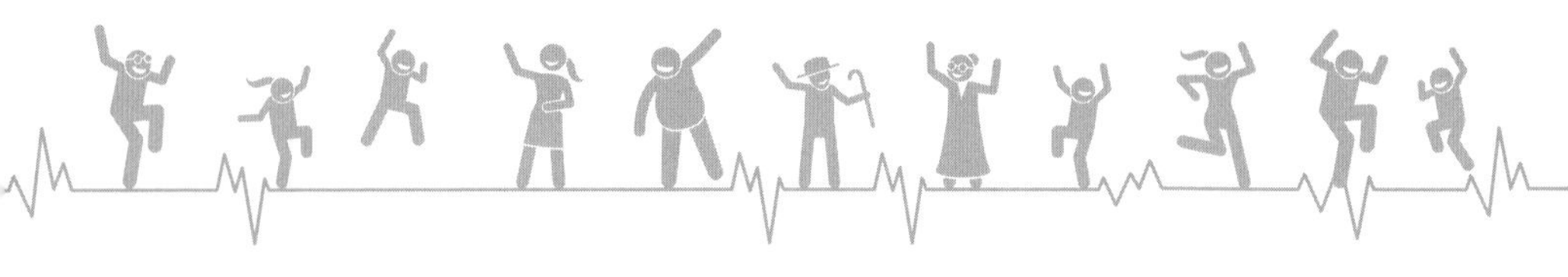

Chapter 6
その思い込みが間違いのモト！ 血圧24Hours

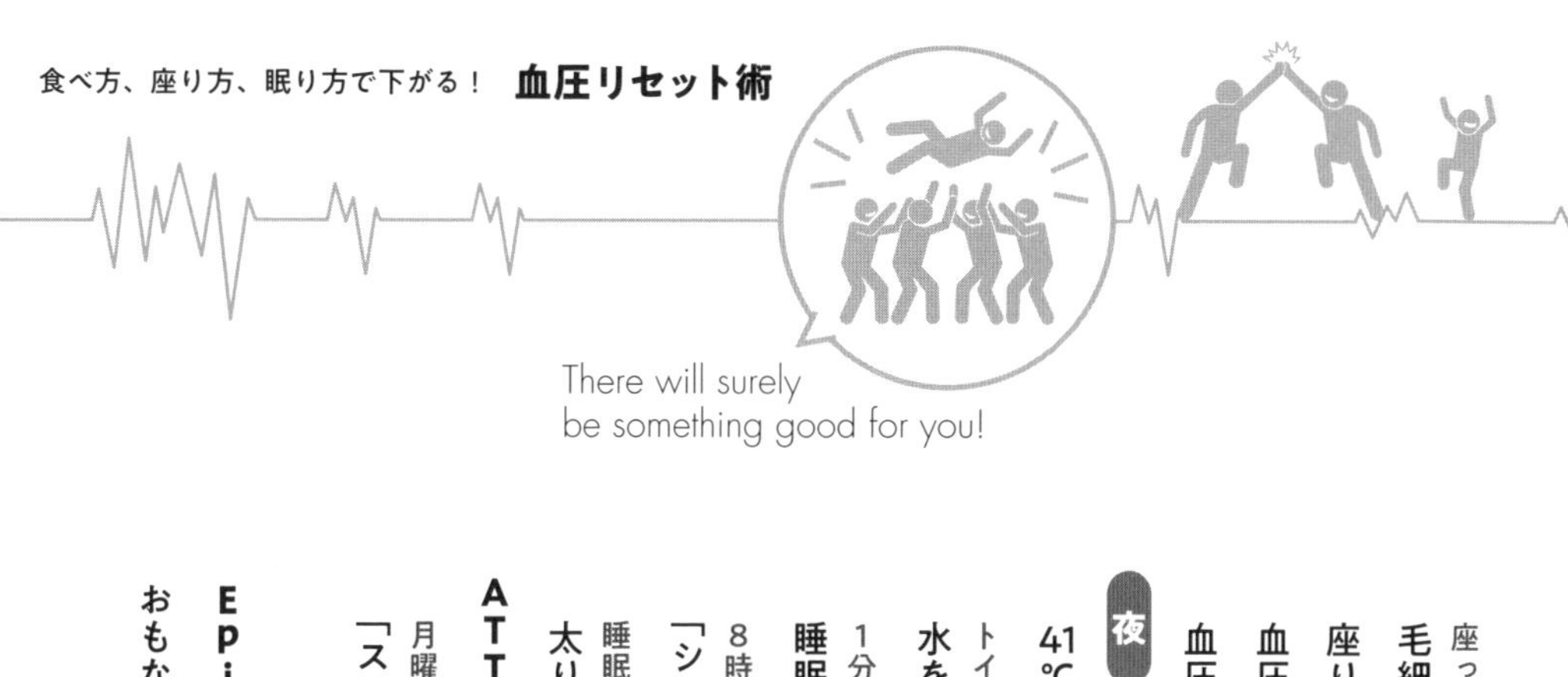
There will surely
be something good for you!

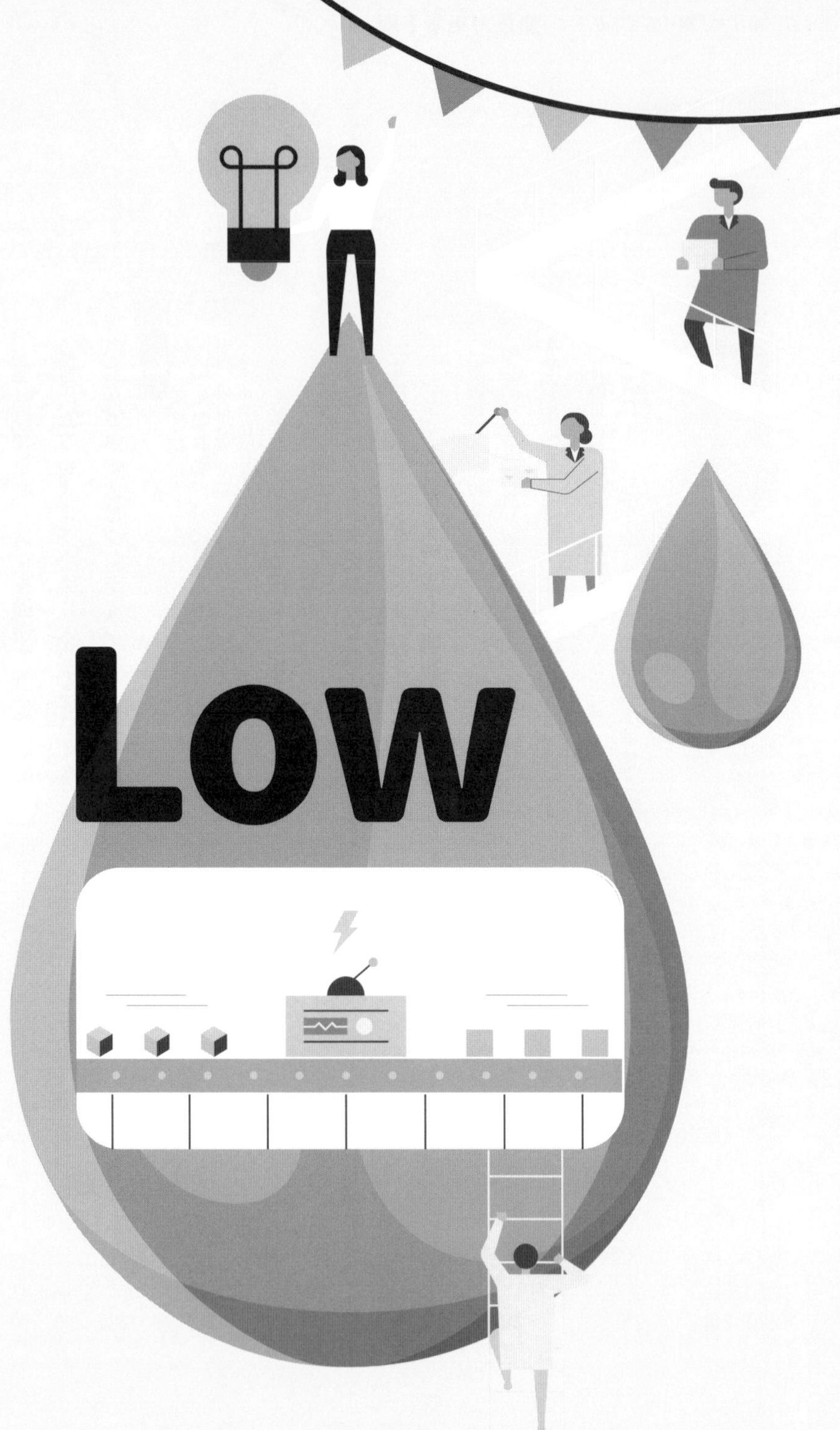
Low

Chapter 1

そもそも、
血圧が高いか
低いかで
なぜ大騒ぎに
なるのか？

あなたの知らない世界
血圧High

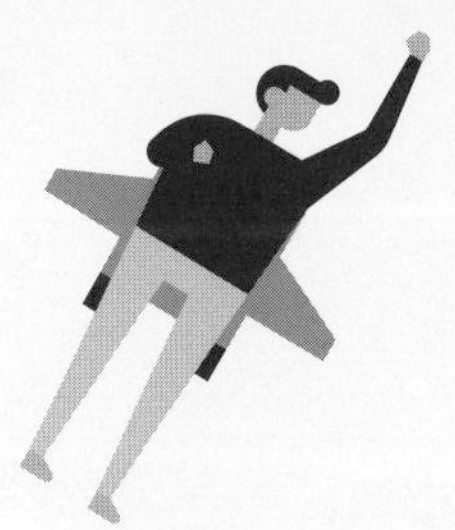

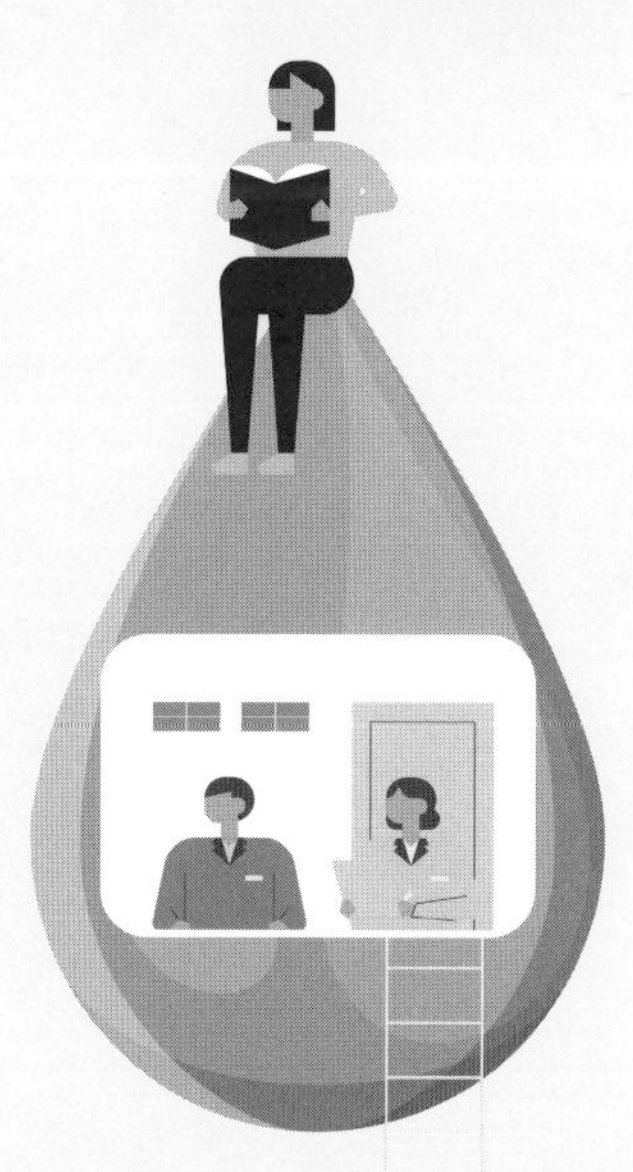

高血圧になると目に見えない体の奥で、気づかぬうちにさまざまな不具合が生じているのです。高血圧が原因で起こる体の変化をイラストと数字で解説します。

血圧が高いと 血管の消失面積はコート1面分

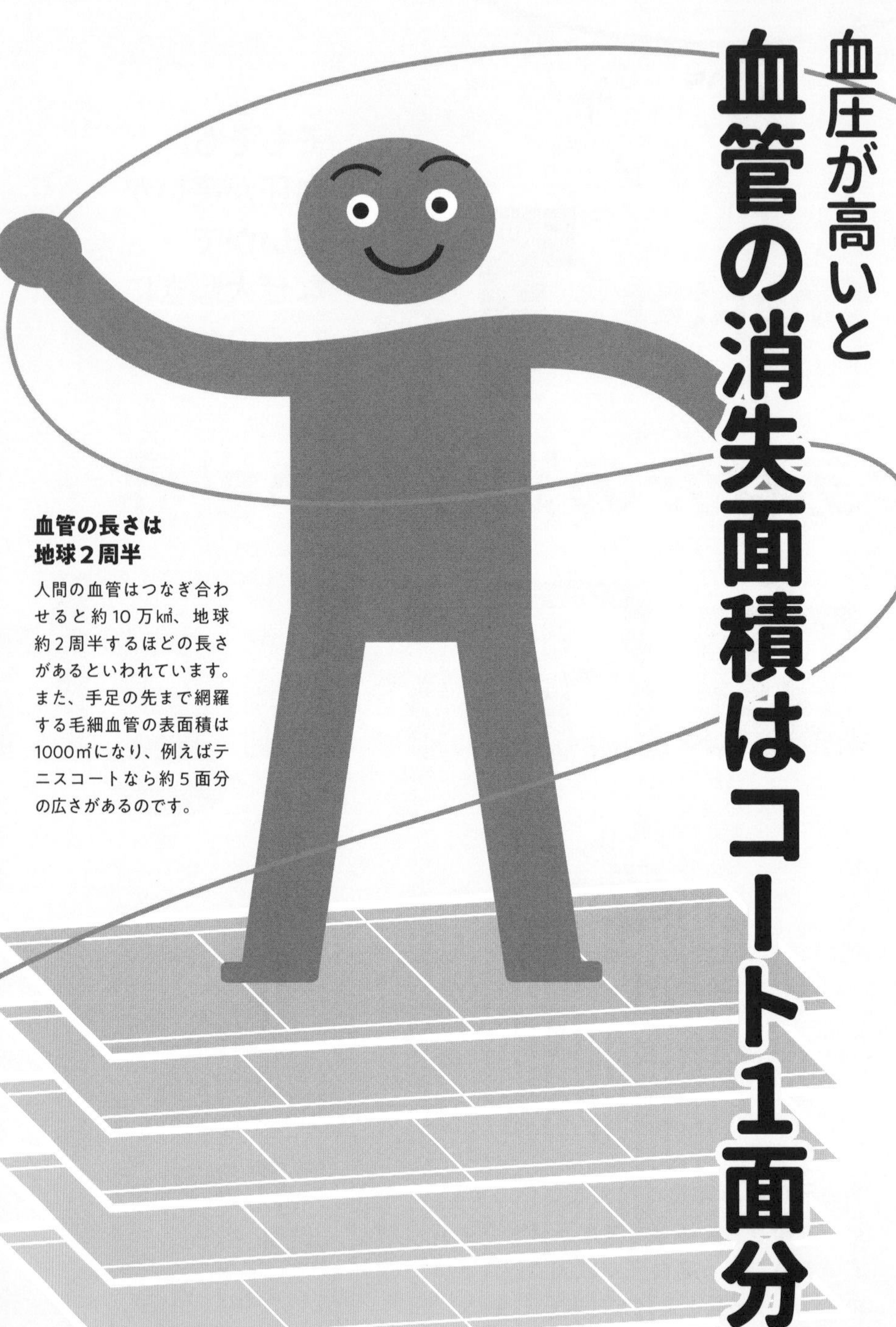

血管の長さは地球2周半

人間の血管はつなぎ合わせると約10万㎞、地球約2周半するほどの長さがあるといわれています。また、手足の先まで網羅する毛細血管の表面積は1000㎡になり、例えばテニスコートなら約5面分の広さがあるのです。

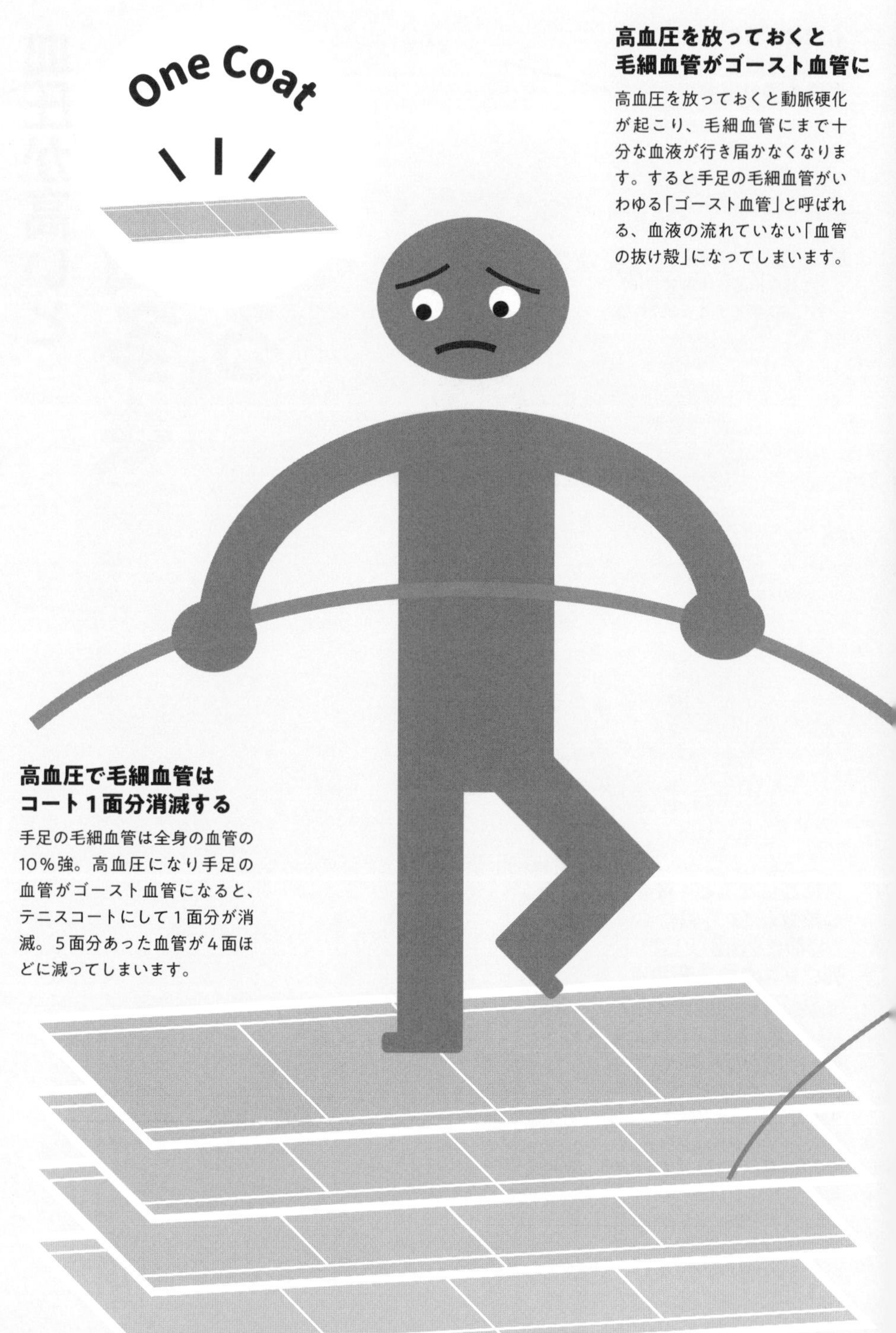

高血圧を放っておくと毛細血管がゴースト血管に

高血圧を放っておくと動脈硬化が起こり、毛細血管にまで十分な血液が行き届かなくなります。すると手足の毛細血管がいわゆる「ゴースト血管」と呼ばれる、血液の流れていない「血管の抜け殻」になってしまいます。

高血圧で毛細血管はコート1面分消滅する

手足の毛細血管は全身の血管の10％強。高血圧になり手足の血管がゴースト血管になると、テニスコートにして1面分が消滅。5面分あった血管が4面ほどに減ってしまいます。

血圧が高いと3万回多く拍動する

心臓は1日に約10万回もの血液を送り出す

全身に血液を送るポンプの役割をしているのが心臓です。血液を送り出すために心臓は打つ＝拍動をくり返しています。拍動数は1分間に平均で60～70回。1分間に70回打つとすると、1日の拍動数は約10万回。一生を80年とすると約30億回にもなります。

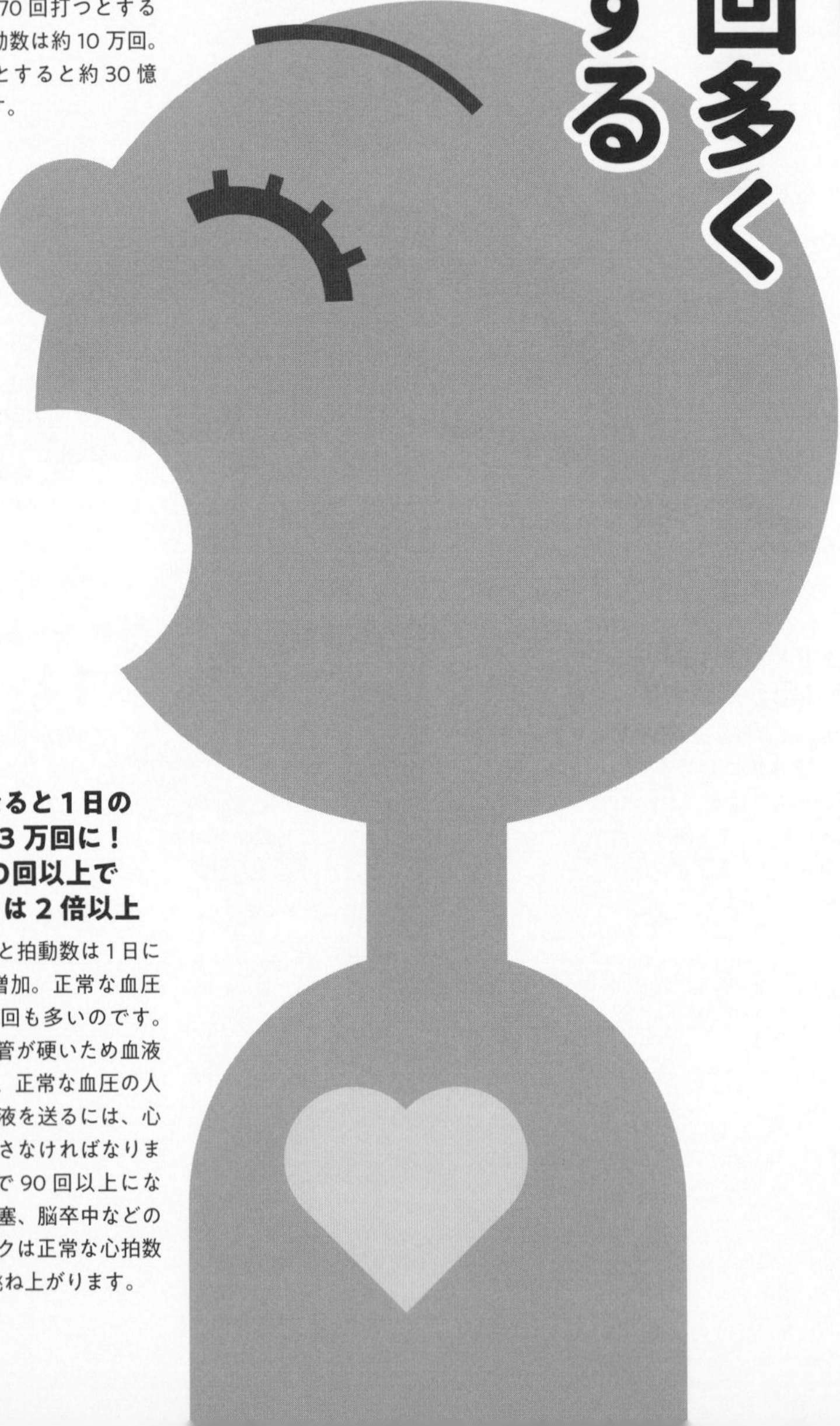

高血圧になると1日の心拍数が13万回に！1分間に90回以上で死亡リスクは2倍以上

高血圧になると拍動数は1日に約13万回に増加。正常な血圧の人より3万回も多いのです。なぜなら、血管が硬いため血液を送りづらく、正常な血圧の人と同じ量の血液を送るには、心臓を多く動かさなければなりません。1分間で90回以上になると、心筋梗塞、脳卒中などの突然死のリスクは正常な心拍数の2.67倍に跳ね上がります。

脈が多い人は
寿命が縮む？

動物界では拍動数と寿命の間に一定の関係があります。例えば、ハツカネズミは1分間に600～700回で寿命は1.5～2年、一方ゾウは30回程度で50～70年といわれています。一生の間に打てる心拍数に限りがあるのは、人もネズミもゾウも同じといえます。

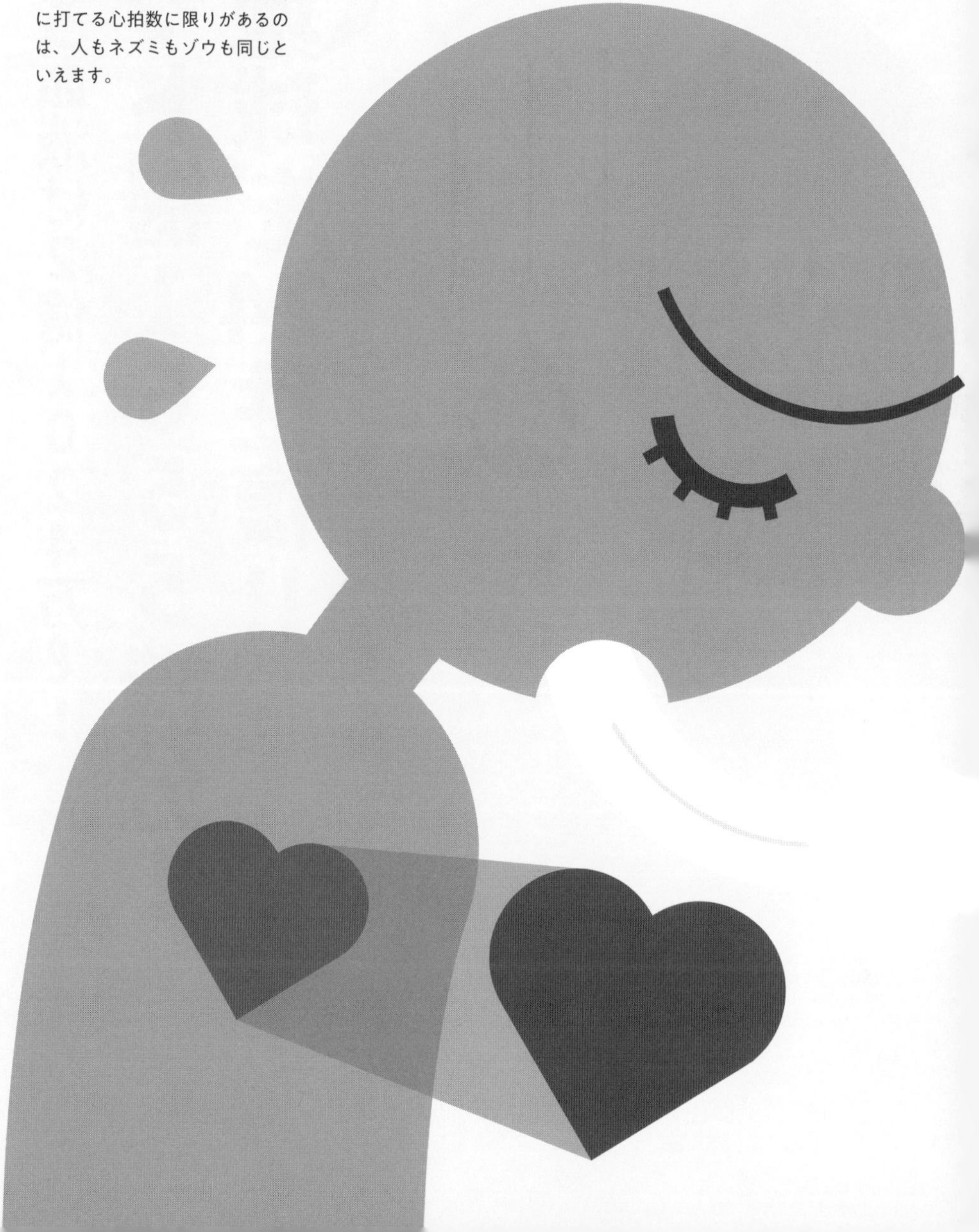

一生に使う血液は2億1024万ℓ！

ジェット機1655機分！
月と地球を24往復!!

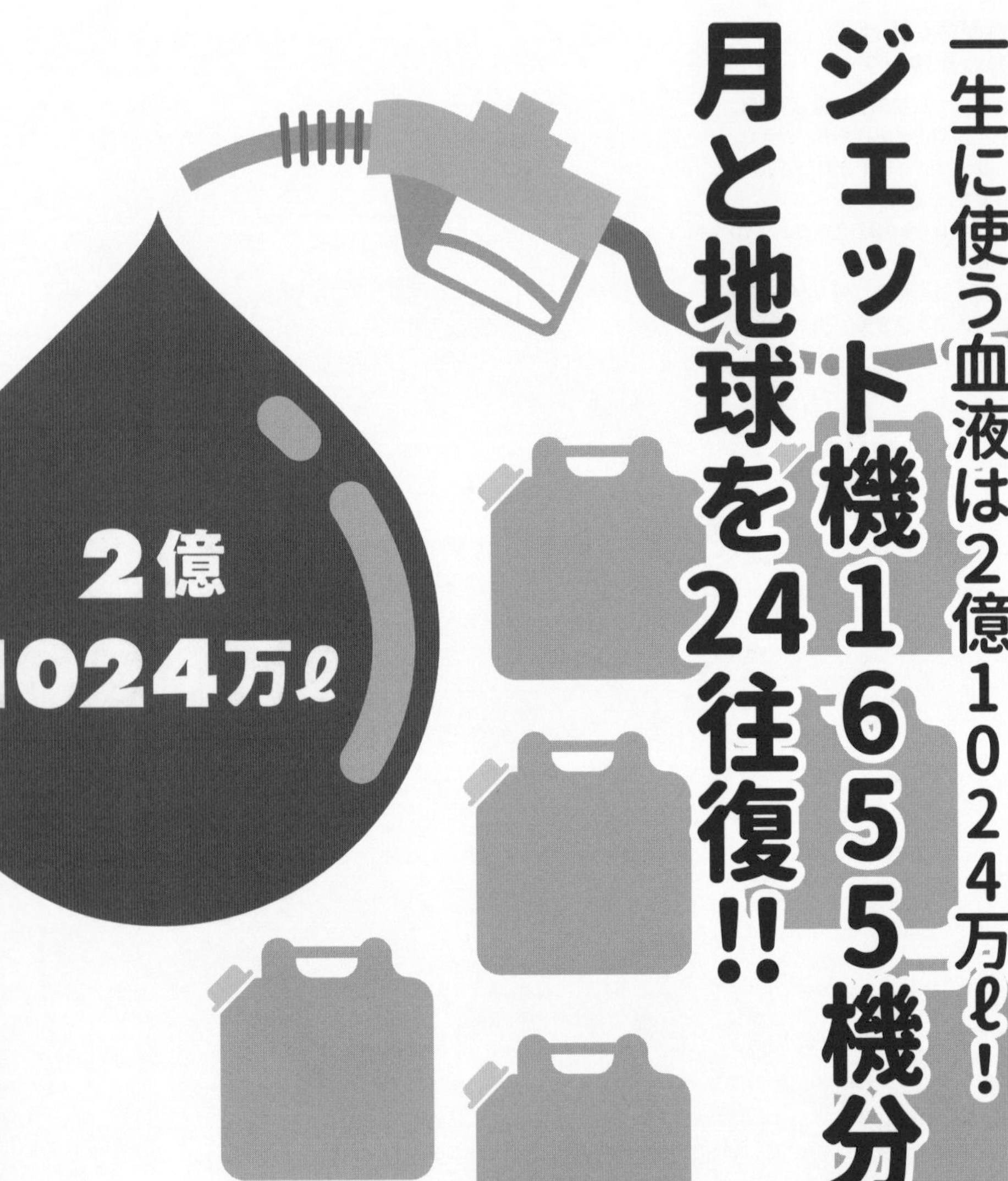

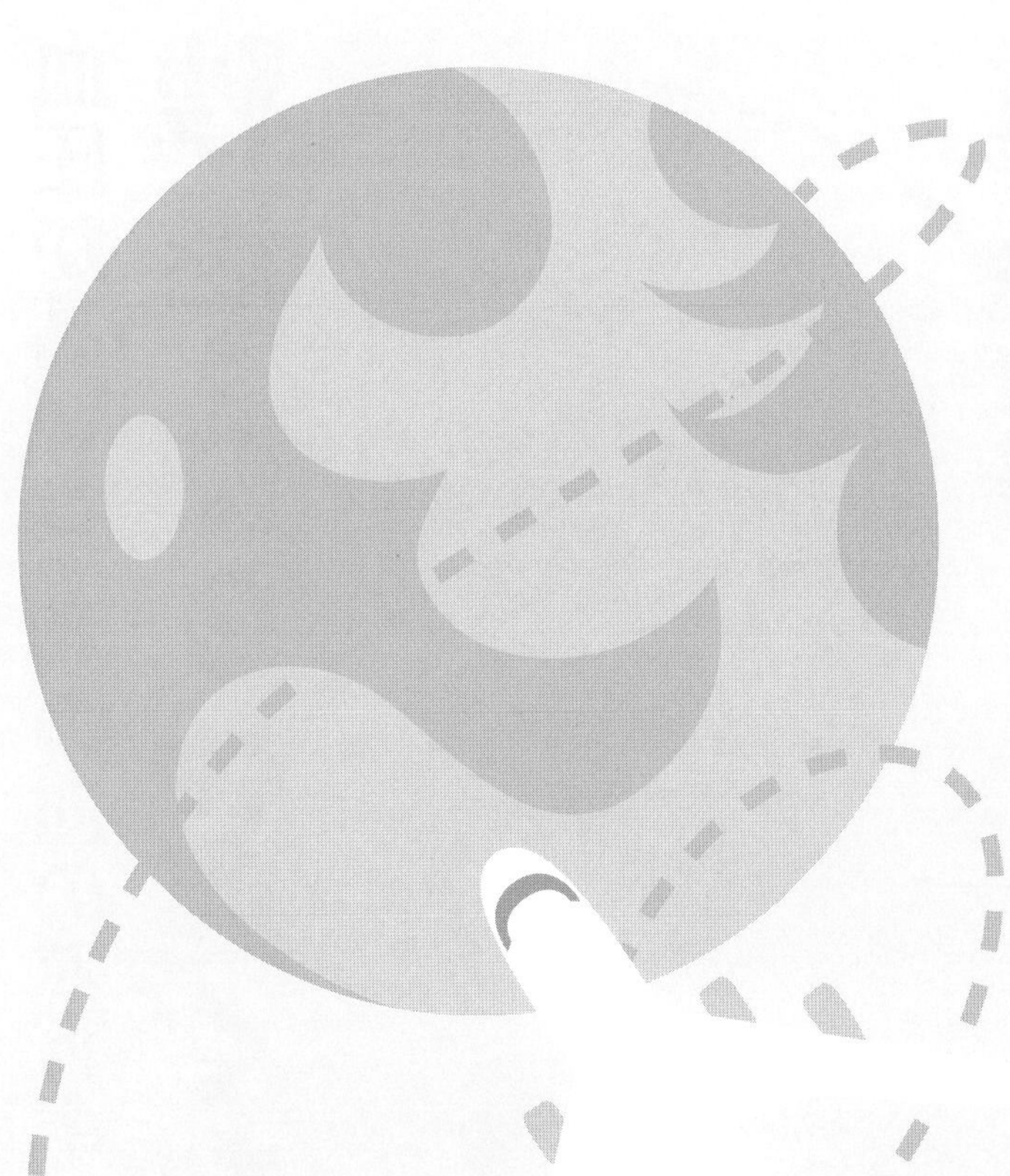

人間が一生に送り出す血液は 7200ℓ、牛乳瓶約 3.6 万本分！

心臓が 1 時間に送り出している血液は 300ℓ、ドラム缶 1 個半、1 日に送り出している血液量はおよそ 7200ℓ、200㎖の牛乳で 3.6 万本分になります。80 歳まで生きると、その量は 2 億 1024 万ℓ！ これはジェット機（B787-9）の最大燃料で換算すると、1655 機分にあたります。

ジェットの飛行距離にして地球と月の往復 24 回分！

80 歳まで生きるとすると心臓が送り出す血液量は、月と地球の距離＝およそ 38 万㎞とすると、往復 24 回分になります。高血圧の人の 1 回の拍出量は正常の人より 80％ほど少ないというデータがあり、高血圧の人はジェット機の燃料に換算すると 331 機分少なく、月まで 19 回分しか往復できません。

血圧が高いと"頭の血の巡り"は秒速1・3cm遅くなる

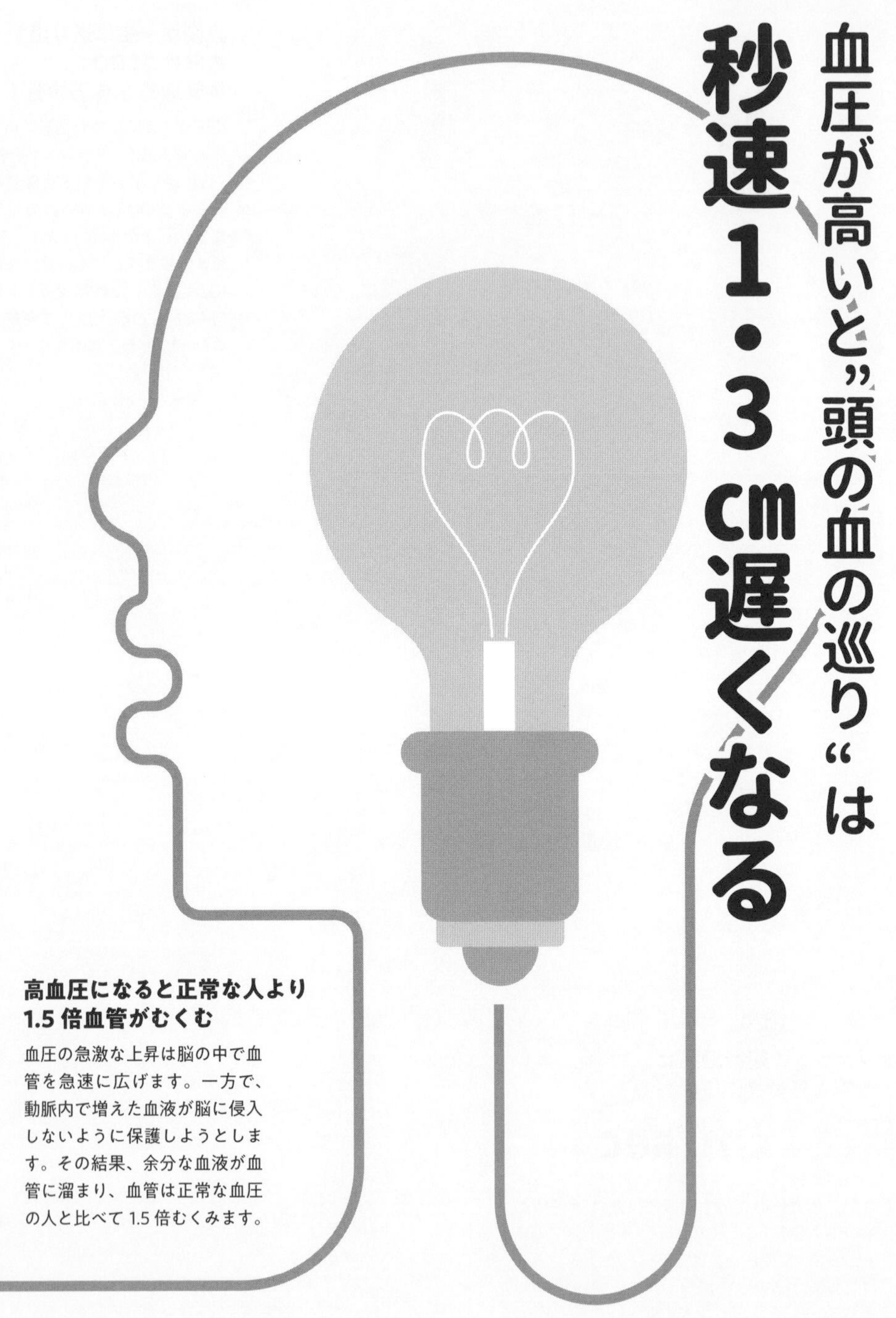

高血圧になると正常な人より1.5倍血管がむくむ

血圧の急激な上昇は脳の中で血管を急速に広げます。一方で、動脈内で増えた血液が脳に侵入しないように保護しようとします。その結果、余分な血液が血管に溜まり、血管は正常な血圧の人と比べて1.5倍むくみます。

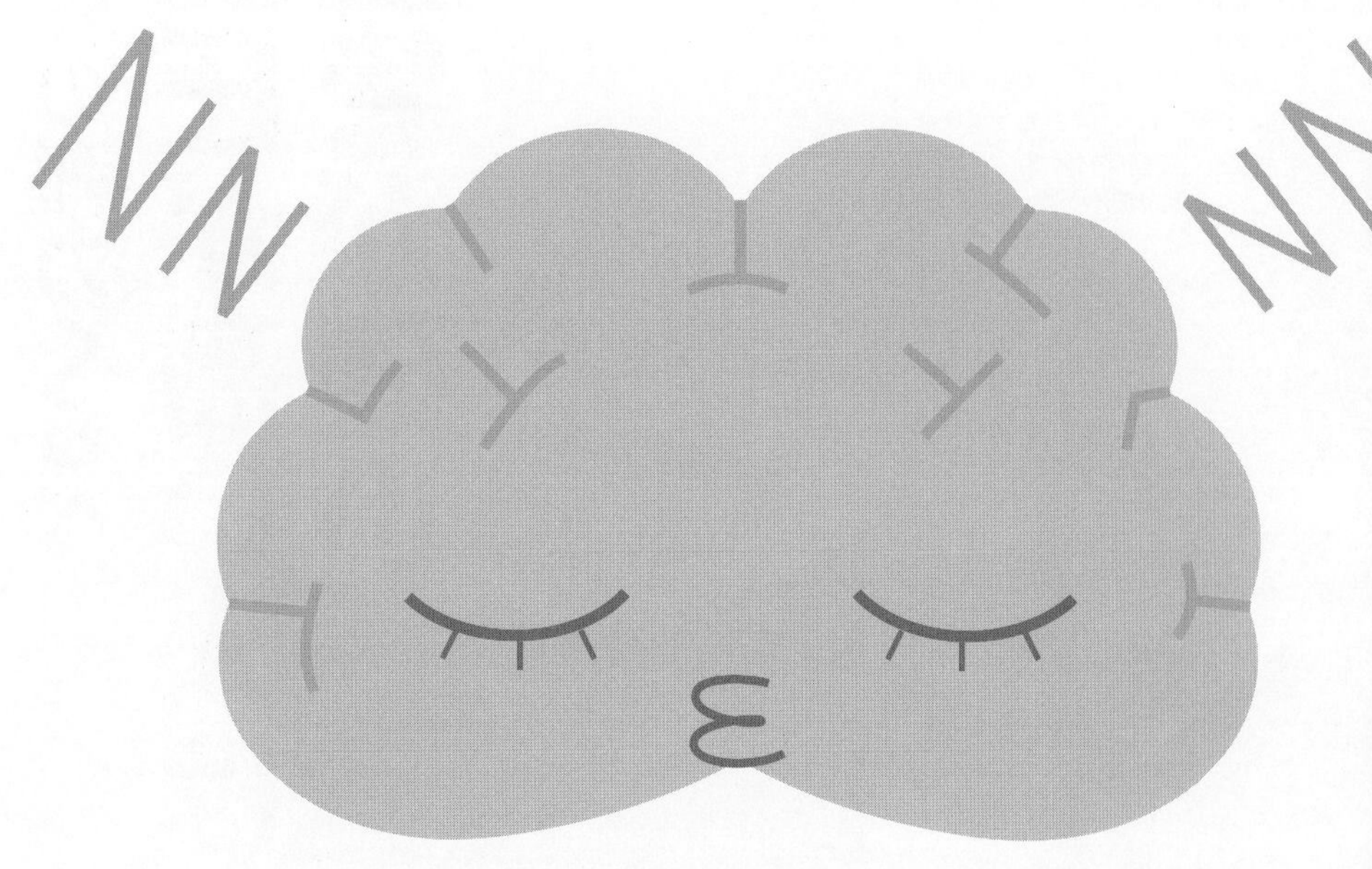

1.3
cm/sec

血圧が高くなると
脳の血流速度は
秒速 1.3㎝遅くなる

血圧が高くなると中大脳動脈の平均血流速度は正常な血圧の人と比べ、秒速 1.3㎝遅くなります。速度が遅くなると血液の粘度も上がるため、さらに高血圧になる悪循環に。秒速 1.3㎝分の“血の巡り”の悪化は計算力や判断力、思考力など活動能力の鈍化にもつながります。

血管の弾力くらべ
血圧が高い人は約1・2倍血管が硬い

脈の伝わる速度は末梢血管ほど増し、血管が硬くなるほど速くなる

血管の硬さは脈波の伝わる速度＝脈波伝導速度で調べます。速くなるほど、動脈硬化が進み、大きい動脈で平均、毎秒10 m、末梢血管では毎秒14 mほどとされています。年齢や血圧が上がるほど加速していきます。

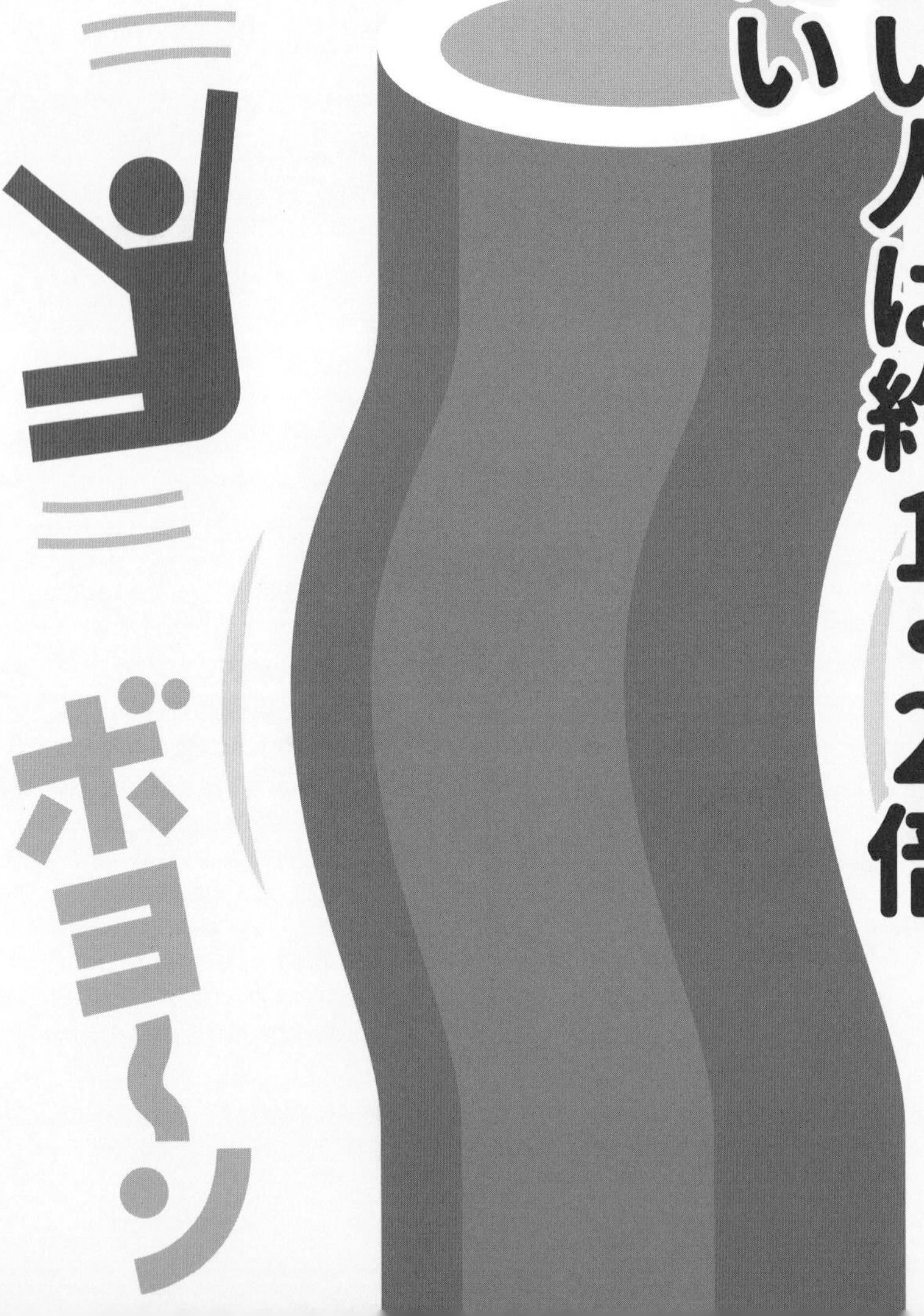

ボヨ〜ン

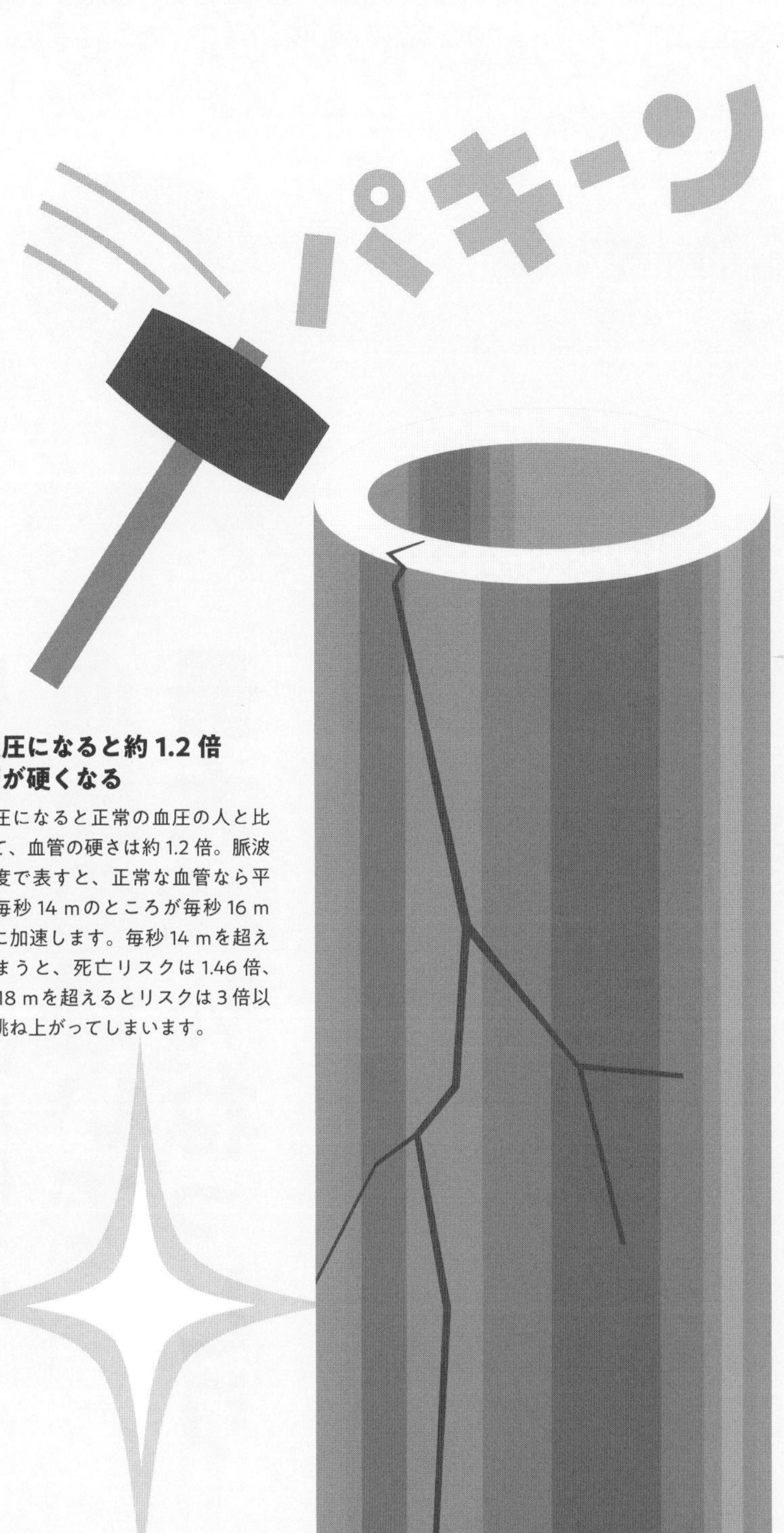

高血圧になると約 1.2 倍 血管が硬くなる

高血圧になると正常の血圧の人と比較して、血管の硬さは約 1.2 倍。脈波の速度で表すと、正常な血管なら平均で毎秒 14 mのところが毎秒 16 mほどに加速します。毎秒 14 mを超えてしまうと、死亡リスクは 1.46 倍、毎秒 18 mを超えるとリスクは 3 倍以上に跳ね上がってしまいます。

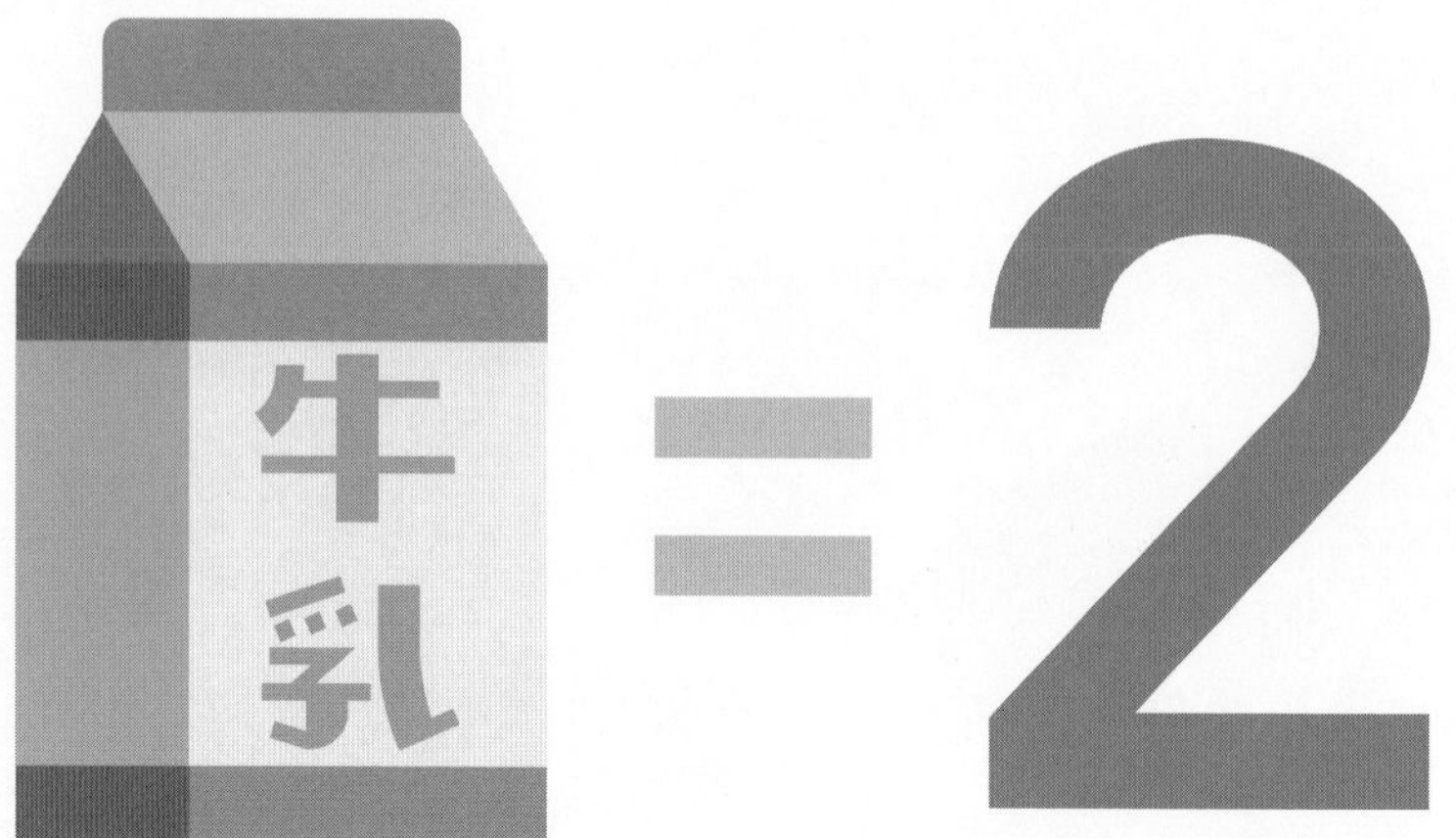

血液サラサラVSねばねば 血圧の違いで 最大28%ねっとり

サラサラ血液は水 100ccにカルピスを 6 滴たらした粘度

サラサラの血液は水を 1 とすると、1.2 ~ 1.3 の粘度。ちなみに牛乳は 2 なので、ほぼ水に近いのがサラサラ血液です。正常な血圧の人であれば、100cc の水にカルピスを 6 滴たらした液体がサラサラ血液と同じ状態といわれています。

粘度が 1 上がると血圧はその 8 倍上昇する

高血圧患者の血液粘度は、正常な人に比べて 16 ~ 28%もねばねば。血液が少しねばつくだけで、血管の抵抗が上がります。そのため、血液粘度が 1 上がると、血圧は 8 倍上昇してしまうのです。

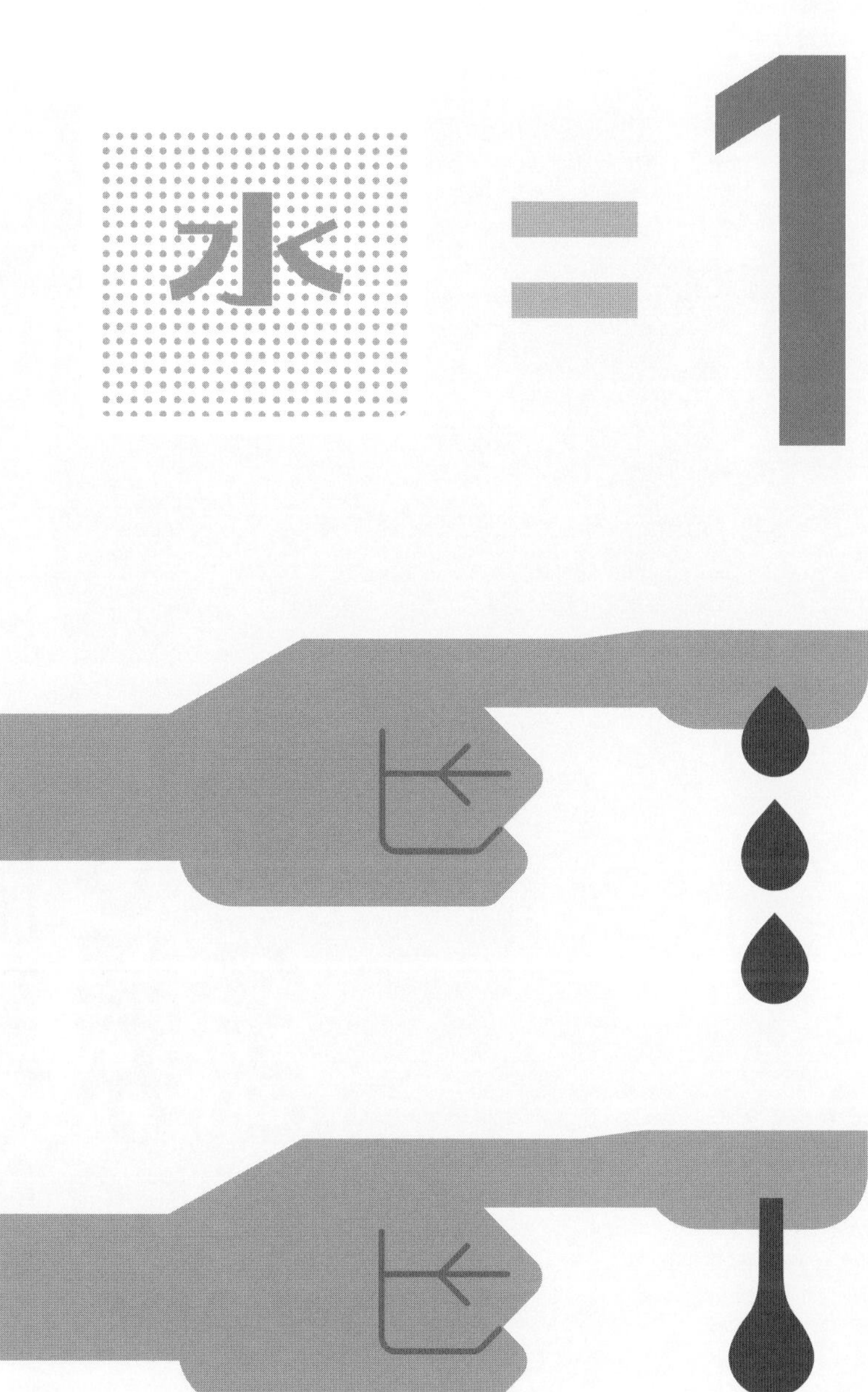
水
=
1

血圧が高くなると心臓が50gメタボになる

通常の心臓の大きさは握りこぶし１個分

心臓の大きさには個人差がありますが、だいたい握りこぶし大､約200 gといわれています。血圧が正常で、心臓が正常に動き、血液が滞りなく全身に巡っていれば、心臓の重さは死ぬまでほとんど変わりません。

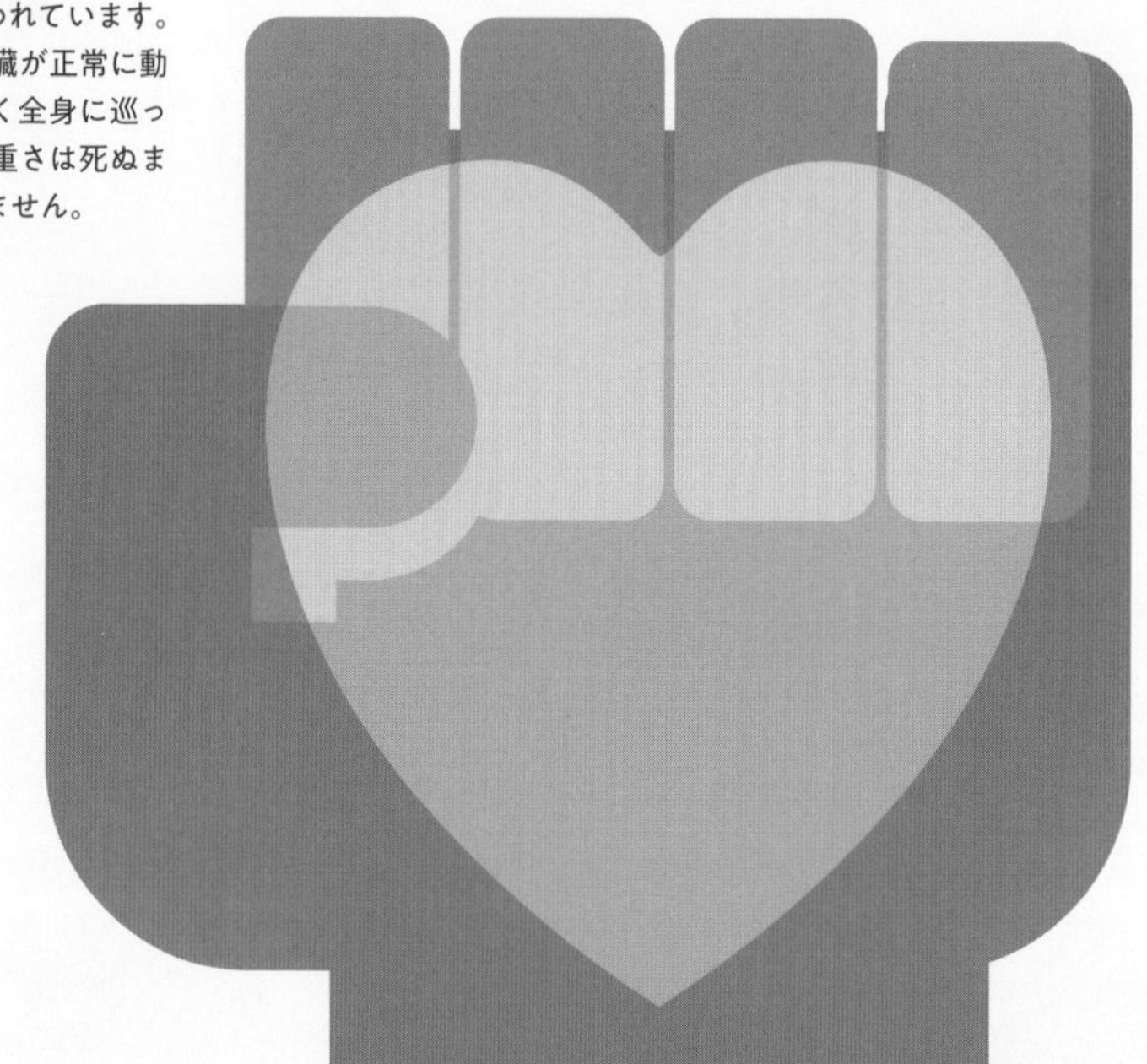

心臓が大きくなっても健康にはいいことなし！

高血圧で心臓が肥大すると、やがて心筋細胞が無理をして傷み始めます。すると血液を取り込む力が弱くなりけいれんが発生。心房の中に血が淀むため、血栓ができやすくなります。この状態になると、脳梗塞の発症率は５倍に跳ね上がってしまいます。

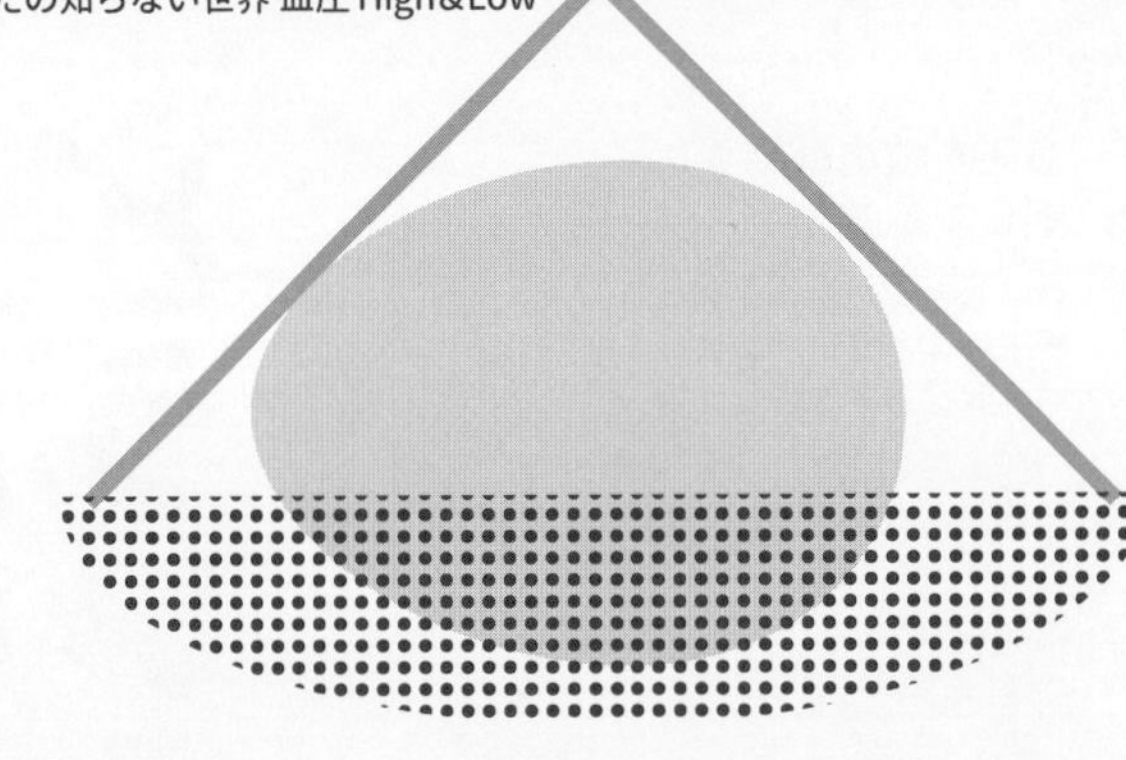

高血圧では心臓が卵1個分重くなる

高血圧になると血管が硬くなり、全身に血液を送るために強い力が必要になり、心臓の壁が厚くなります。その状態を放っておけば、卵1個分、約50 gも心臓が重くなってしまうことに！　突然死のリスクも2倍に跳ね上がります。

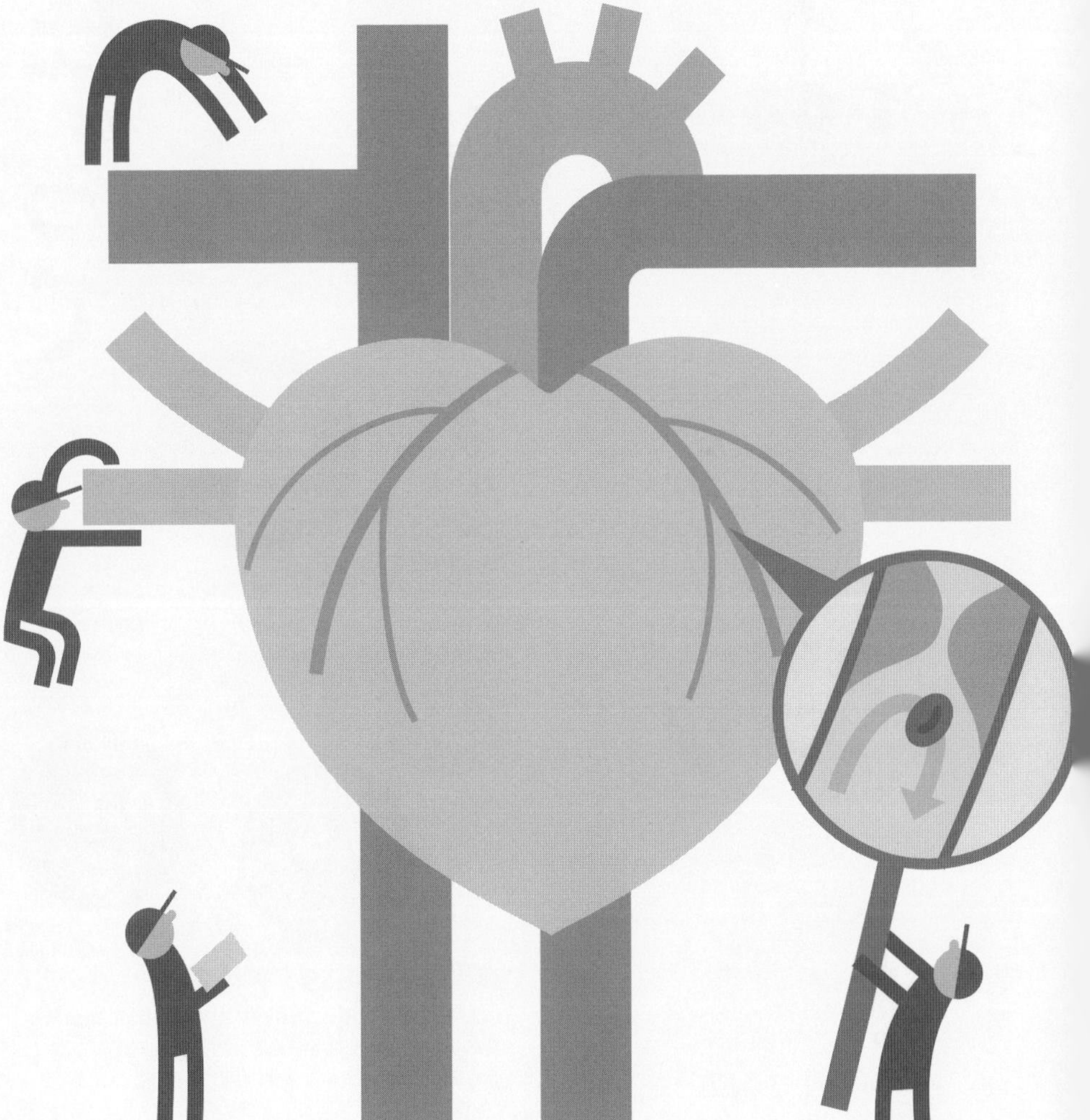

血圧の"圧"ってどういうこと?

血圧を噴水の高さに例えてみると

目に見えない血圧を水圧に置き換えると、上の血圧×13.6でおおよその水圧値がわかります。例えば正常値血圧の120㎜Hgなら、13.6×120＝1632㎜。よって噴水の水の高さは1m 63㎝に。

1m63cm

心臓から出る動脈の太さ
2.5cm
500円玉と同じ

細動脈
0.5mm
シャーペンの芯の太さ

毛細血管
0.1mm
髪の毛の太さ

血圧は血管の太さに関係ない

血管の直径は1番太い動脈で500円玉、毛細血管は髪の毛ほど。血圧はどの血管にもほぼ同じ圧がかかり、より細い血管にかかるダメージは大きいといえます。

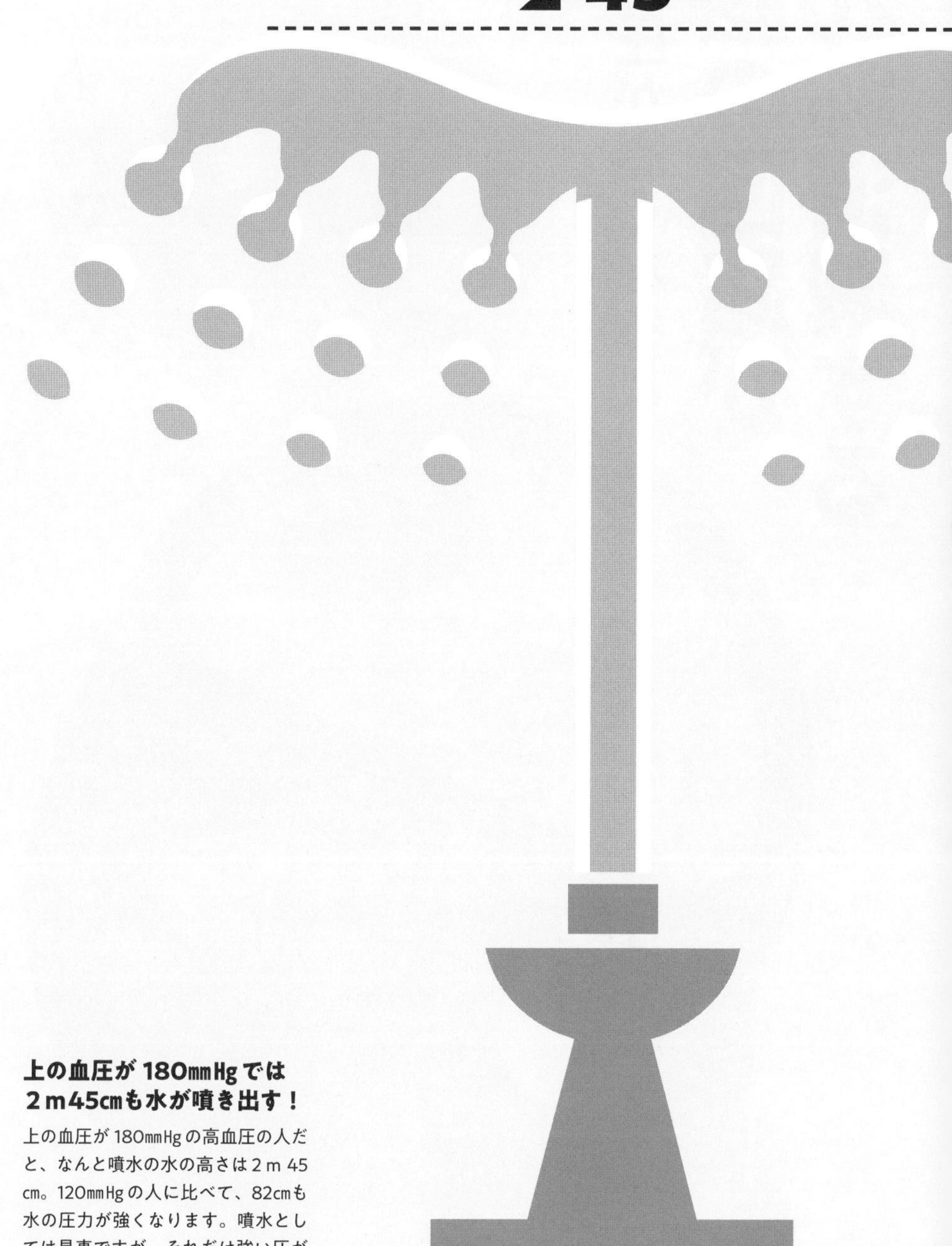

上の血圧が 180㎜Hg では 2m45㎝も水が噴き出す！

上の血圧が 180㎜Hg の高血圧の人だと、なんと噴水の水の高さは2m 45㎝。120㎜Hg の人に比べて、82㎝も水の圧力が強くなります。噴水としては見事ですが、それだけ強い圧が血管にかかっているのです。

血圧が高くなると脳の回路が20%消滅する

20%

高血圧は脳の機能に影響大！「海馬」の神経回路が 20%消失！

脳は脳細胞とシナプスという神経回路を通して脳細胞に電気信号を送ることで機能します。高血圧になると、脳の血液循環が悪くなり、とくに「記憶」や「学習」「ひらめき」などの機能を司る、海馬のシナプスに著しいダメージを与えます。若くても高血圧になると正常血圧の人の 20%のシナプスが消失！ アイディアが出ないときは、シナプスが弱っているのかも !?

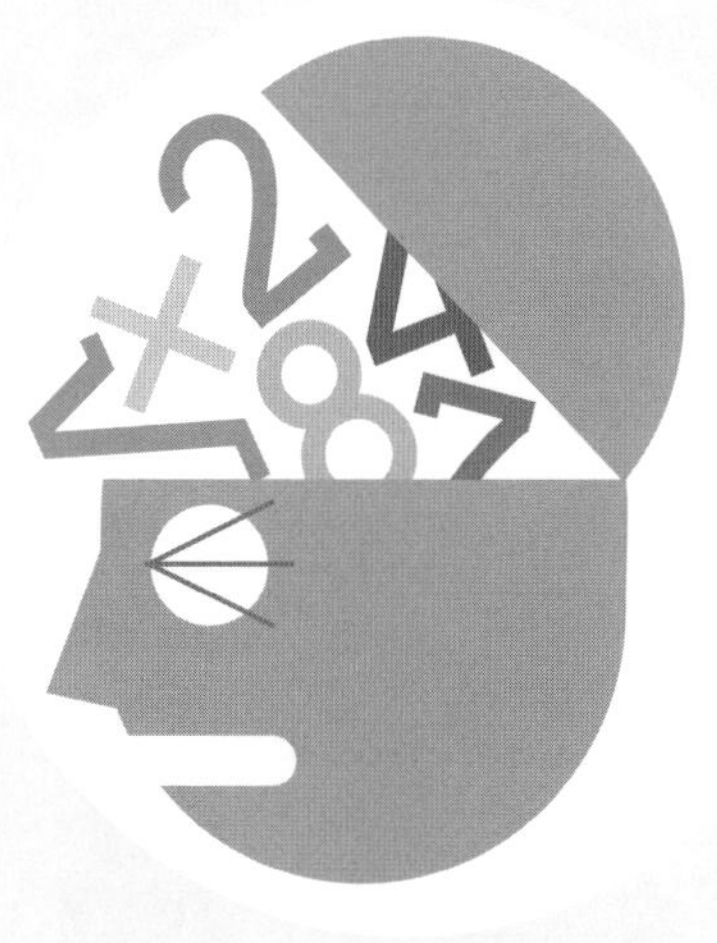

脳細胞が減少する！仕事の能率も下がってくる

海馬がある大脳にはおよそ 150 億もの脳細胞がありますが、20 歳を過ぎると 1 日に数万個ずつ減少します。脳細胞は一度失われても増やすことができますが、そのためには海馬のシナプスを通じて脳細胞を刺激し、新しく細胞をつくる必要があります。高血圧だとシナプスが減少するため脳細胞の数も減ってゆき、脳のパフォーマンスが下がることに。

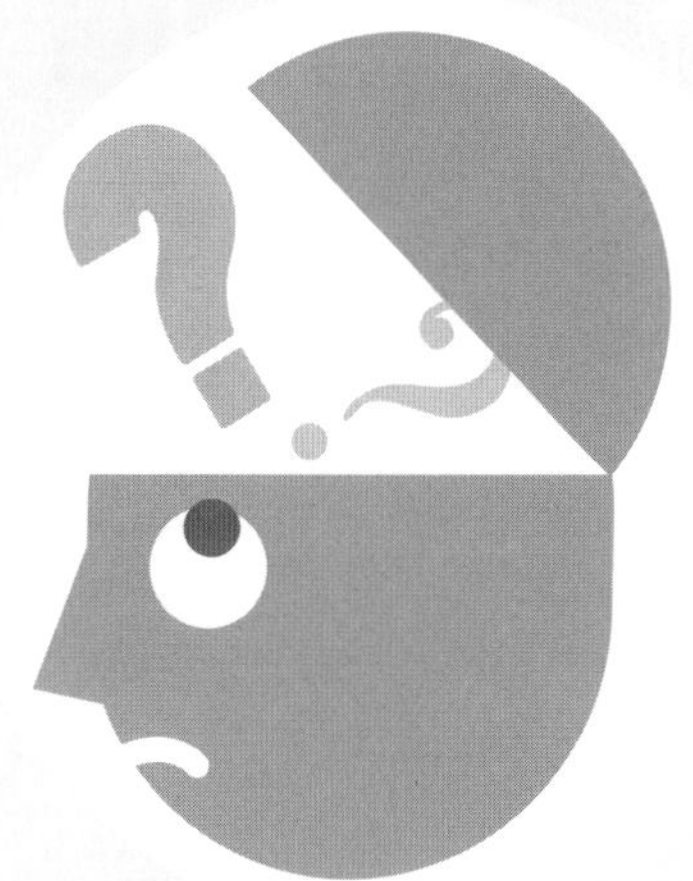

やる気のもと、ドーパミンも 10 年ごとに 13%減少！

脳細胞の数は生活習慣で大きく増減するため、血圧の影響は大きいものになります。脳細胞だけではありません。感情や意欲を刺激する神経伝達物質・ドーパミンは、10 年ごとに最大 13%減少します。血圧に影響する交感神経や副交感神経を刺激するアセチルコリンも 10 年ごとに 4 %減少。成人後は 10 年ごとに血圧の影響が輪をかけて脳を直撃します。血圧が高い人ほど、脳にやさしい生活を心がけて。

血圧が高くなると尿のろ過装置が11万個も減る

風呂桶5杯分の血液を腎臓でろ過して尿へ

腎臓には細い血管でできた糸の玉のような糸球体（しきゅうたい）というろ過装置があります。その数、2つで200万個。腎臓は1分間に1ℓという血液を処理していて、1日にすると風呂桶5杯分になります。糸球体で血液をろ過して尿として排出しますが、そのうち99％の水分は再吸収しているのです。

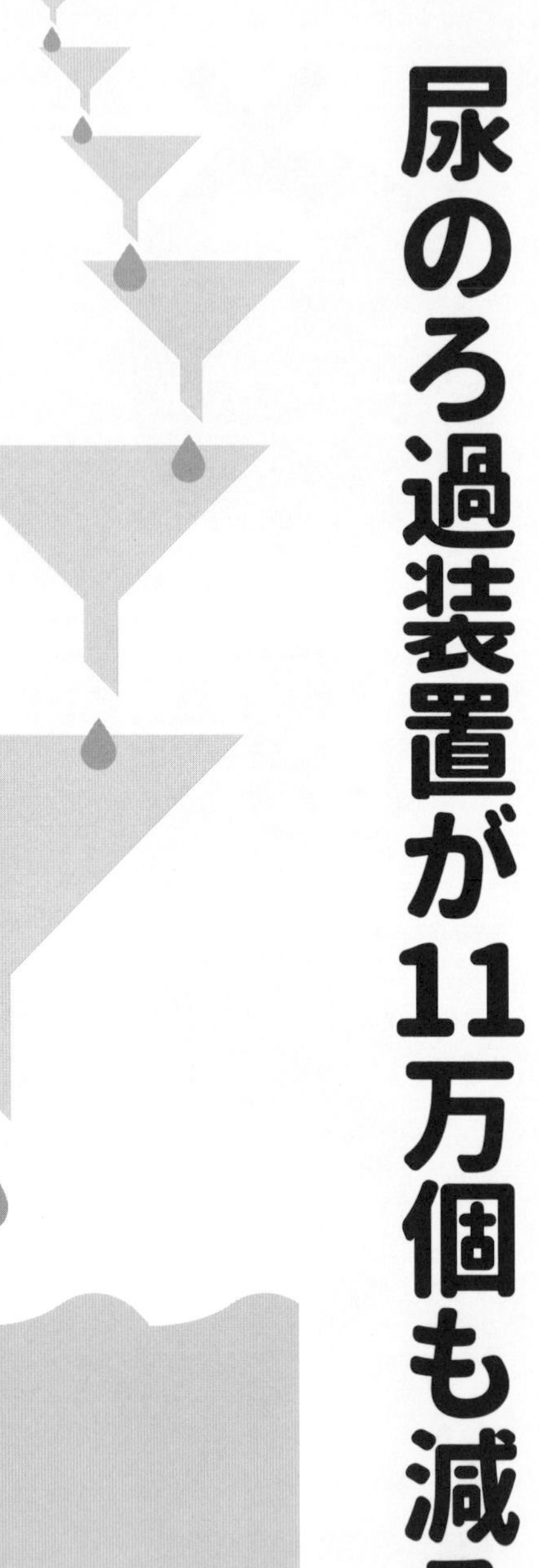

高血圧でろ過装置が 11 万個も減る

血液をろ過する糸球体は細い血管のかたまり。高血圧を放っておくと、尿のろ過装置である糸球体が 11 万個も減少！　風呂桶 5 杯分の血液を浄化していたろ過装置が減れば、老廃物が外に出ることなく体に蓄積。疲れやすくなるだけでなく数々の病気を引き起こします。

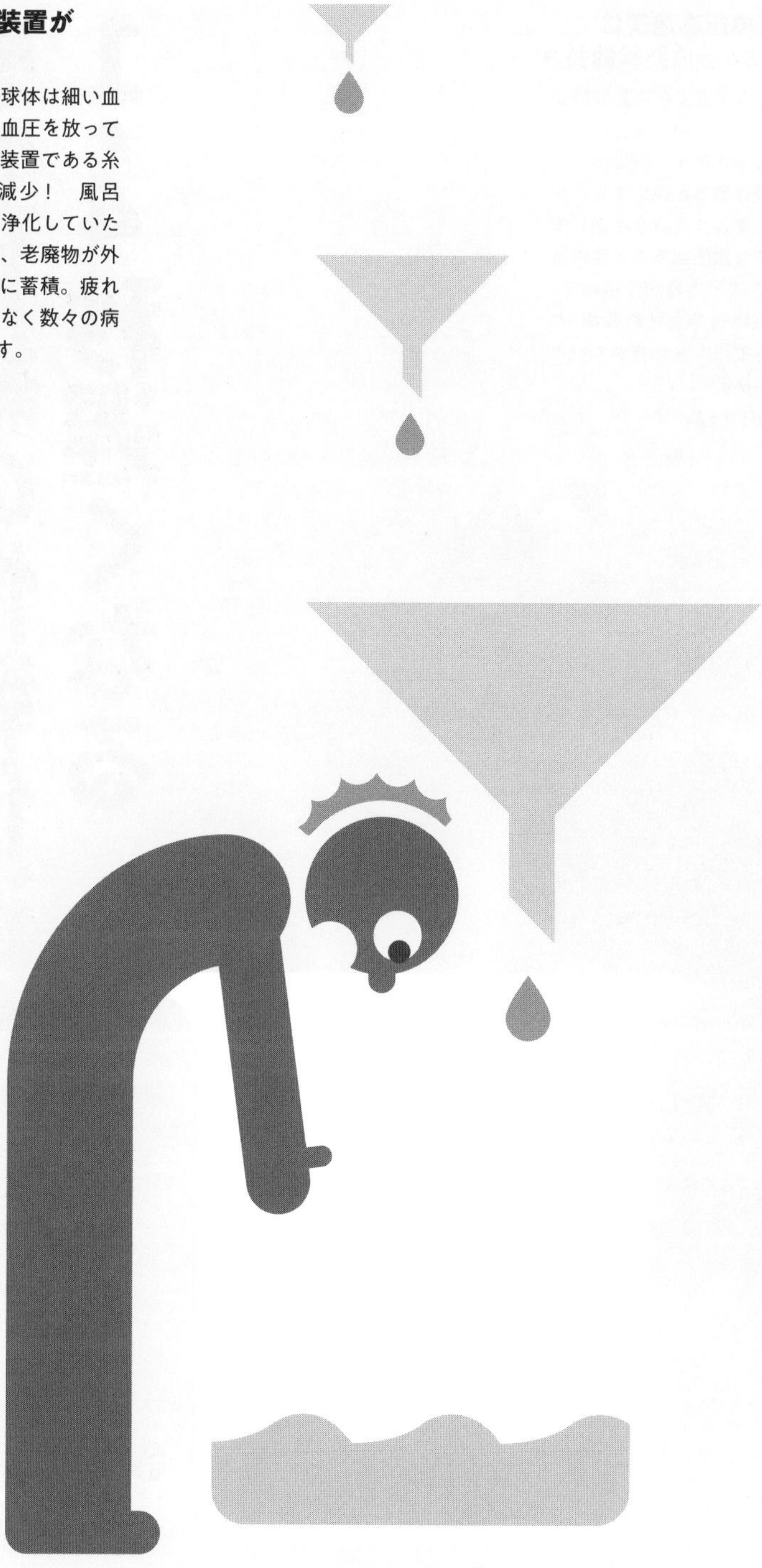

血圧が高くなると感覚神経の情報伝達が1・4秒遅くなる

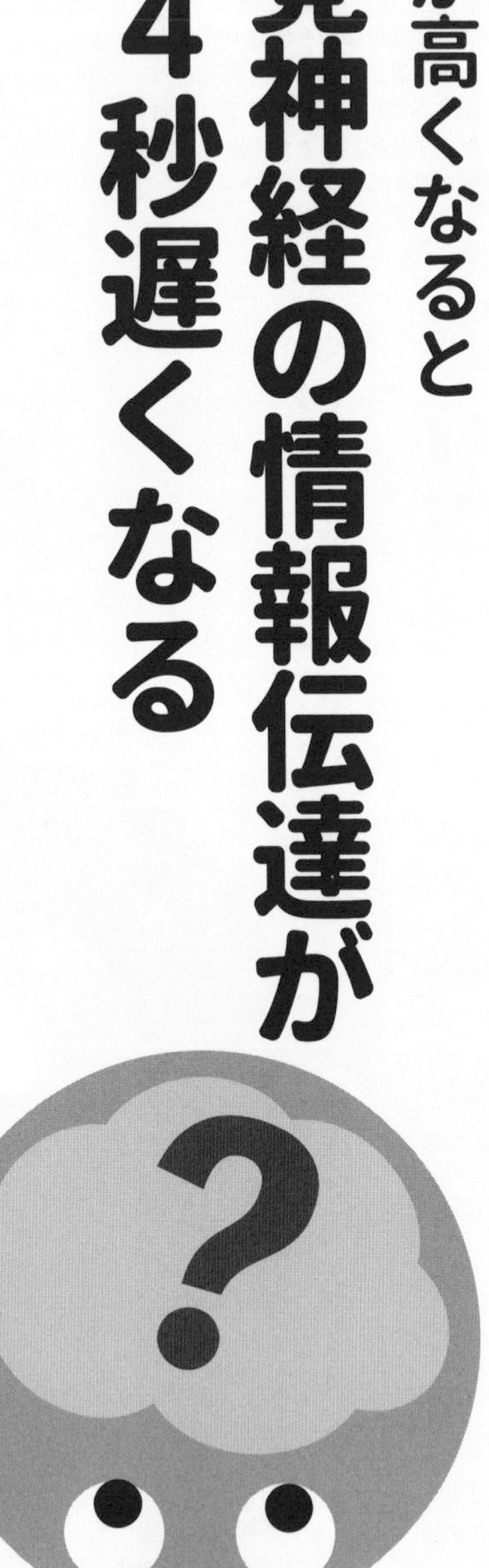

脳からの伝達速度は時速 234kmの新幹線並み

人間にはさまざまな運動神経が通っています。例えば、ハチが腕にとまったとき、脳は体から情報を受け取ると腕にすぐに行動を起こすように命令を送ります。正常な血圧状態だと情報伝達の速さは平均時速 234kmで、ちょうど現行の上越新幹線*と同じ速さで指令が送られていることになります。

＊2020年1月現在

血圧が高いと新幹線から国産車のスピードにダウン

一方、血圧が高い人と正常血圧の人で神経速度を比較すると、血圧が高い人のほうが約 1.4 秒遅かったというレポートがあります。これは動き出そうとする動作を仮に途中でやめようとする時に、脳が判断するのにかかる平均秒数と同じです。つまり、1.4 秒でも場合によっては、脳が止められない秒数であり、その意味では、大きな分かれ道となる秒数なのかもしれません。

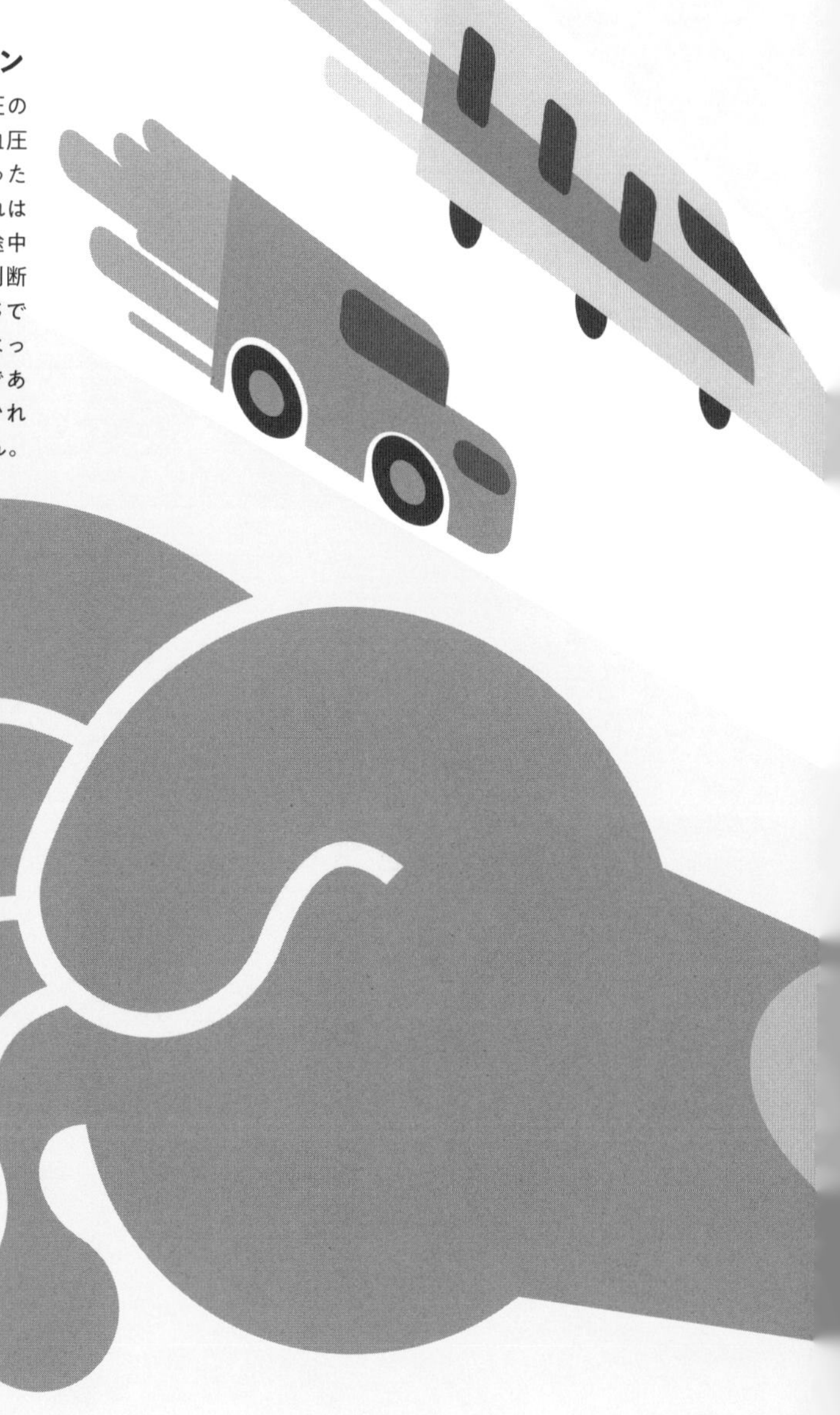

血圧が高くなると身長が2cm以上縮む

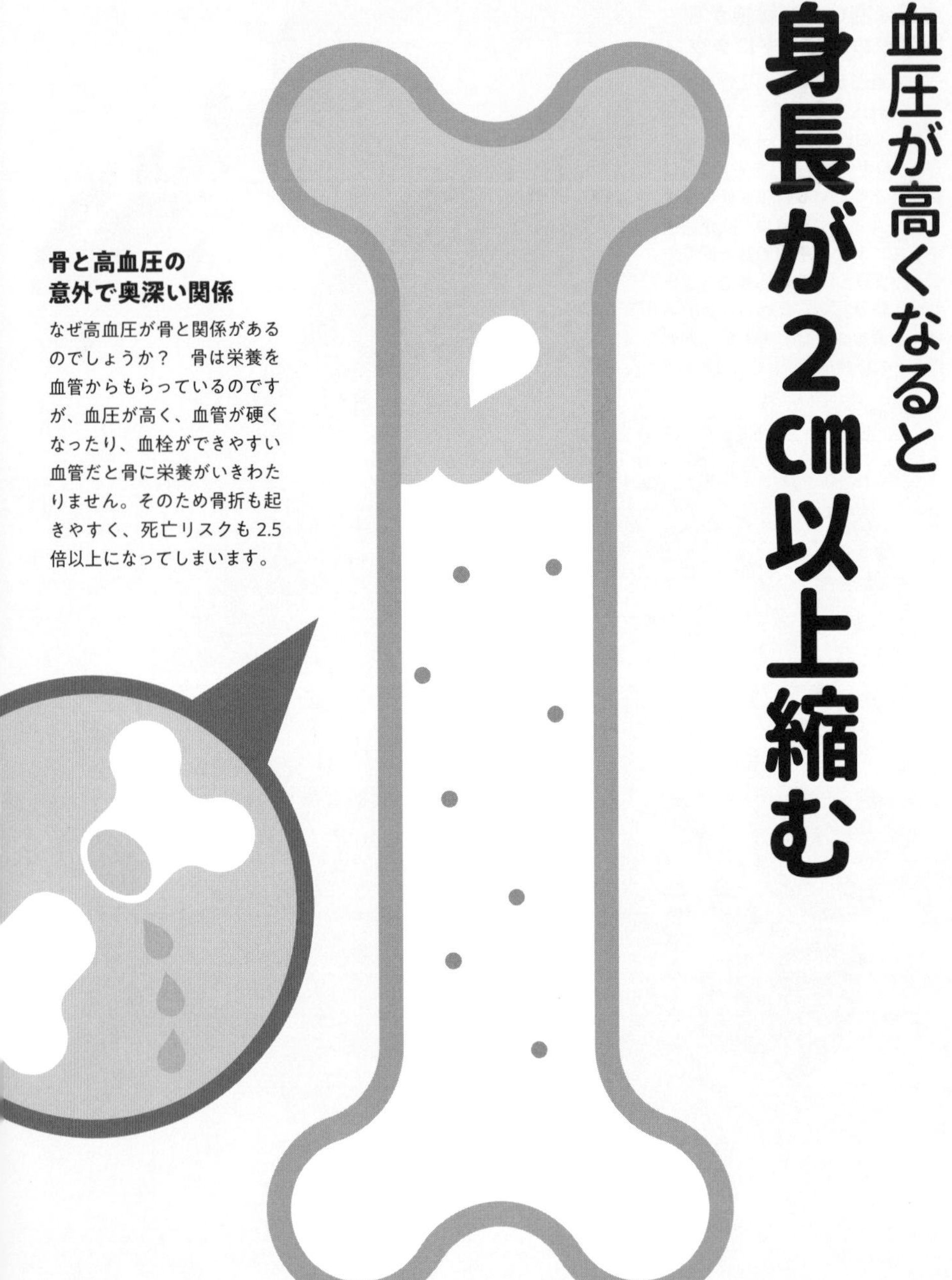

骨と高血圧の意外で奥深い関係

なぜ高血圧が骨と関係があるのでしょうか？　骨は栄養を血管からもらっているのですが、血圧が高く、血管が硬くなったり、血栓ができやすい血管だと骨に栄養がいきわたりません。そのため骨折も起きやすく、死亡リスクも2.5倍以上になってしまいます。

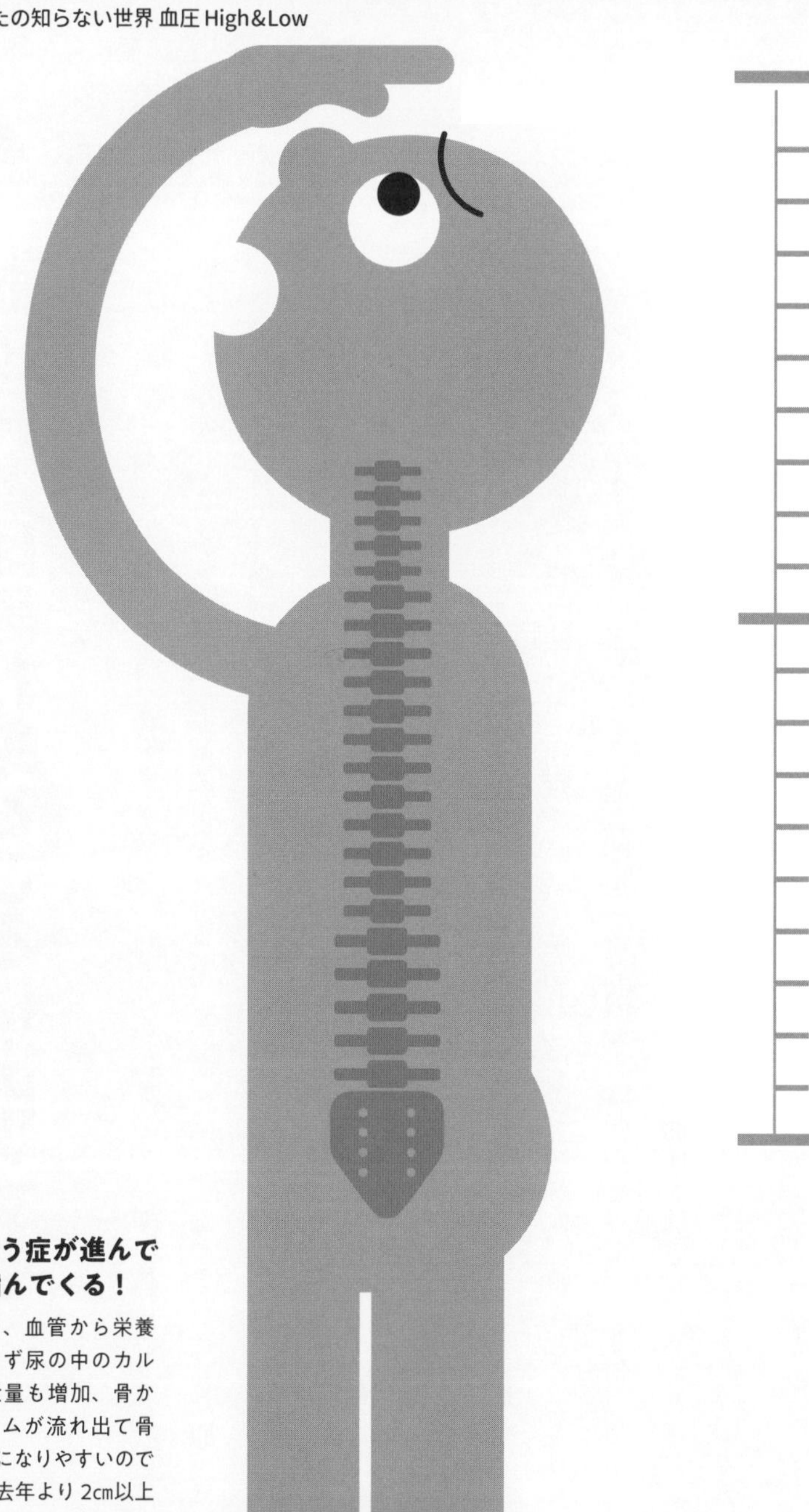

骨粗しょう症が進んで身長が縮んでくる！

高血圧だと、血管から栄養を吸収できず尿の中のカルシウム排泄量も増加、骨からカルシウムが流れ出て骨粗しょう症になりやすいのです。もし、去年より 2㎝以上身長が縮んだ、あるいは 25 歳の時と比較して 4 ㎝以上低くなった人は要注意。4㎝以上低くなると骨折リスクは 20倍に急増！

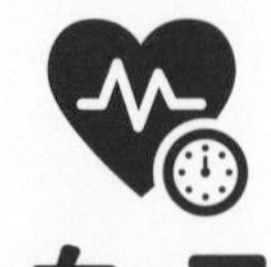

「このしめじ」が「どくきのこ」!!血圧異変は思わぬところに出現する

ここまでで高血圧の人とそうではない人では、見えない場所で少しずつ体に異変が起きていることがおわかりいただけたかと思います。ほとんどの血圧には、はっきりとした原因はありません。今日の行動、食べ物、睡眠などが、明日のあなたの血圧をつくっているのです。たとえば、「ああ、なんかだるい」「疲れた」「気分がのらない」など、日常で起きている疲れや体の不調がなかなかとれないときは、血圧も高くなっていると思ってください。

血圧の影響はあらゆるところに及びます。その大きさは「このしめじ」が「どくきのこ」という迷文に例えられます。一見すると秋の食中毒予防のスローガンや呪文にみえますが、そうではありません。これは自覚症状がない高血圧がどこに影響を与え、将来どういうリスクが起きるのかを表しています。それぞれ部位と病名の頭文字からとって、こ＝骨（コツ）、の＝脳、し＝心臓、め＝目、じ＝腎臓に及びます。そして、高血圧を放置しておくと、ど＝動脈硬化、く＝くも膜下出血、き＝急性心筋梗塞、の＝脳梗塞、こ＝骨粗しょう症のリスクが発生するのです。どうですか？　食べ物から連想する割には「喰えない内容」ですよね。リスク名のとおり、まさに死亡に直結するほど高血圧は重大なのです。医者から「血圧が高めですね」といわれたら、ぜひ「このしめじ」が「どくきのこ」をお忘れなきように。

「血圧？放っとこう」という間に体で起きているコト…

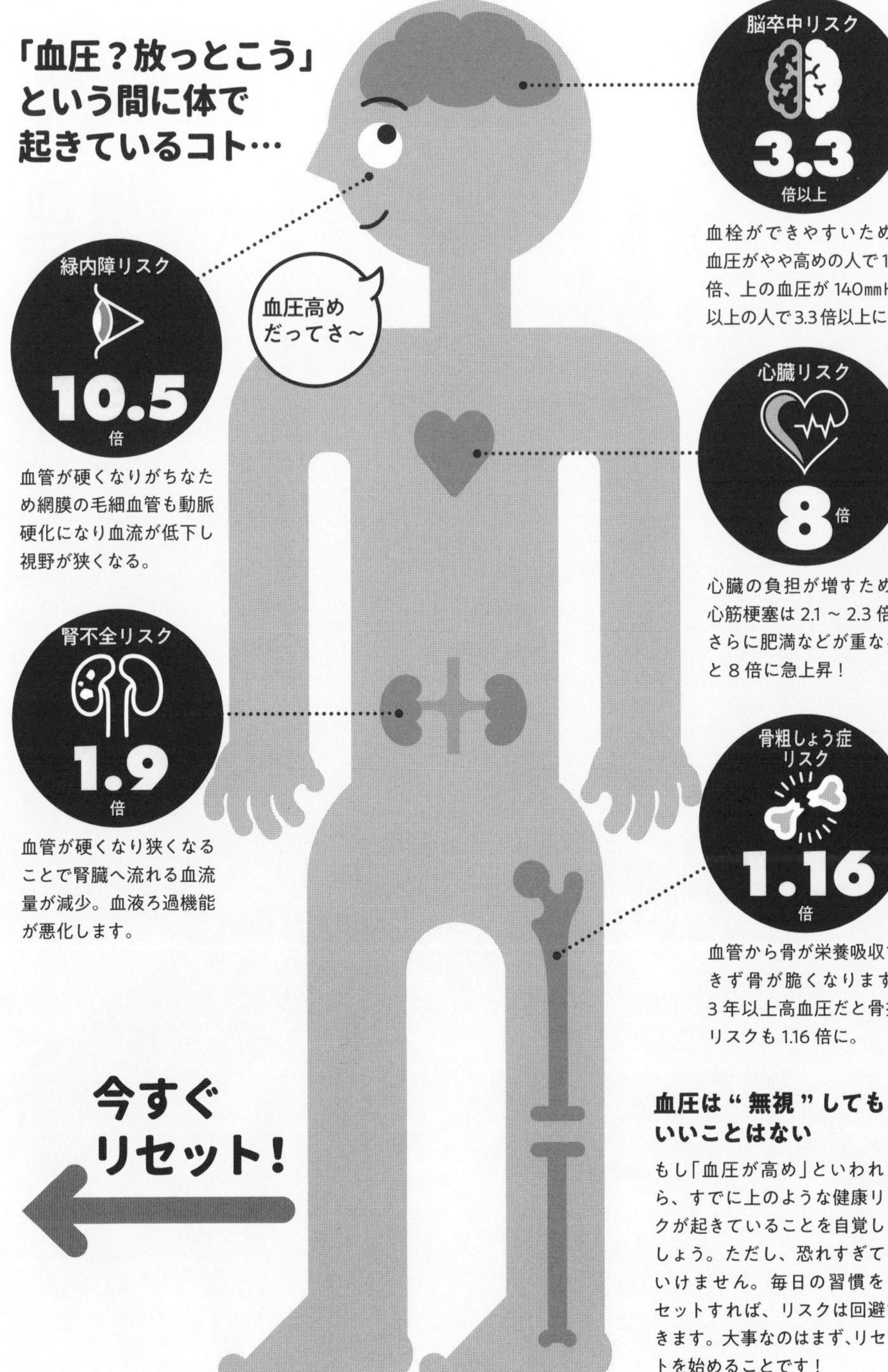

脳卒中リスク 3.3倍以上
血栓ができやすいため、血圧がやや高めの人で1.7倍、上の血圧が140㎜Hg以上の人で3.3倍以上に！

緑内障リスク 10.5倍
血管が硬くなりがちなため網膜の毛細血管も動脈硬化になり血流が低下し視野が狭くなる。

心臓リスク 8倍
心臓の負担が増すため、心筋梗塞は2.1 ～ 2.3倍、さらに肥満などが重なると８倍に急上昇！

腎不全リスク 1.9倍
血管が硬くなり狭くなることで腎臓へ流れる血流量が減少。血液ろ過機能が悪化します。

骨粗しょう症リスク 1.16倍
血管から骨が栄養吸収できず骨が脆くなります。３年以上高血圧だと骨折リスクも1.16倍に。

血圧は“無視”してもいいことはない

もし「血圧が高め」といわれたら、すでに上のような健康リスクが起きていることを自覚しましょう。ただし、恐れすぎてもいけません。毎日の習慣をリセットすれば、リスクは回避できます。大事なのはまず、リセットを始めることです！

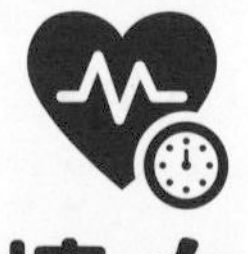

血管は静かに壊死(えし)が進行する

高血圧は症状が現れた時には、体内で5〜10年ほど前から異変が始まっていたことが多く、それが「サイレントキラー」といわれる所以(ゆえん)です。ではなぜ"サイレント"なのでしょうか?

心臓が血液を送る際に血管にかかる圧力が「血圧」です。ところが、この圧力は血管を「ずりずり」とこすりながら動くため、血管に少なからずダメージを与えることになります。

血液は全身を1周するのにおよそ50秒、1時間で72周、1日でおよそ1728周する計算になります。1700回以上にもわたり圧が血管にかかるため、高血圧歴が長いほど血管にダメージが蓄積されます。加えて生活習慣の悪化や加齢で知らないうちに、血管の壁が厚く硬く

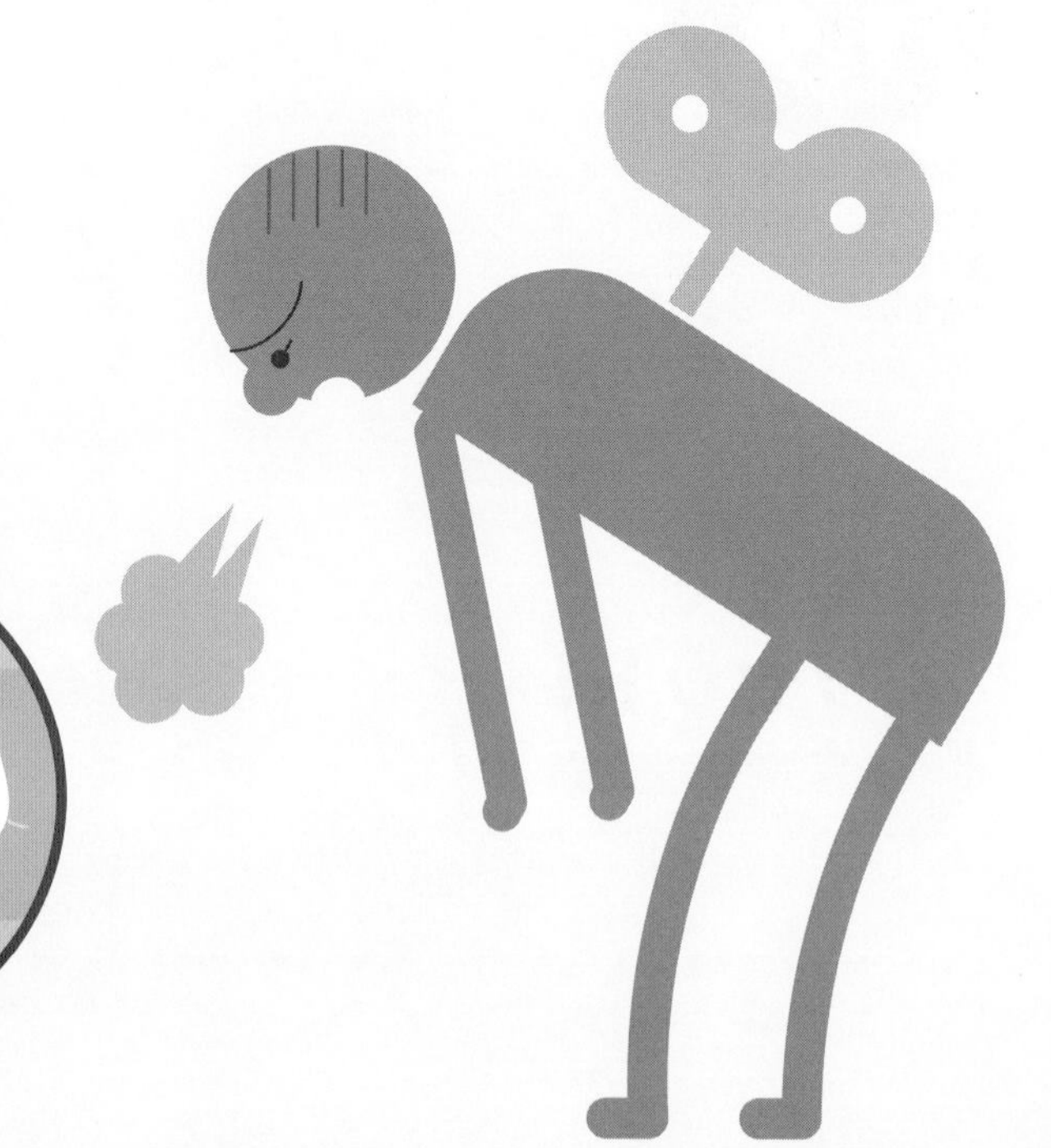

弾力のあるしなやかな血管の内側は内皮細胞で守られています。血管そのものも柔らかく、血流が増加しても血管はスムーズに伸縮し、体中に酸素や栄養を行き渡らせます。

なり、血液の圧力を受け止めるしなやかさを失います。これが動脈硬化です。

すると次のリスクが出現します。血液が停滞し塊となる「血栓」と呼ぶ現象です。

もともと血管は外膜、中膜、内膜の三層構造でできていて、血液と接している内膜と、その表面を内皮細胞という細胞の集合体が覆います。

本来、内皮はなめらかで血栓ができないように防いでいますが、動脈硬化がおきると血管内皮の壁に脂肪物質が溜まり血管を狭め、やがて血栓ができ、心臓の動脈が詰まり、心筋に栄養が届かず心筋が壊死します。この間、自覚症状がないのですが、血栓の多くは「脂肪」が占めることが多く「あ、太ったな」と思った時は、血栓がつきやすいサインと思ってください。

通常、動脈硬化が起きるのは20〜30歳。そこから20〜30年後に症状が出だすことになります。

高い血圧で血管が硬くなり、内皮細胞に小さな傷やすき間ができると、そこから血中の余分な脂肪が侵入、血管の内側にせり出してきます。これがプラークと呼ばれる状態です。

脂肪物質によって血管の内側がどんどん狭くなり、それまでスムーズだった内皮細胞が壊れ始めます。血流が滞りだすため、血管が詰まり、血液が渋滞し、くっつきだします。

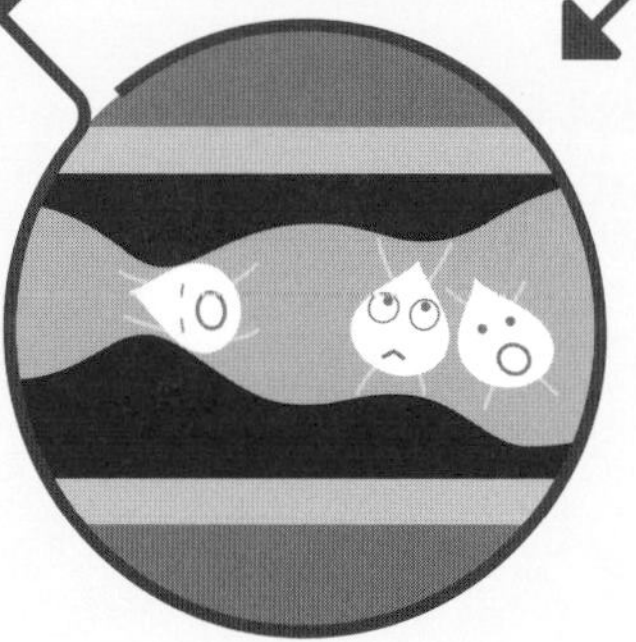

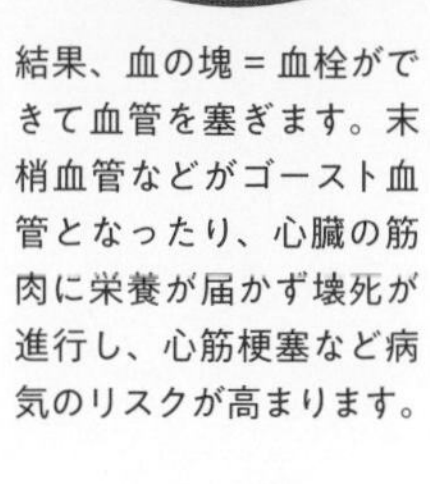

結果、血の塊＝血栓ができて血管を塞ぎます。末梢血管などがゴースト血管となったり、心臓の筋肉に栄養が届かず壊死が進行し、心筋梗塞など病気のリスクが高まります。

ダメージチェック

最後に各チェックの数を１点として、P60から始まるチェックと合わせてP62～P63の合計点数で判定をしてみましょう！

□最近、イライラして怒りっぽい

□階段よりエスカレーターやエレベーターを使っている

□イヤなことを引きずるタイプ

□最近、計算のスピードが遅くなったと感じる

□普段からあまり水やお茶を飲まない

□朝起きた時に体の疲れがとれていない

□スマホやPCを１時間以上集中して使っている

まず自分の状態を
知ることが大事!!

血圧

- □ 1日1時間以上連続して座ることがある
- □ 1時間半を超える会議が週に1回以上ある
- □ スナック菓子を食べるのはほぼ日課
- □ 健康診断以外では血圧を測ったことがない
- □ いびきをかいていたと指摘されたことがある
- □ どちらかというと負けず嫌いなほう
- □ 足がよくつる
- □ 首や肩がこっている

BODY check

今の血圧がどうなっているかを知ること。まずは体の状態をセルフチェックしてみましょう！

3

				1	2	3
4	5	6	7	8	9	10
11	12	13	14	15	16	17
18	19	20	21	22	23	24
25	26	27	28	29	30	

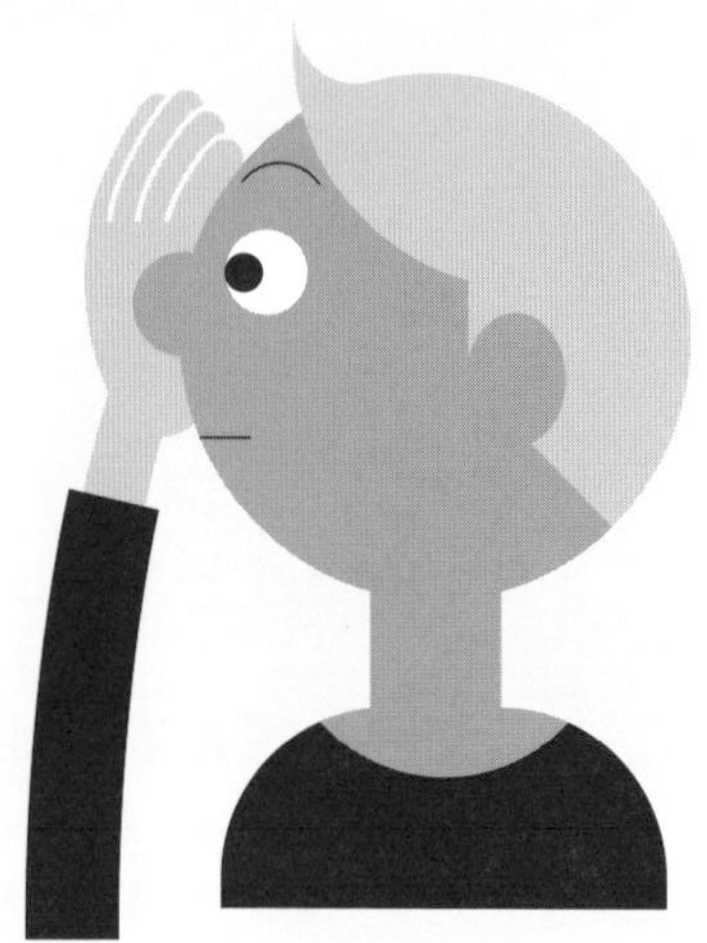

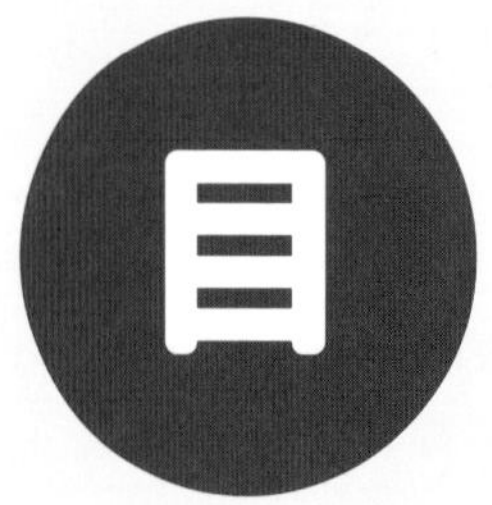

カレンダーの数字がくっきり見える？

カレンダーから30㎝ほど離れ、片目を手でふさいだら中央の数字を見ます。首を動かさずに1～31の数字を追ってすべての数字がくっきり見えたらOK。両目とも見えなかったら10点、片目は5点。

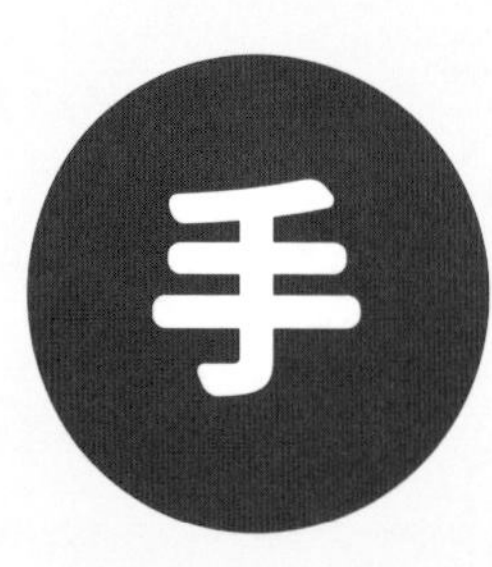

手のひらを上にしたまま目を閉じてキープできる？

両腕を肩の高さで前に伸ばします。ひじを伸ばしたら、手のひらを上にして両目を閉じましょう。30秒経たずに、どちらかの腕が下がったり、手のひらの向きが少しでも変わったりしたら10点。

年齢、性別関係ナシ!! セルフ

血圧は生まれたゼロ歳から存在しています。そこに年齢や性別は関係ありません。大事なのは、

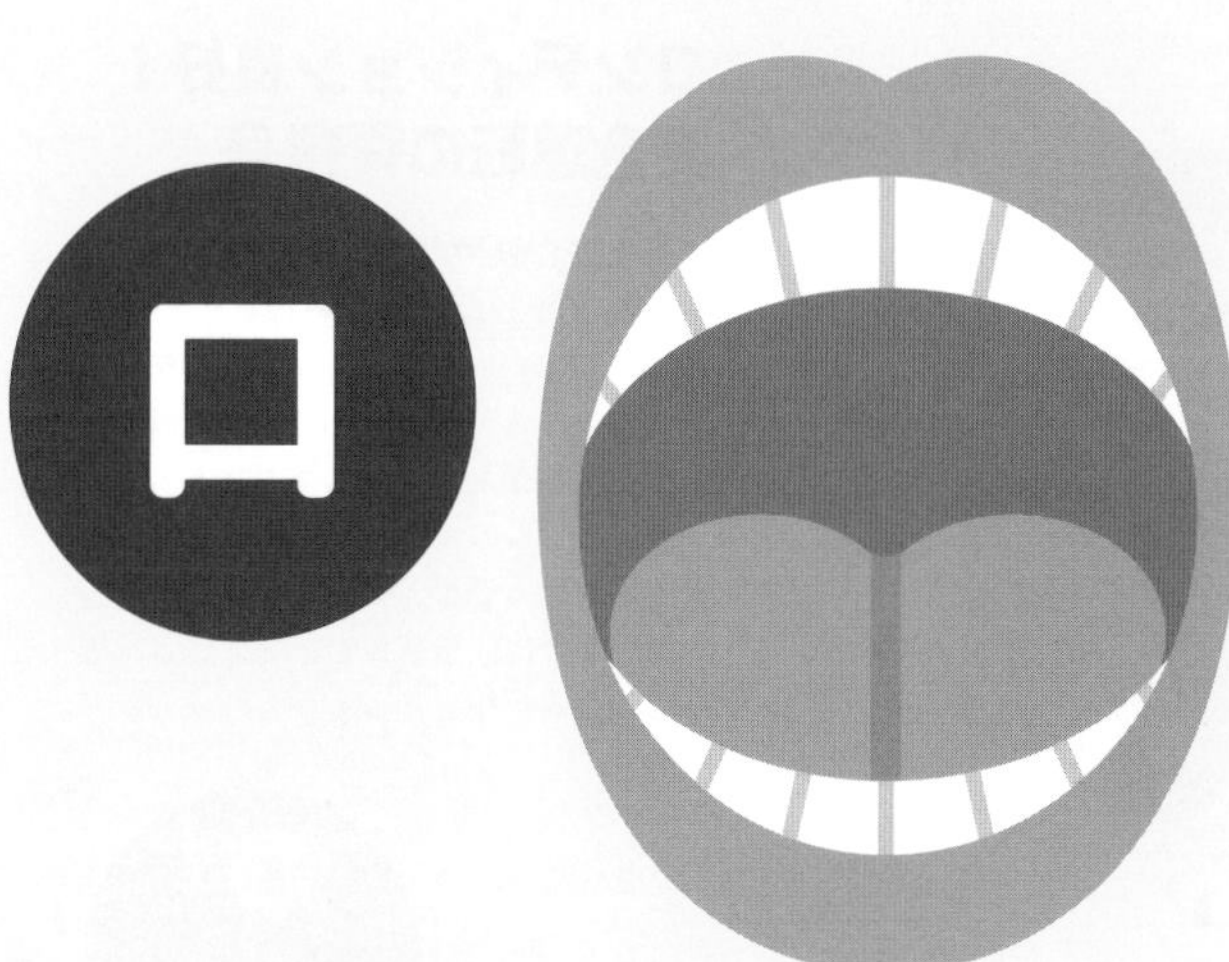

ら行とぱ行を3回くり返して言える？

2秒間に「らりるれろ」を3回、次の2秒間に「ぱぴぷぺぽ」を3回言ってみましょう。両方とも、どもったり、かぶったりしていえなかったら10点。片方だけいえなかった場合は5点。

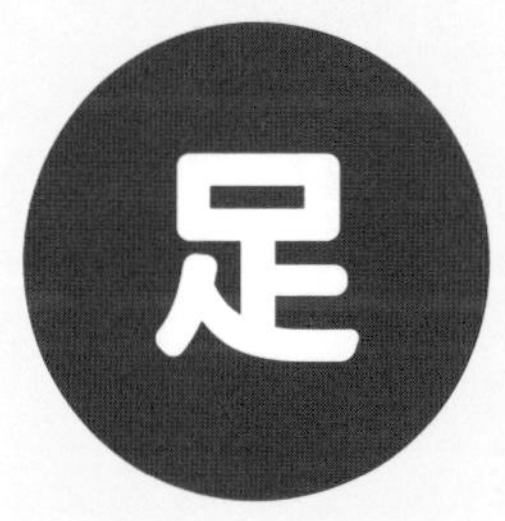

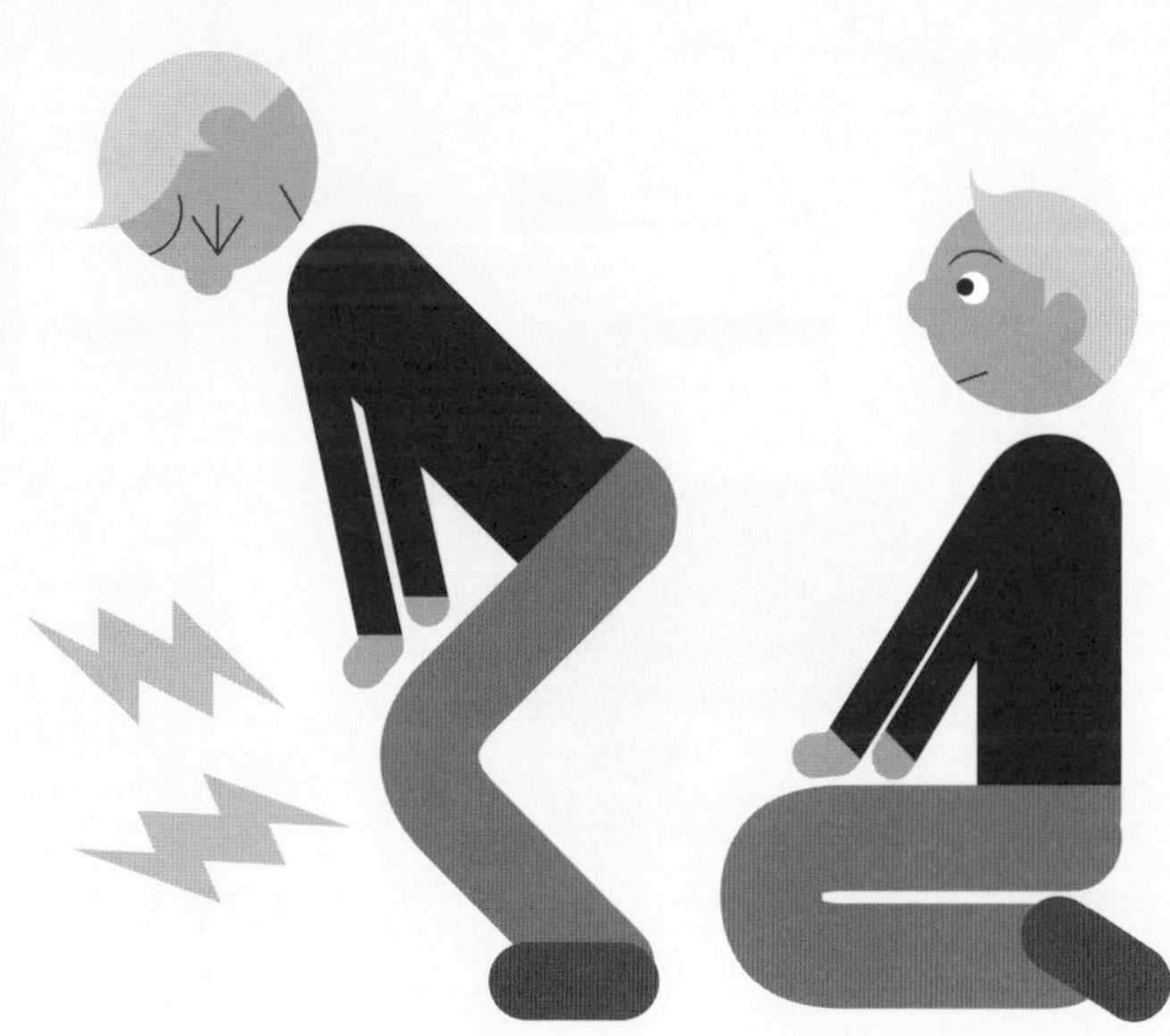

正座をして30秒足にしびれを感じる？

床や座布団の上に正座をします。そのまま30秒キープ。10秒で足がしびれてきたら10点。11秒以上29秒以内でしびれてきたら、5点。30秒以上しびれを感じなければOK。

の体を読みとく!!

セルフケアの必要性は？　危険を感じたら今すぐ血圧対策を始めましょう！

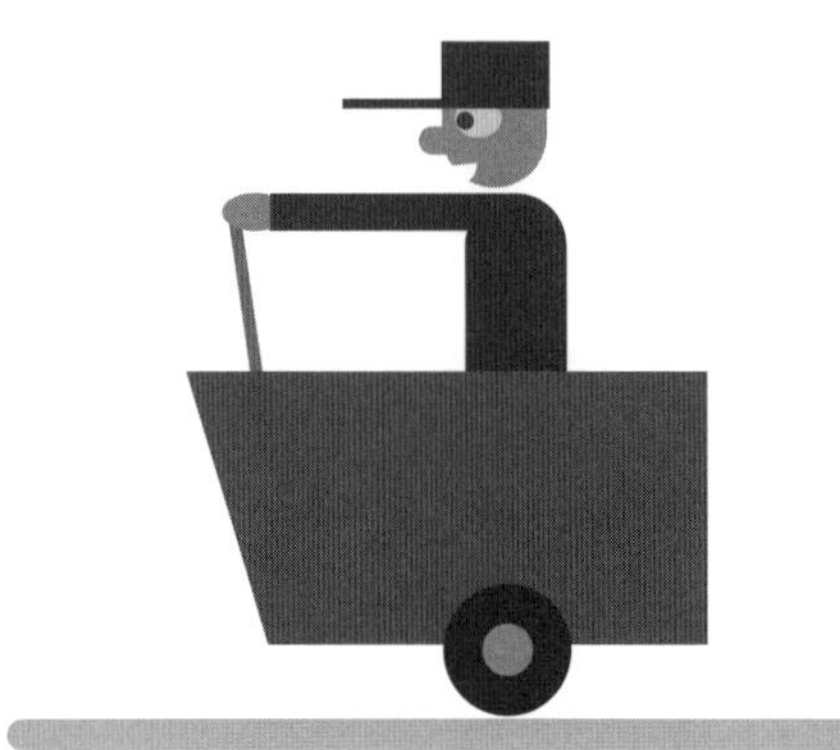

コンディション良好！安全運転の青信号

まだ血管に弾力があり、血流量に合わせて血管がしなやかに収縮している状態です。P58～59の血圧ダメージチェックでひとつも当てはまっていなければ、その生活習慣をキープしましょう。もし当てはまるものがあれば、その項目の改善を。適度な運動、ストレス発散、塩分の摂りすぎに注意をして、高血圧とは無縁の人生を目指しましょう。

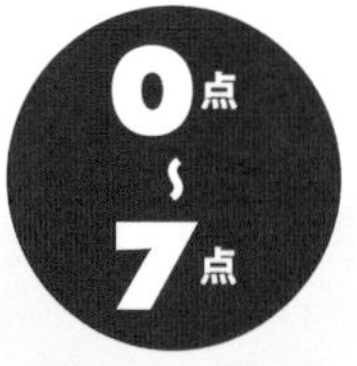

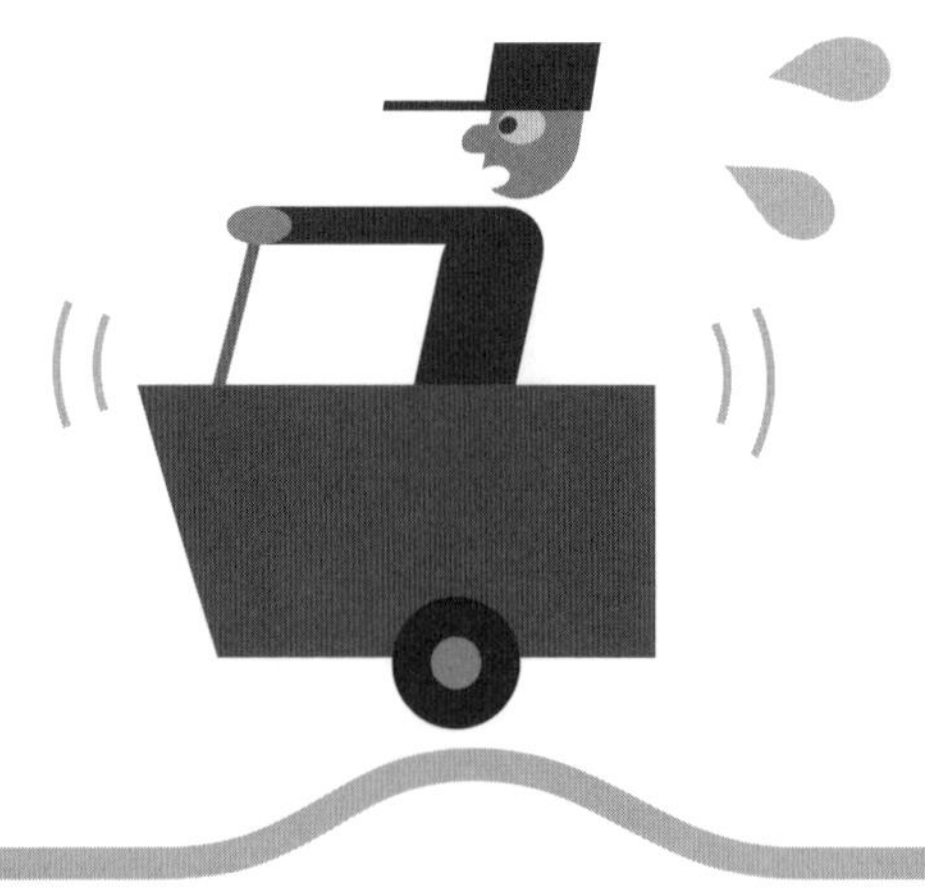

ガタつき発見！早期修復の黄信号

健康診断で「血圧が高めですね」といわれていないでしょうか？　また、いわれていなかったとしても、今の生活を続けていれば血圧が徐々に高くなる可能性が！　まずは毎朝、血圧を測る習慣を身につけ、血圧管理を始めましょう。そして、P96～の塩出しトレーニングを取り入れつつ、歩く機会を増やすなど、今日から生活習慣の見直しを！

高い時点で寿命に影響 !? 血圧で自分

P58－61までのチェックテストの合計点数で、今のあなたの危険度がわかります。

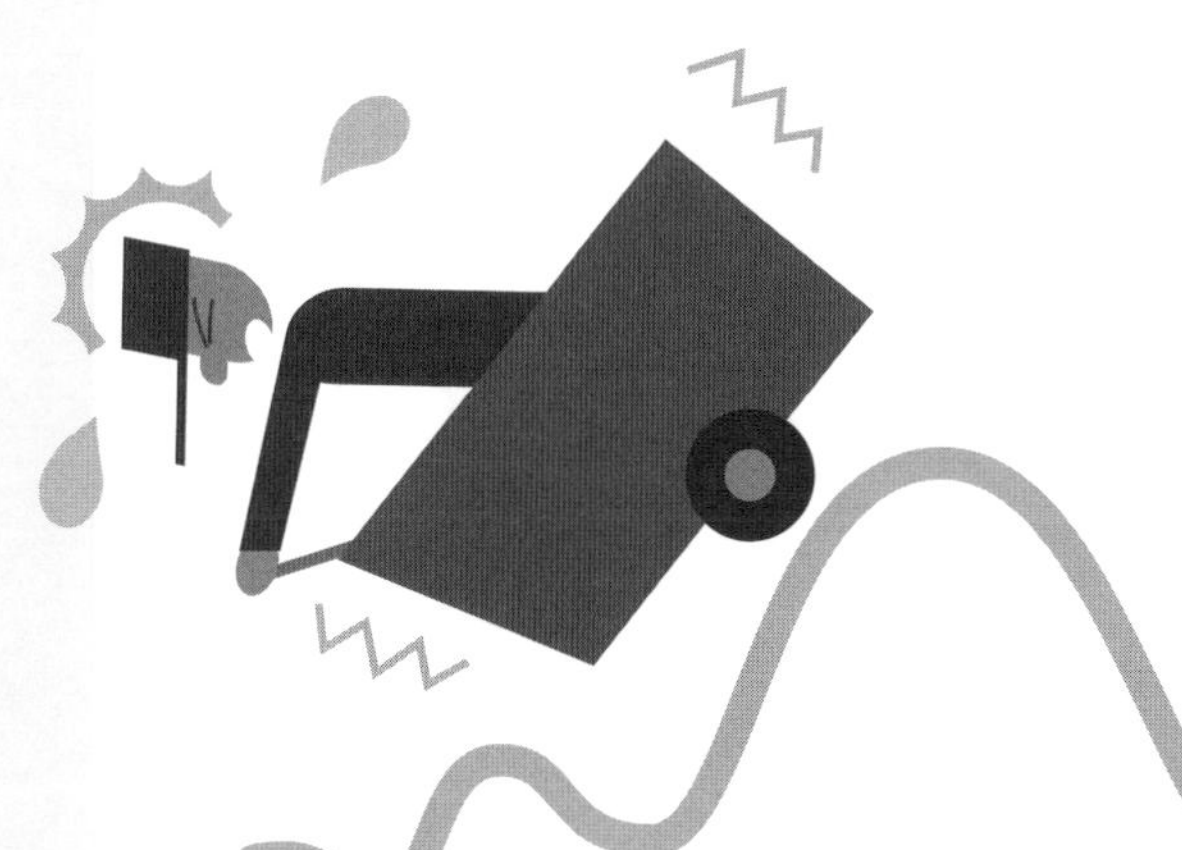

至急対応！待ったなしの赤信号

高血圧と診断され、薬を服用している方も多いのではないでしょうか？　生活習慣を見直さなければ、命にかかわる大病を発症する可能性も !?「薬を飲んでいればいい」と軽く考えず、P96 ～の塩出しトレーニングや P140 ～からの血圧リセットトレーニングなどを積極的に取り入れて。生活習慣を変えて血圧が下がれば薬なしも夢ではありません。

16点～35点

緊急、救助 !!　今すぐ検査へ GO の黒信号

もしまだ病院へ行っていないようなら、まずは専門医に相談をしましょう。毎日の高血圧に耐えられないほど血管が硬くなり動脈硬化が進んでいたら、血栓ができている可能性も否めません。それが原因で大病を発症して取り返しのつかなくなる前に、医師の診断に合わせ、本書のトレーニングを始めてみてください。

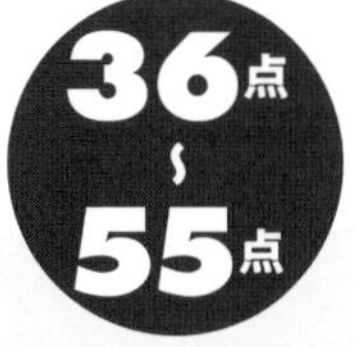

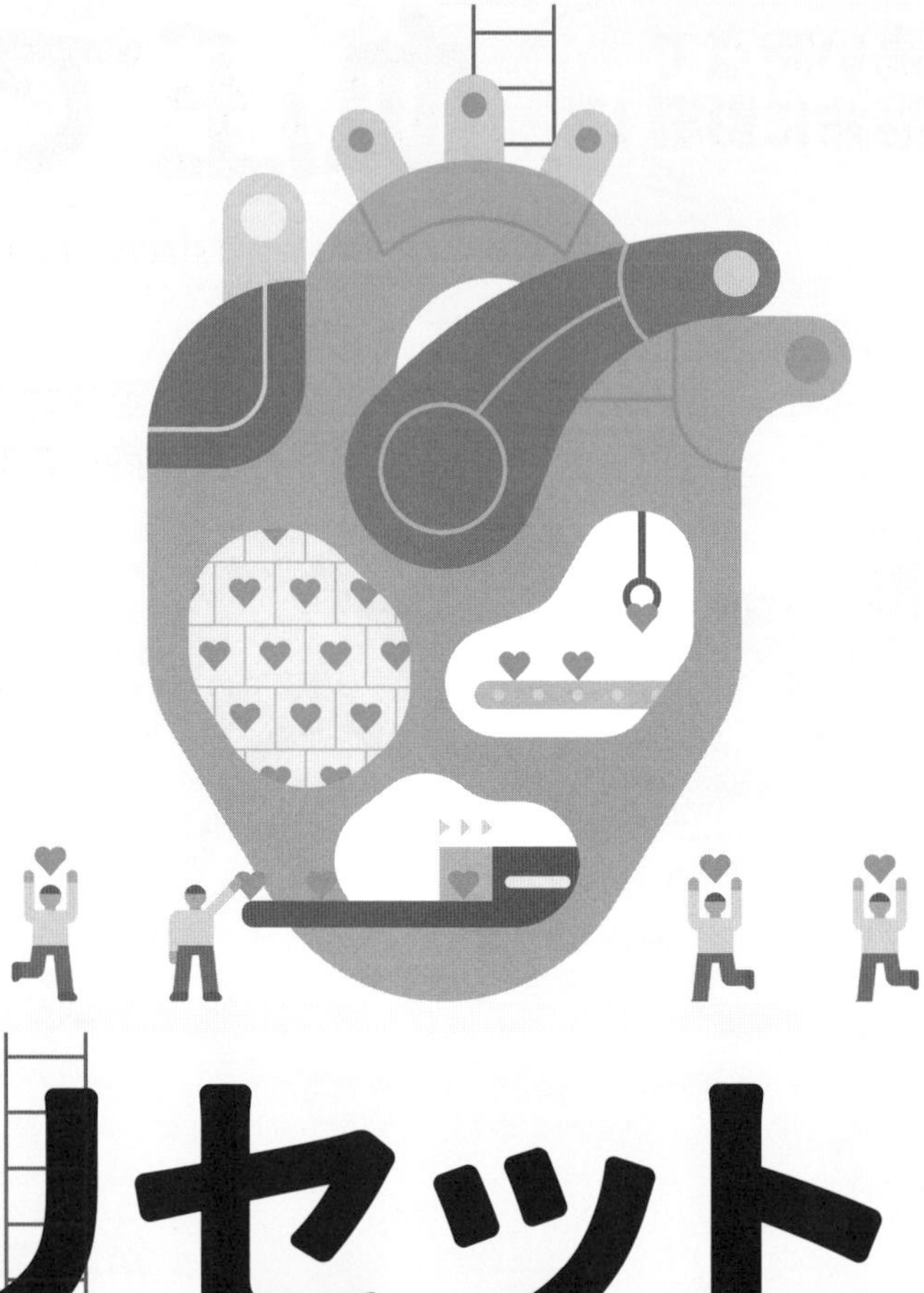

る
圧リセット

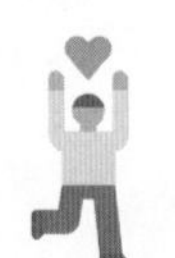
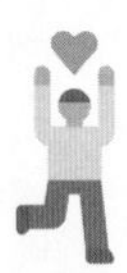
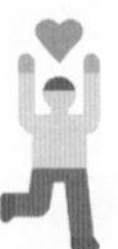
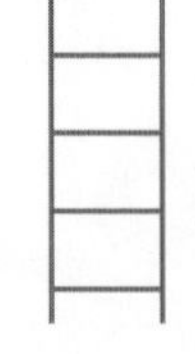

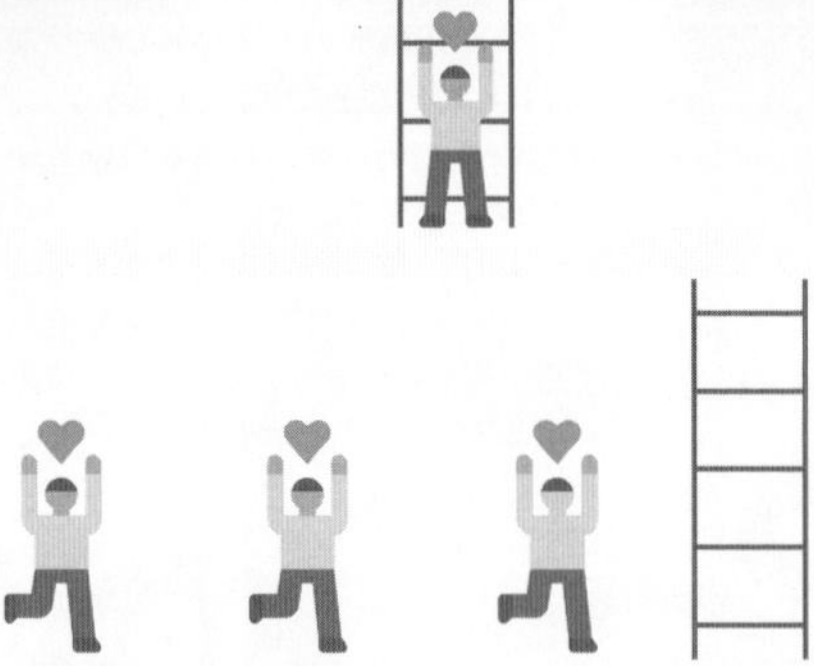

そもそも、どうして血圧は上がるのでしょうか？　そのメカニズムを知れば、効率的に血圧を下げる方法が見えてきます。弱った体を元気にする血圧の正体に迫ります。

Chapter 2

40代で
50%減！
でも大丈夫

弱った体に NO（血管拡張ガス）の切り札

体を蘇らせ

血

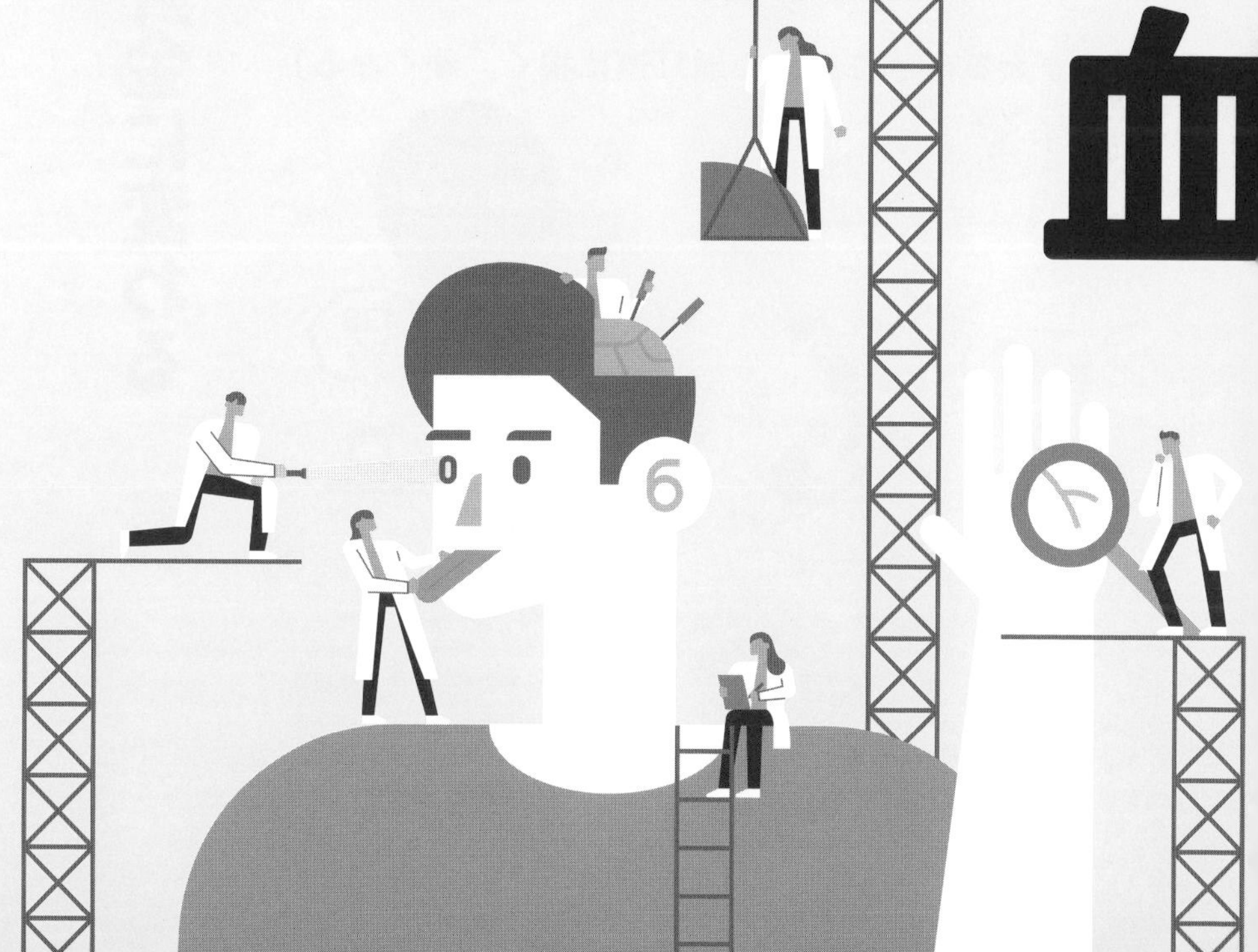

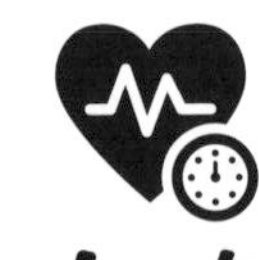

血圧は数字ではなく血管の状態 血圧が高いと、血管は針金に変わる

多くの人が、血圧が高いことがなぜ悪いのかわからずに、数字ばかりを気にしています。血圧が高いと血管の状態が悪化することが問題なのです。血管の状態の悪化＝血管老化は50代を過ぎてからと思っている人が少なくありません。しかし、実は10代の小学生でも、何歳であっても血圧が高ければ、血管は老化します。とくに血圧が針金のように硬くなった状態が動脈硬化です。血圧を下げるには、この硬くなった血管のクセを取り除くことが必須です。血管が柔軟性を取り戻せば、血圧は下がります。そのクセを取り除く、いわば〝血管クセ直しガス〟こそが、今医学界で最も注目を集めている物質のひとつ、NO（一酸化窒素）なのです。

〔体が太るほどに血管の通り道は狭く、硬くなる〕

ある日医者から血圧高いですねと言われたら
!
138
90

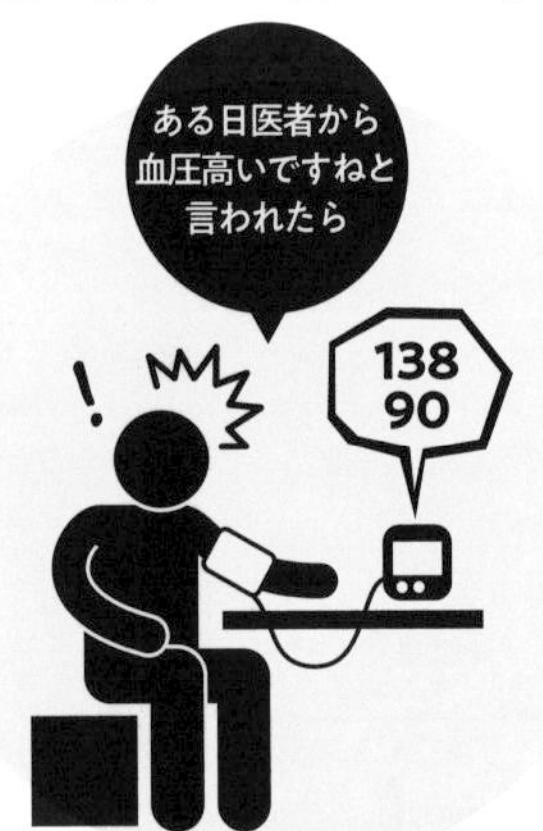

血圧が高いと言われても、体調は悪くないから気にしないというのは危険。目には見えない体の中で、血管の老化が着々と進行中。

血管内ではこんなことに！
＼通りづらいよ～／
すると

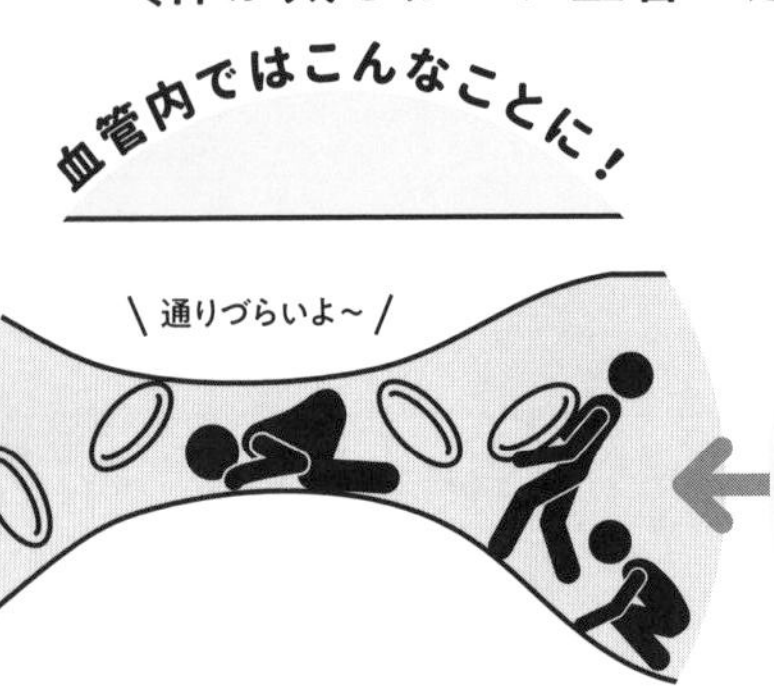

血管の老化が進むと、血管の内側の内膜にたまったコレステロールがおかゆのように柔らかい状態で沈着して、血管が狭まってきます。

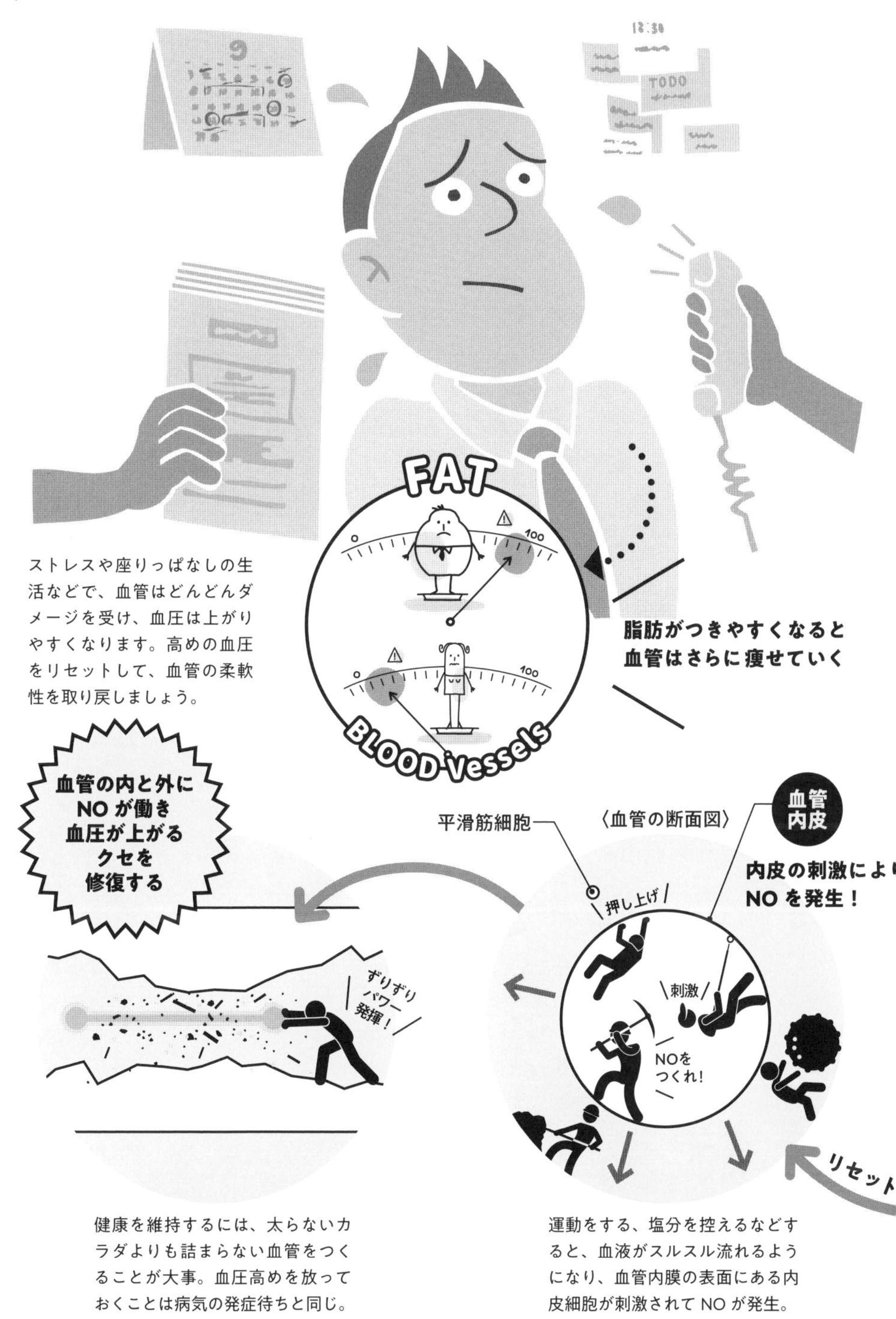

ストレスや座りっぱなしの生活などで、血管はどんどんダメージを受け、血圧は上がりやすくなります。高めの血圧をリセットして、血管の柔軟性を取り戻しましょう。

健康を維持するには、太らないカラダよりも詰まらない血管をつくることが大事。血圧高めを放っておくことは病気の発症待ちと同じ。

運動をする、塩分を控えるなどすると、血液がスルスル流れるようになり、血管内膜の表面にある内皮細胞が刺激されて NO が発生。

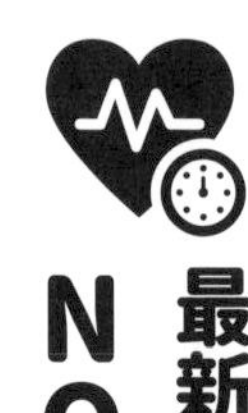

最新科学でわかった"血圧リセット"の救世主
NOを制するものは血圧を制す

血圧リセットの救世主・NOは、体の中で血管を拡張するガス、つまり、一酸化窒素のことです。一酸化窒素と聞くと、有毒ガスのようなイメージを持つ人も少なくないでしょう。しかし、近年、私たちの体の健康を左右し、体内で発生する重要なガスとして、NOはその発見がノーベル賞で表彰されたほどの画期的な存在なのです。

NOは体のあらゆる場所で産出され、体の機能を正常に働くように促します。とくに血圧リセットと深い関係にあるのが、血管内皮細胞から産出されるNOです。このガスのおかげで血管が柔軟な血管になり、血流量に合わせて血管がしなやかに収縮、正常な血圧をキープできるのです。いわばNOは、血管の悪い"クセ"を治してくれる救世主です。

NOは、血管に垂直にかかる圧力ではなく、ずりずりと血液が流れる刺激（ずり応力と呼ばれます）によって産出されます。しかし、せっかくつくられても、たったの3〜6秒ほどで消失してしまいます。そのため血管の健康を保つためには、血流をよくして血管を刺激することで、常に多くのNOを産出する必要があるのです。

血圧をコントロールすることは「血管のクセ」を直すことです。NOの産出をどれだけ促すことができるかが、血圧ダウンのカギになるのです。

〔血管の中はワンダーランド　NOはずりずり力でつくられる〕

血流
＼うーん／
ずり…
狭くて
栄養が
運べない
＼すぐ詰まっちゃう／
ずり…

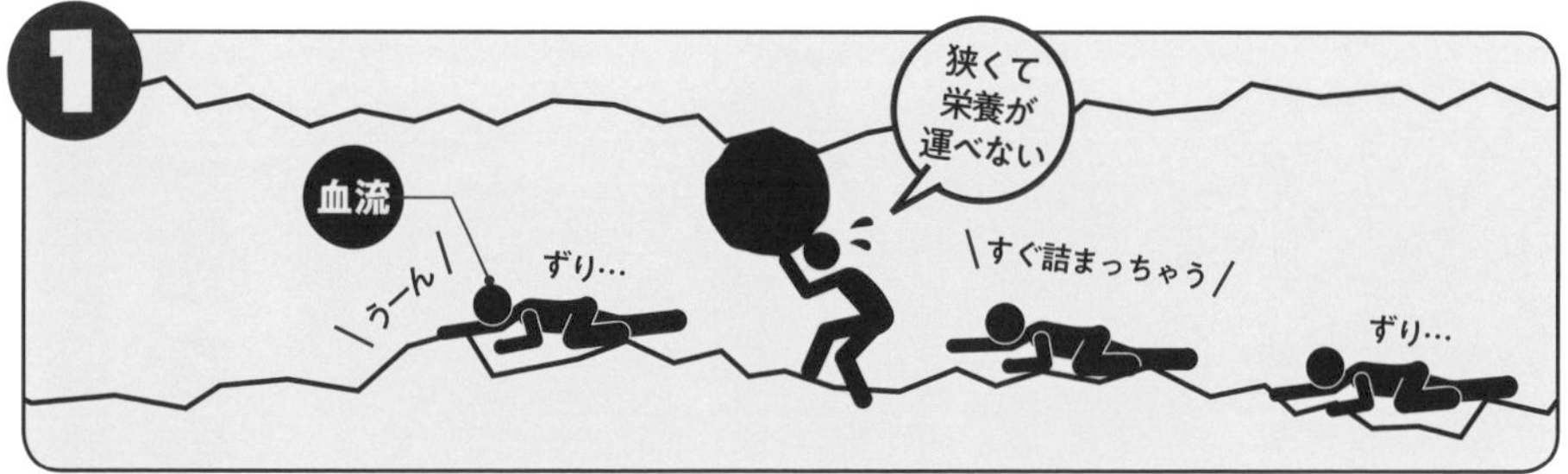

血管への圧力でNOが産出されず血流が滞り、さらに血圧が高くなる。

＼ずりずり／
＼ずりずり／
もっと
早く進め
＼ずりずり／
カルシウム濃度が上昇

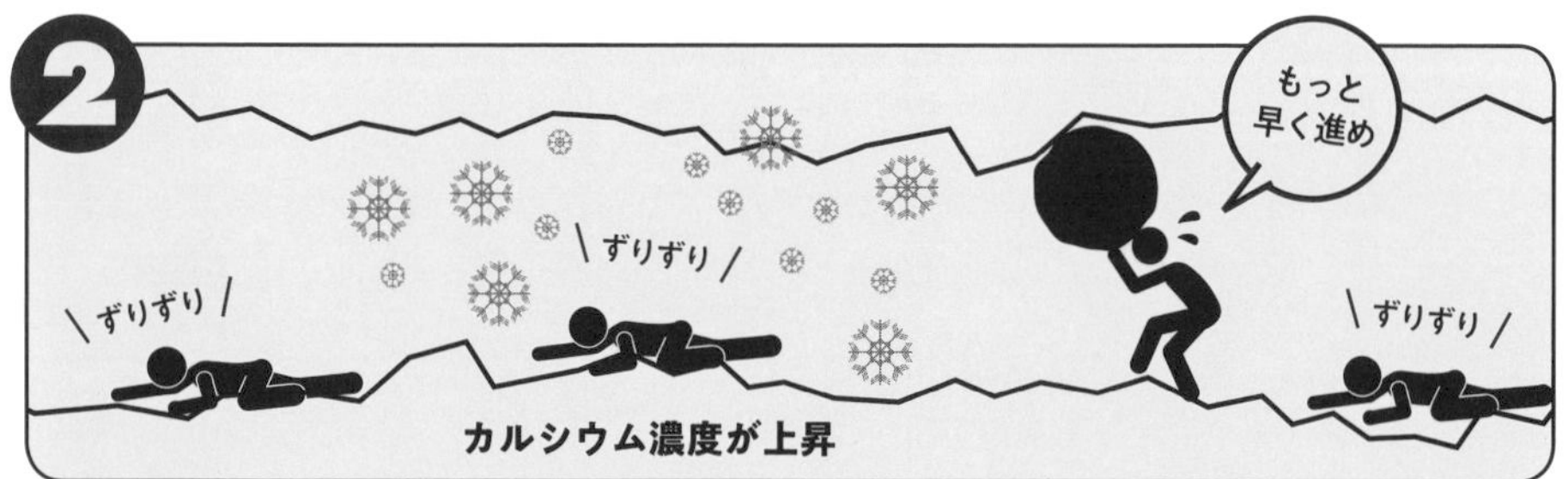

血流が流れると、血管の内側の内皮細胞内でカルシウム濃度が上昇する。

NO
＼BORN／
NO
たくさん
出た

NOが発生！　でもその命はたったの3～6秒。

広げてあげる
NO
＼ラクに通ります！／
どうぞどうぞ
赤血球

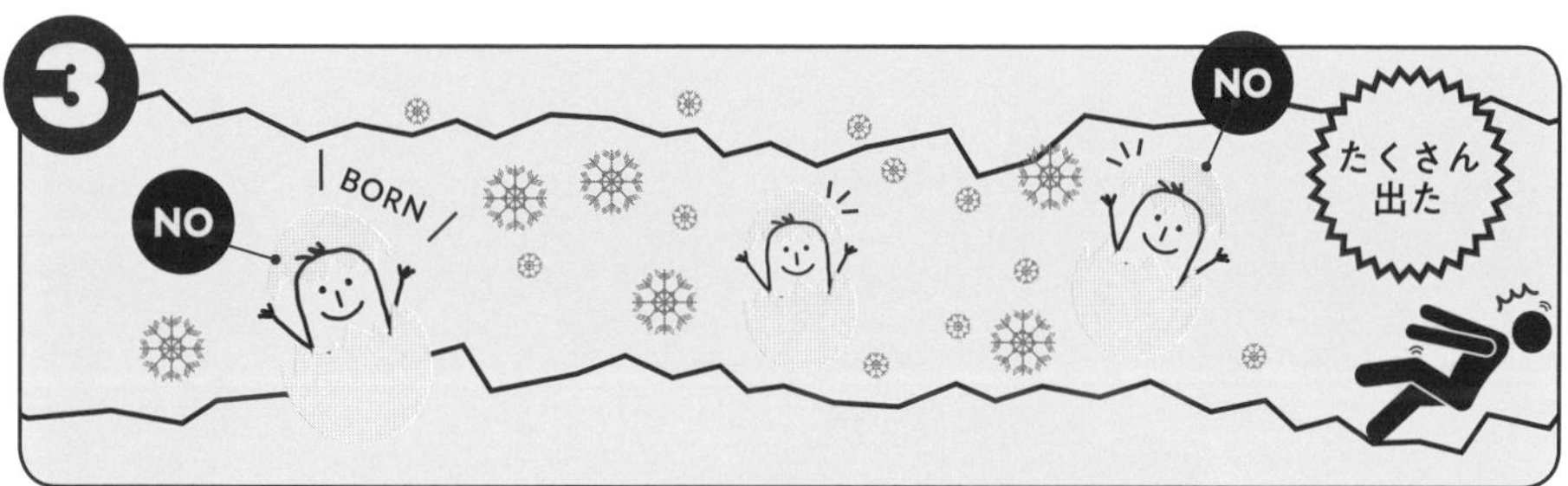

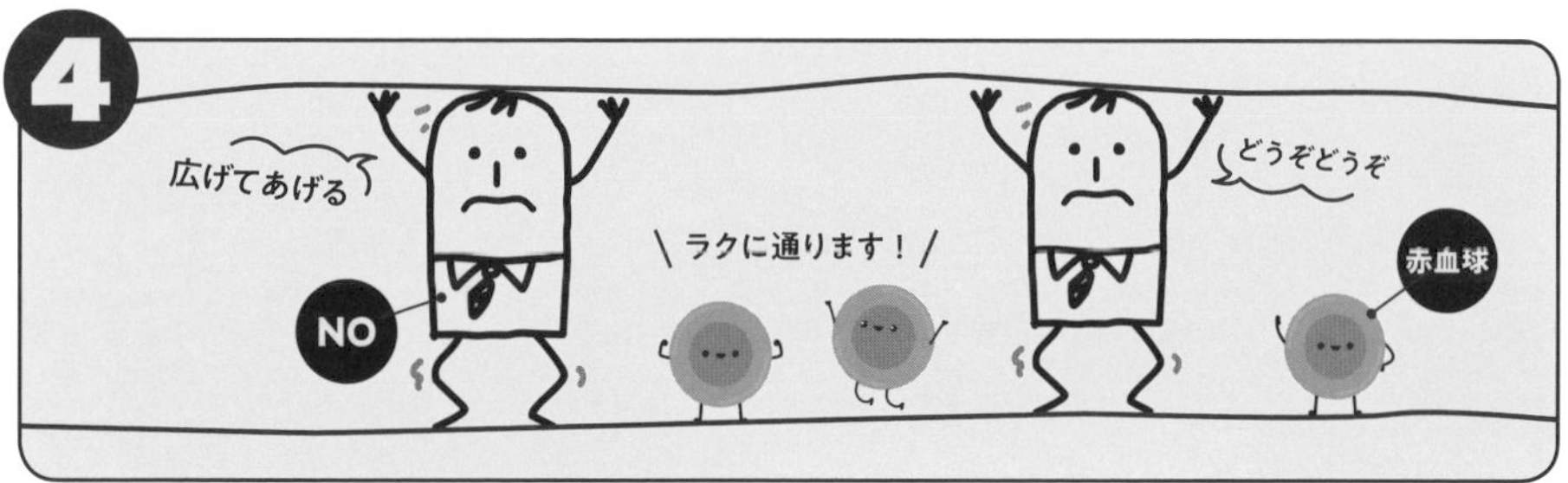

NOが平滑筋細胞に作用して血管を広げる。

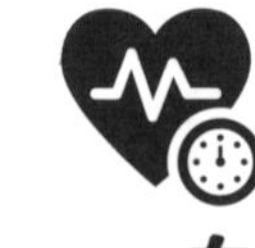

血圧だけじゃない！　体のあらゆる機能を左右する
一生が変わる、見逃せない5つのメリット

血管拡張ガス・NOは、血管内皮細胞で産生され、硬くクセづいた血管を広げて、血圧を下げてくれる、今、世界で注目されている体内で発生するスーパーエアです。

その働きは血圧を下げるだけでなく、免疫力を強化し、動脈硬化を防いだり、血管にある血管平滑筋細胞の増殖を抑制するなど、多岐にわたります。血管の健康と老化を左右するのはNOであるといっても過言ではないのです。

NOの発生が減れば、血管は硬くなり、動脈硬化を発症。血圧が上がり、それが多くの病気を引き起こす起爆剤になりかねません。

気体であるNOは、体のさまざまな場所で発生し、私たちの体をコントロールしています。

役割

NOの働きは血管を広げ、血圧を下げるだけではありません。脳への神経伝達を促したり、免疫力アップを担ったり多岐にわたります。

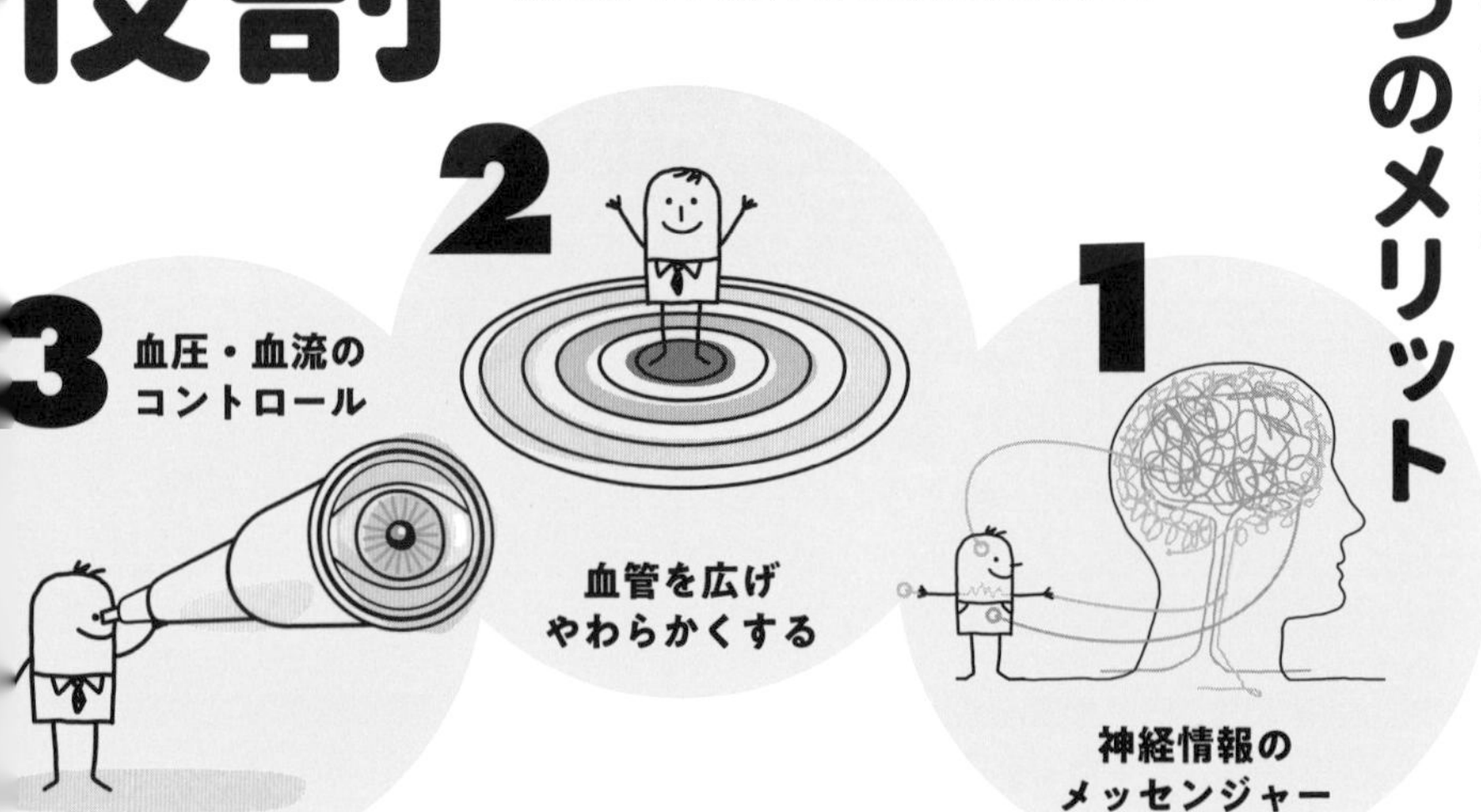

例えば、ＮＯが中枢神経系で働けば神経情報伝達のメッセンジャーとして、脳から体へ、体から脳へと情報を伝える役割を果たします。また、ＮＯが腸で働けば、腸内環境を整え、副交感神経を活性化して、結果的に血圧を下げるプラス要因にもなります。

さらには免疫への影響も見逃せません。免疫力を担い、病原体や異物と闘うマクロファージという細胞からもＮＯは産生されます。つくられたＮＯは病原菌やウィルスを死滅させる働きを担っているのです。さらに、炎症を抑える作用もあります。このようにＮＯは、人間の体にとって大きなメリットを持つガスなのです。

人は血管から老いる、と言います。人生１００年時代に入り、70歳を超えても働く時代が来ています。充実した１００年を生きるために体の未来を左右するＮＯを作り続けることが大切です。

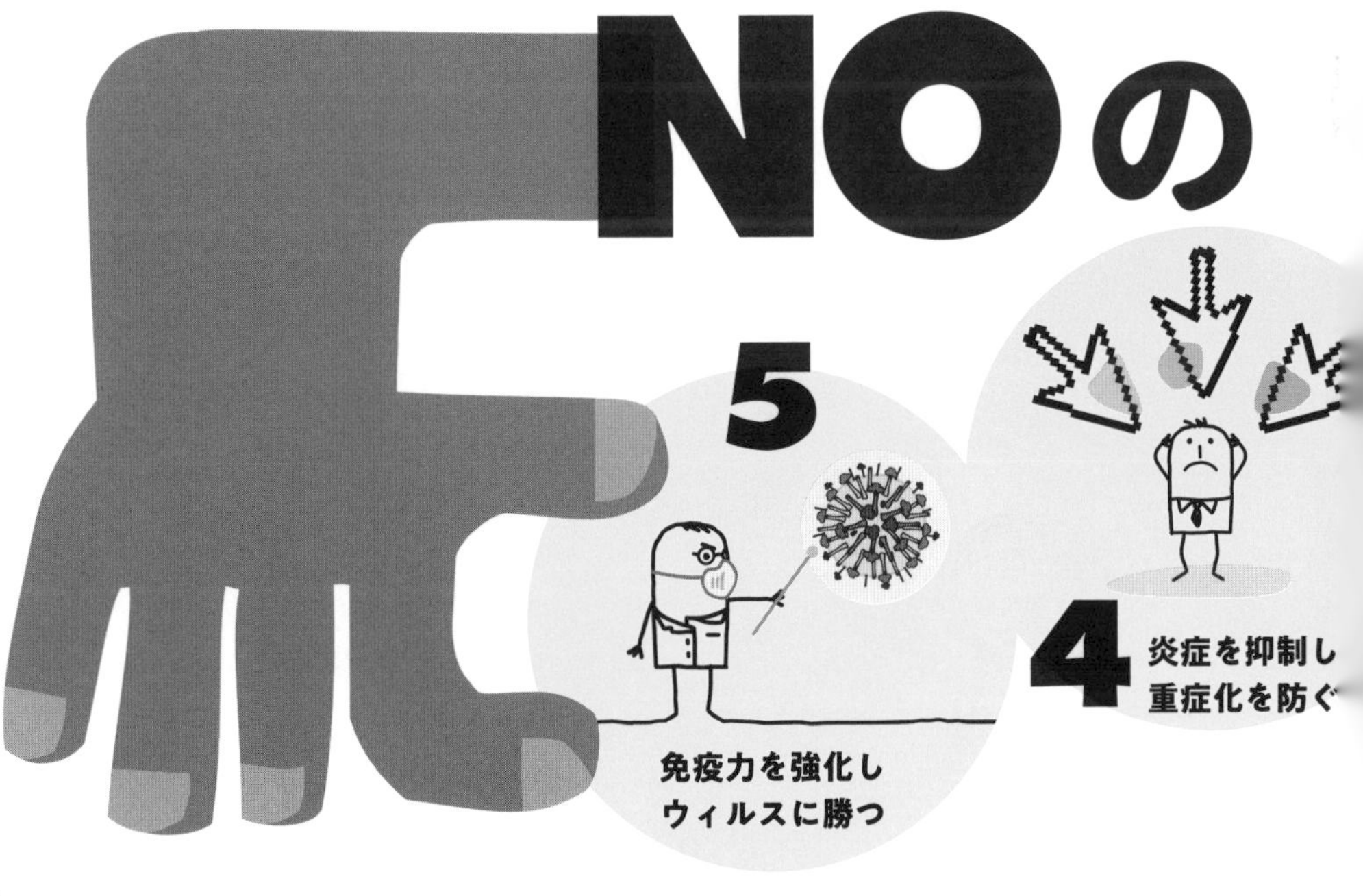

NOの

5

免疫力を強化し
ウィルスに勝つ

4

炎症を抑制し
重症化を防ぐ

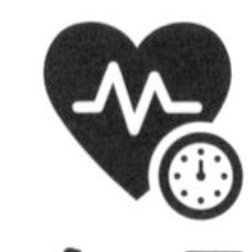

早くリセットした人ほど得するワケ

血管を蘇らせるガスは40代で50％消失する

硬くなった血管を広げて柔らかくする〝血管のくせ直しガス・NO〟。うれしい血管拡張機能があるNOですが、実は、血管の老化とともに放っておくと減る一方なのです。

例えば、20代で血圧が正常な場合の一酸化窒素の産生量を基準（100％）だとします。血管に対して何も対策せずに放っておけば、動脈に脂肪がつきはじめ、血管の老化に合わせてNOの産生量も減少。20年後の40代には、50％もNOの産生量が減ってしまいます。

さらに年齢を重ねていくと、最大85％もNOの産出量が低下。その状態では、動脈硬化は深刻です。もちろん血圧は高め安定で、脳梗塞、心筋梗塞など、命にかかわる病気になる準備が

〔年齢による体内の酵素ガス・NO 産生力の変化〕

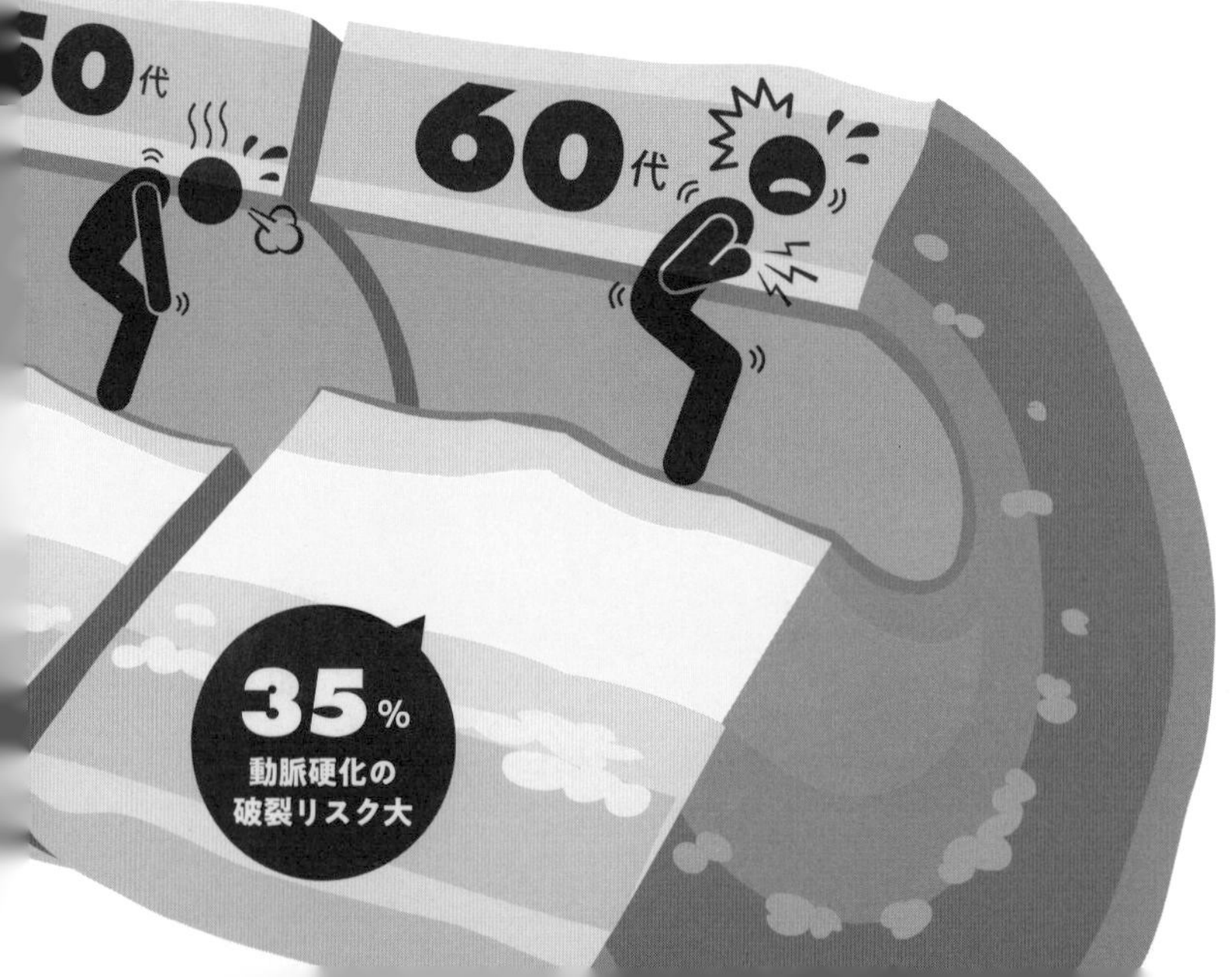

整ったと言えるでしょう。

ここまで聞くとお先真っ暗な気がします。でも安心してください！

NOは、運動不足、座りっぱなし、不規則な食事…そんな生活を改めれば、比較的簡単に産生量を増やすことができるのです。

前述したように、NOは血流によって血管の内皮細胞が刺激されることで放出されます。そのため、血流が悪くなれば、NOの産生も減少します。つまり、NOを増やすには、血流をよくすることが大原則です！

そこで役立つのが本書の血圧リセット術です。血流をよくする運動と、NOの産生を促す栄養を取り入れ、同時に血管に負担をかける塩分を外に出す食事の2本柱で、血圧をリセットします。できることから少しずつ取り入れるだけで、たとえ40代でNOが50％減った状態からでも、回復はできるのです。

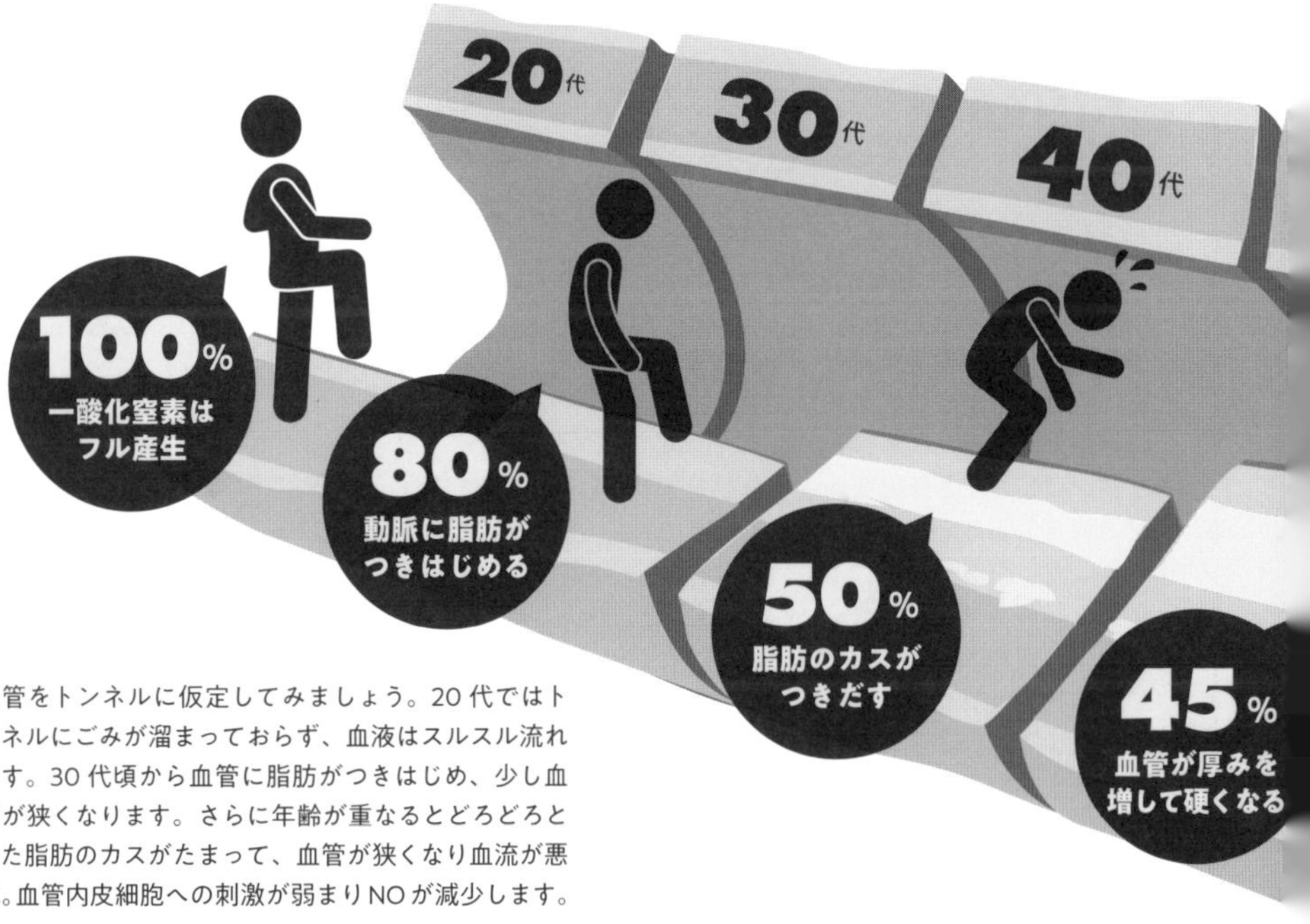

血管をトンネルに仮定してみましょう。20代ではトンネルにごみが溜まっておらず、血液はスルスル流れます。30代頃から血管に脂肪がつきはじめ、少し血管が狭くなります。さらに年齢が重なるとどろどろとした脂肪のカスがたまって、血管が狭くなり血流が悪化。血管内皮細胞への刺激が弱まりNOが減少します。

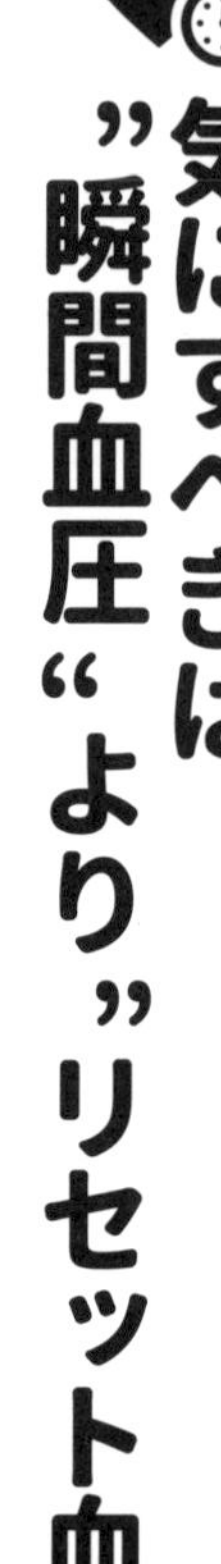

気にすべきは"瞬間血圧"より"リセット血圧"

血圧が上がり始めた多くの人が、「自分には関係ない」と不調を実感しないために血圧を放置しています。このことが、5年後、10年後寝たきりになるような大病を引き起こす原因になりかねないのです。それが、中年期で血圧高めの人でも、認知症のリスクが49％といわれる原因のひとつです。

血圧の数字は、今のあなたの血管の状態です。つまり、血圧＝体調と考えても過言ではないのです。そのうえ、不調は体だけに限りません。気にすべきは健康診断で測った1回の瞬間血圧より、毎日の行動によって変わる血圧です。血圧を毎日測って、体調と健康をコントロールしましょう。

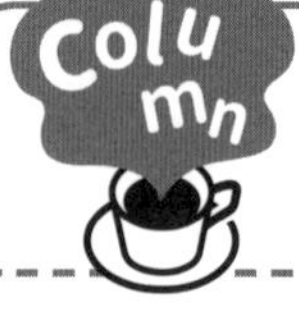

飲むべきか？飲まざるべきか？血圧の薬はどう考える？

血圧の薬は一生飲み続けなければならないといわれていた時代もありますが、今の医療ではそんなことはありません。薬を飲みはじめても目標を達成すれば、医師と相談のもと薬をやめることも可能です。しかし、自己判断による薬の中断や開始は絶対ダメ。血圧の症状は目に見えません。それだけに、自己判断は危険。医師の指示に従って、薬を上手に活用すれば、リスクを回避しながら、より早く、高血圧から脱することができます。

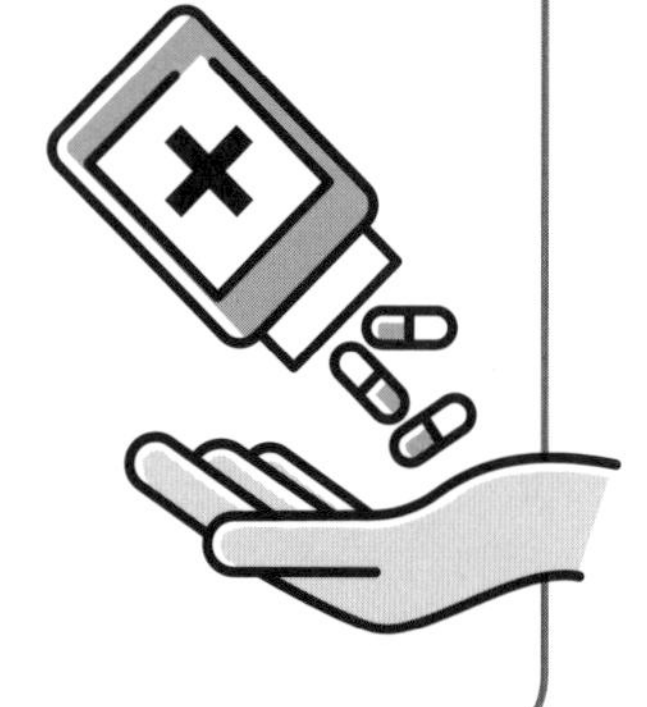

まずは血圧のレベルを知ろう

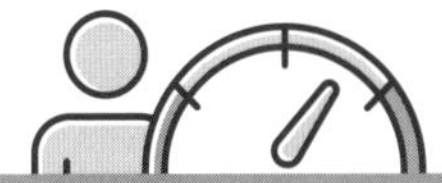

- □ １ヶ月で２kg以上体重が増えた
- □ 駅の階段を上がると息が切れる
- □ 便秘が続くことがある
- □ 足がむくんだり、デスクワークが多い

レベル1 血圧測定スタート段階

『太ってきたけれど血圧は気にしていない』

体重計より血圧計の出番

血圧は小学生から気にすべきもの

妊娠中から血圧が高かったり、小学生でも高血圧の子どもが増加しています。体重増加は、血圧を高くするので、体のバロメーターとして血圧を測定して。

- □ 検査で上の血圧が130mmHg以上ある
- □ 下の血圧が80mmHg以上ある
- □ いびきをかいている
- □ 睡眠不足が続いている

レベル2 血圧チェックと生活習慣の見直しを

『とくに体に変化がないから問題ない』

健康診断だけでなく毎日の健康チェックを

血圧が高めは体からのSOS

健康診断で「血圧が高めですね」といわれたら、すでに体にはイエローカードが出ている状態。時限爆弾を抱えているのと同じです。今すぐ血圧リセットに向けて行動を。

- □ 早く歩いたり、走ると動悸が止まらない
- □ 倦怠感で起き上がれないことがある
- □ 頭痛がよくおきる

レベル3 スタート段階

『薬は１度飲んだらやめられないんでしょ？』

薬いらずは生活の見直しと合わせて

将来の大病予防に正しい血圧対策を

薬を処方されたり、自己判断で薬を飲んだり、飲まなかったり。「1度飲みはじめたら一生飲まなきゃいけない」は思い込みです。血圧は行動を変えればリセットできます。

- □ 糖尿病の発症
- □ 腎臓病の発症
- □ 脳梗塞の発症

レベル4 自己判断不可

医師の指示に従う

血圧だけでなく、他の合併症が出ている場合、自己判断は禁物。医師と二人三脚で薬や対策を考える必要があります。もちろん、薬だけでなく血圧リセット術で生活習慣を見直すことが早い改善への第１歩。

- □ 忙しい日が続いて不眠気味
- □ 体調が思わしくない

突発性

生活習慣の乱れの始り

一時的に仕事が忙しくなり、急激にストレスがかかったり、眠れない日々が続くと、突然血圧が上がります。注意しつつも、まずはストレスを発散してよく眠りましょう。

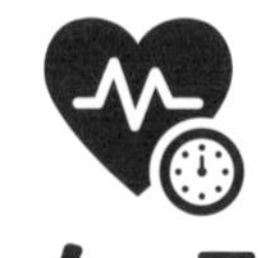

「できることからコツコツと」で体調が変わる！
血圧を下げるたった4つのルール

血圧高めを無視してしまうのは、血圧を下げるためには「ガマン」が必要だと思っているからではないでしょうか？　でも「ガマン」は長くは続きません。血圧を低めで安定させるためには、〝続けること〟が大前提。本書で紹介する血圧リセット術には「ガマン」はいりません。たった4つのポイントを守ればいいだけなのです。しかも毎日、すべてを行う必要はありません。時間がないときは1つのポイントだけをクリアし、時間があるときにほかのポイントを取り入れればいいのです。大事なのは血圧リセット術のコツをマスターして、生活の一部にすること。そうすることで、薬いらずでも血圧高めのループから必ず抜け出せます。

Column

NOが血圧を変え、血圧がカラダの元気をつくる

血圧を左右しているのは、血管の内皮細胞から産生されている血管拡張ガス・NOです。このNOが産生されると、血液の量に応じて十分に伸び縮みする柔軟性のある血管になります。柔軟な血管ができれば体の隅々の細胞まで、血液が栄養を運び、病気リスクの原因になる老廃物を回収することができます。体内はいつもごみのないキレイな状態で、細胞は元気いっぱい。つまり、NOこそ体の元気のもとなのです。

血圧を下げる ＼4つのNOポイント／

生活の見直しこそ、血圧リセットの極意です。でも苦しい、しんどい「ガマン」は必要ナシ。４つの血圧リセット術の中で、できることから始めましょう。1つでも毎日続ければ、必ず結果が見えてきます。

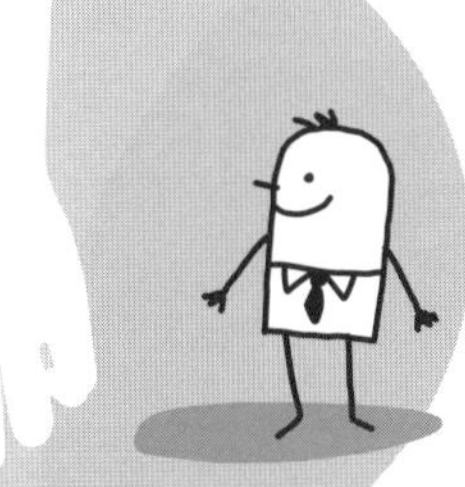

- 正しい呼吸と姿勢で NOを制御する
- 体の中からNOを増やす 食べ方のコツを習得
- 3分で血圧をリセット NOを働かせ＆守る
- 血圧を下げる日常動作で NOを働かせる

血圧を下げる

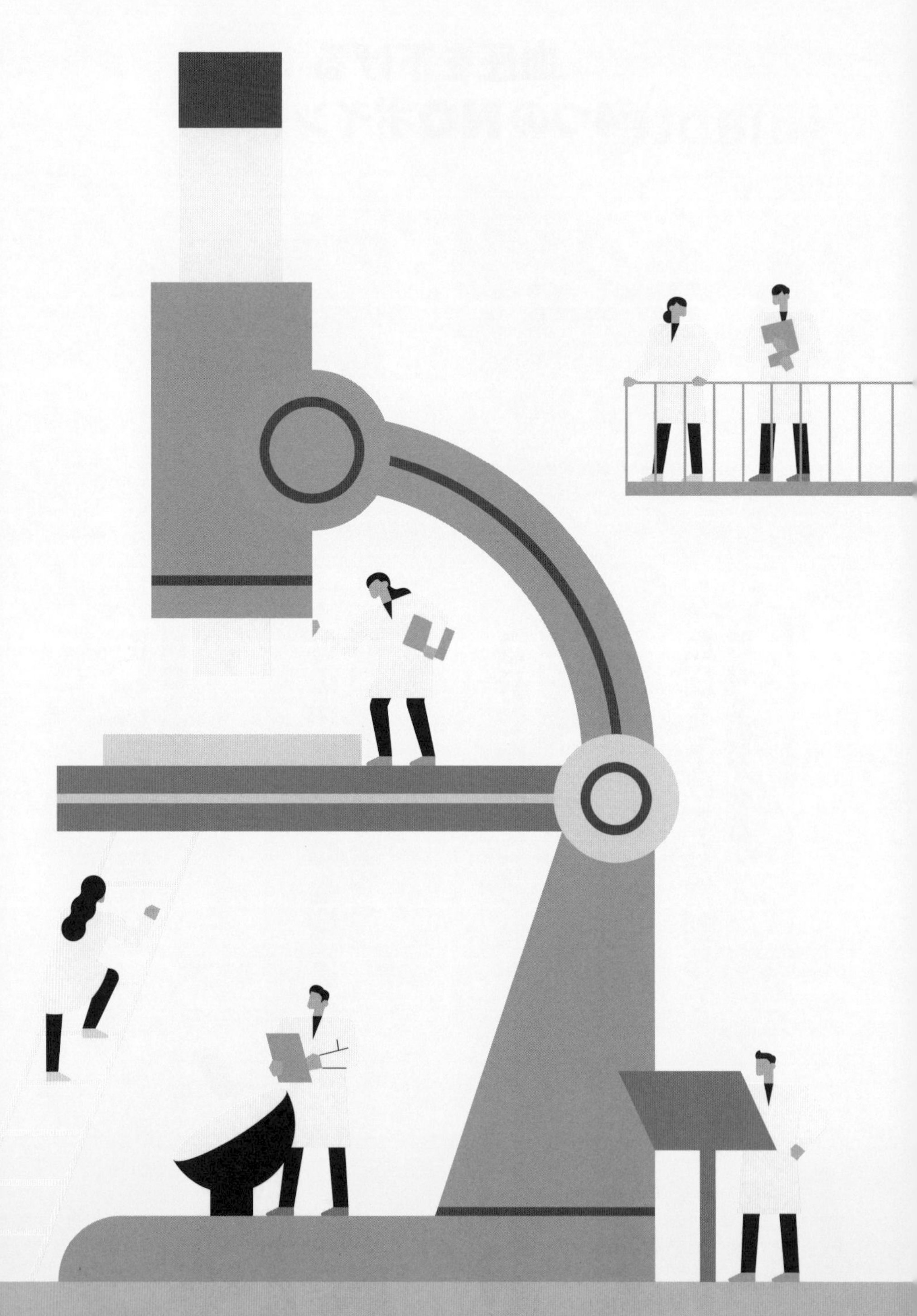

Chapter 3

最新科学で極める

血圧1分再起動プログラム

血圧高めといわれたら生活習慣の見直しが欠かせません。まずは今すぐできる、呼吸法や姿勢を取り入れて。最新科学が証明するプログラムで正常な血圧へ再起動！

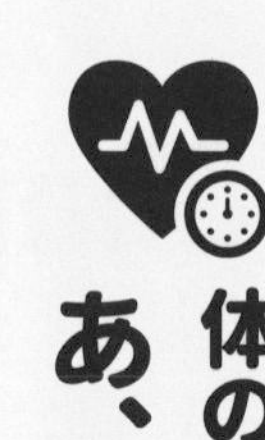

体の疲れ＝血圧上昇のサイン！

あ、疲れてると思ったら鼻深呼吸と関節ストレッチ

疲れが抜けない、仕事のパフォーマンスが下がっている、頭の回転がイマイチ…、そんな状態が続いていたら、血圧が上がっているかもしれません。

そんなときは、鼻からの深呼吸と関節ストレッチで応急処置を！　この２つを行うことで血圧を効率よく下げることができるのです。

関節をまわしたり、曲げ伸ばすようなストレッチを行うと、血流量が増えます。そのため、血管拡張ガス・ＮＯ（一酸化窒素）の産生が促され、血圧ダウンをしてくれます。

関節の中でもとくに筋肉量の多いひざが、１番ＮＯの産生力が高いという報告があります。

また定期的なストレッチは動脈硬化を防ぐのに

〔１分ストレッチ後の血流量〕

1分間ストレッチをした後の、関節まわりの血流量を計測した実験では、筋肉が集まるひざのNO産出力がダントツ。ひじや手首、足首を動かすよりも、効率を考えたらひざの運動が◎。

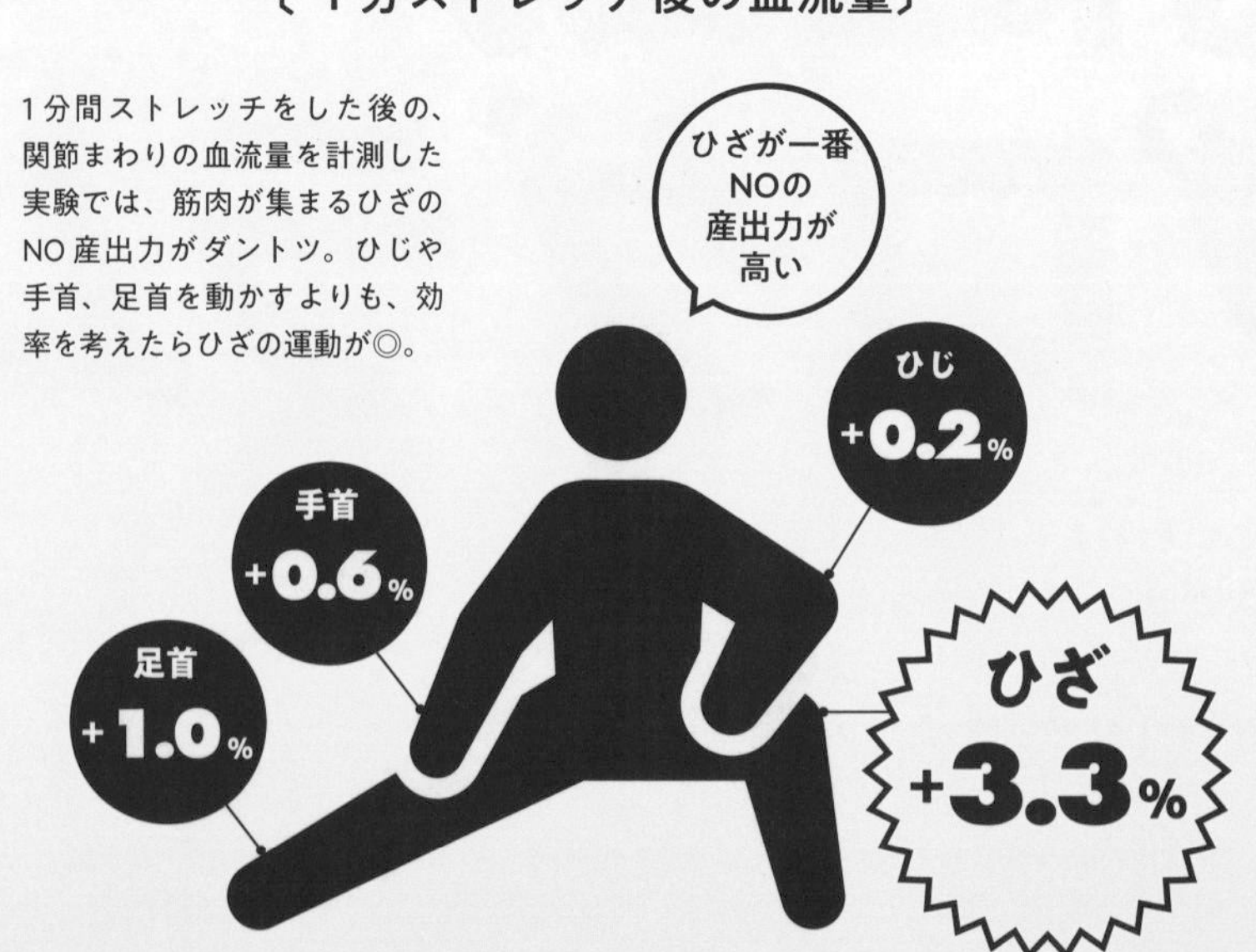

〔ストレッチで副交感神経優位に〕

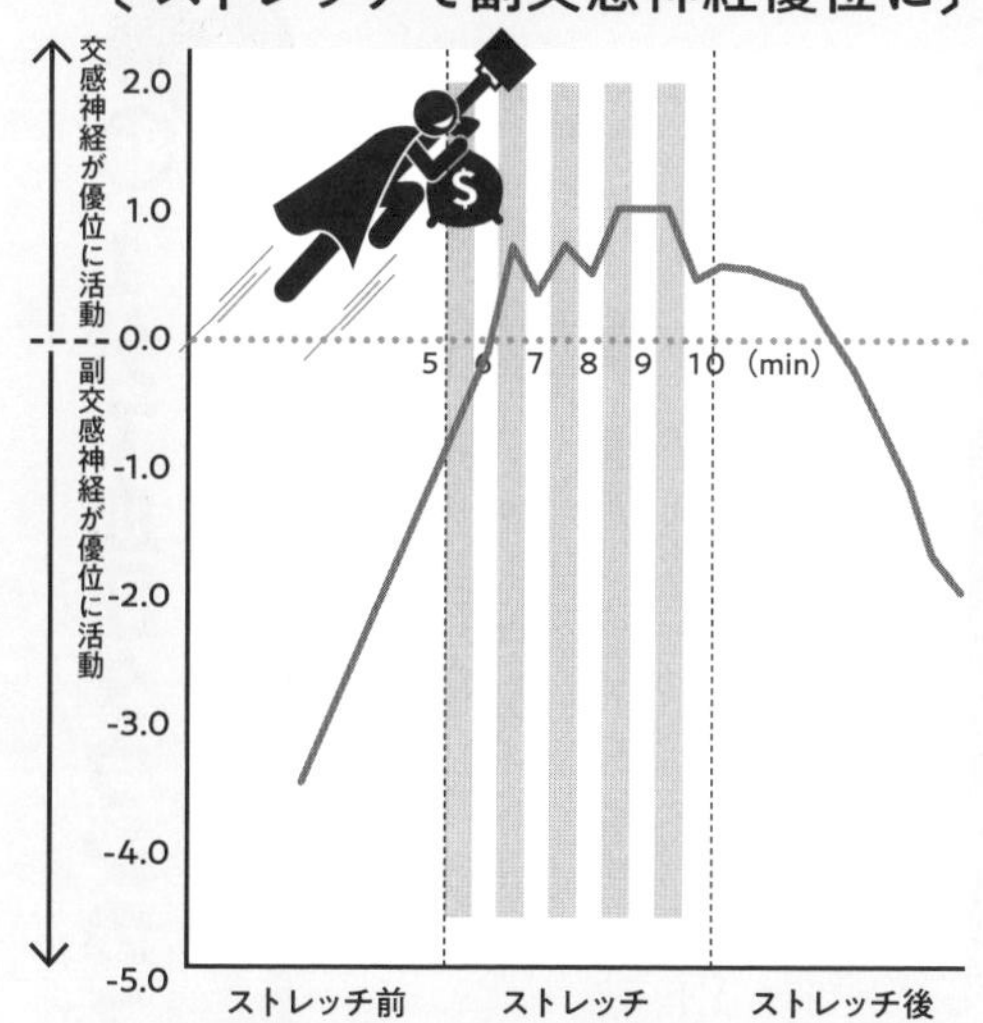

ストレッチを行うと、ストレッチ前よりもNOが増え、ストレッチの10分後までNOの産出が続きます。血圧にとっては、まさに運動は薬です。

〔50秒 継続運動した時のNOの尿中濃度〕

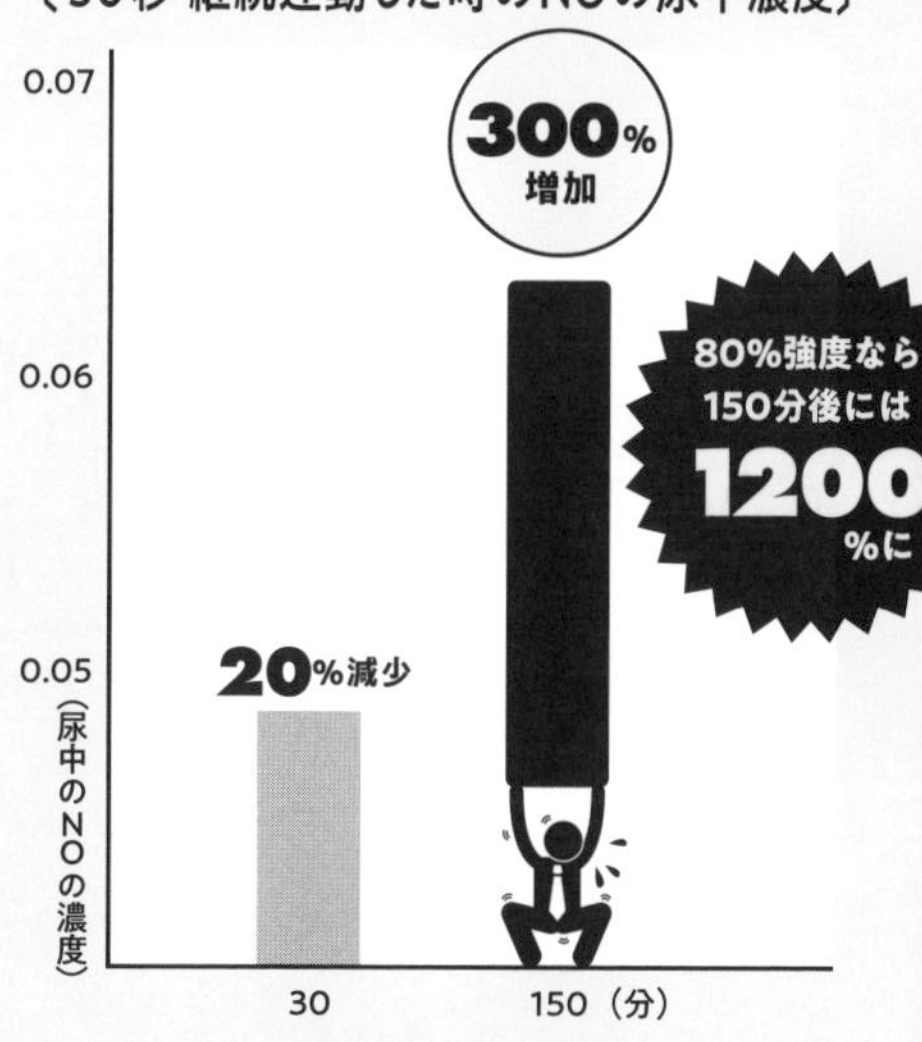

30%の運動強度で50秒間、屈伸展運動をした後のNOの尿中濃度。運動後30分でいったん、20%減少しましたが150分後に300%にまで増加しました。

有効な方法です。疲れを感じたら、ひざの曲げ伸ばしなど、ゆっくりと関節をストレッチして、血圧を下げましょう。

もうひとつ血圧を下げるのに有効な方法が、鼻から吸って鼻で吐く深呼吸。口からでなく鼻からというのが重要なポイントなのです。

なぜなら、口呼吸の場合、吸った空気の一部が消化管のほうにいってしまうため、鼻呼吸のほうがより多くの酸素を取り入れることができるから。

より効率的に多くの酸素を取り入れられる鼻呼吸を行えば、副交感神経も活性化され、NOの産生も促してくれます。とくに深呼吸は普通の呼吸よりも1・2倍、効率よく血圧を下げてくれるという、うれしいデータも。

血圧高めを放っておいて大事になる前に、小さなサインを見逃さず、手軽にできるこまめなリセットをするのが効果的なのです。

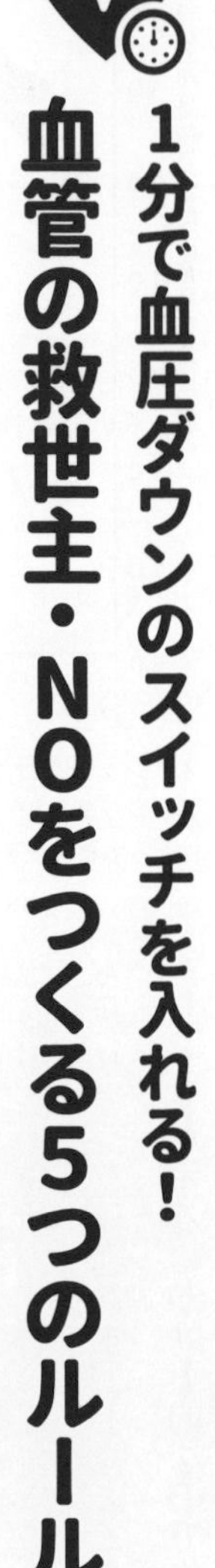

1分で血圧ダウンのスイッチを入れる！

血管の救世主・NOをつくる5つのルール

血圧高めから抜け出し、血圧を下げるためには、血管を柔らかくする血管拡張ガス・NO（一酸化窒素）を増やすことが大前提です。

前述したように、NOは血管内皮細胞が血液の流れによって刺激されることで、産出されます。そして産出されたNOが血管に吸収されると、血管が柔軟になり、血液のボリュームに合わせて伸び縮みすることで、上の血圧も下の血圧も低くなるのです。

つまり、NOこそが血管の救世主であり、血圧を左右する主役的な存在。NOを出せば、1分で血圧ダウンの「リセットスイッチ」をオンすることができます。

NOの産出を促し、血圧のリセットを叶えるための5つのポイントは、難しいものではありません。血管と血圧の仕組みを知ることで、毎日の生活の中で、血圧をリセットしやすくなります。

疲れを感じたら、まずは深呼吸。そして、血圧調節中枢がある首には疲れを溜めないように、首をまわすなど定期的にストレッチを行いましょう。実は、昔は日常姿勢のひとつだった正座も、短い時間なら血流を促して、NOを産出する効率のいい動作です。テレビを観ている間や、SNSや読書の合間に1分で血圧に負けない血管をつくります。

高血圧は、自覚症状がほとんどないので放っておかれることが多いのですが、放置している期間が長ければ長いほど、病気のリスクが高くなります。「疲れぎみ」だなと思ったら血圧の測定を。血管は一生もの。気がついた時に、深手になる前にリセットしていきましょう。

1分刺激！血圧リセットのための5ポイント

01 「NO」パワーをよみがえらせる

血管が硬くなると、血管内皮細胞からちょろちょろとしかNOが産出されません。体に酸素を取り入れて、血流を促進して、NOのパワーをよみがえらせるコツをマスターしましょう。

02 胸を広げて、とにかく酸素を取り込む

呼吸が浅いと体の中に酸素が取り込まれず、内皮細胞への刺激もダウン。当然、NOの産出量も減ってしまいます。NO産出のために普段から胸を広げて、深呼吸を！　体にも、仕事のパフォーマンスにも好影響です！

03 タイミングを知る

血圧は一日のうちに下がったり上がったりと変動し、さらにストレスや環境によっても上下します。血圧がどういう時に上がるのか、そのタイミングを知って、上がったら血圧をリセットする行動を！

04 体と血管の連動性を取り戻す

ストレッチをすると筋肉はもちろん、筋肉の中を走る毛細血管など、血管も伸びて刺激されます。体と血管の連動性を高めるために、効率よく血管拡張ガス・NOを産出する部位や関節を中心に体を動かしていきましょう。

05 一生ものの強い血管をつくる

不規則な食事や運動不足が続けば、血管におかゆのようなプラークがついて血管が硬くもろくなります。血管の柔軟性を取り戻せば、強い血管に生まれかわり、血圧もダウンします。

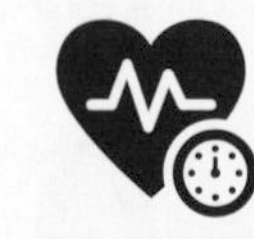

関節を動かして、血液を動かす2〜5分のストレッチで血管拡張ガスを増産!!

血管の柔軟性は、血管内皮細胞が血流によって刺激されて発生する血管拡張ガス・NOに左右されています。つまり、血液を動かすことが、血管の柔らかさを維持するうえで、とても重要です。血液を動かすために、すぐできる簡単な方法が関節を動かすストレッチ。関節まわりにはたくさんの筋肉が集まっています。関節を動かすことで、筋肉が動き血流を促進して、血管内皮細胞を刺激してくれます。効率よくNOが産生されて、血管が柔らかくなり、血圧も改善へ。

一説には、ストレッチを行って2〜5分でNOが増量したというデータもあるほど。気づいたときに関節を動かせば、血流を促して、硬くなった血管をほぐしてくれるのです。

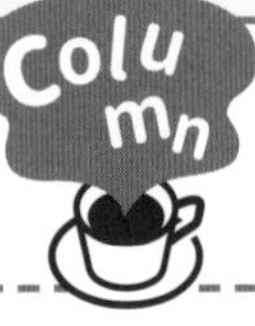

生まれたときから高血圧のキリン 冬眠中も動脈硬化にならないクマ

人間の血圧120／80㎜Hgに比べて、首の長いキリンは260／160㎜Hgとかなり高血圧。これは心臓から2〜3m離れた長い首の分、脳まで血液を送るために高い血圧が必要だからです。また、冬眠中のクマは、ほとんど飲まず食わずで体を動かさないのに動脈硬化になることはありません。これは、冬眠中はとくに末梢血管に作用する交感神経が活発になって、血管抵抗が維持され、血圧を維持しているのだそうです。

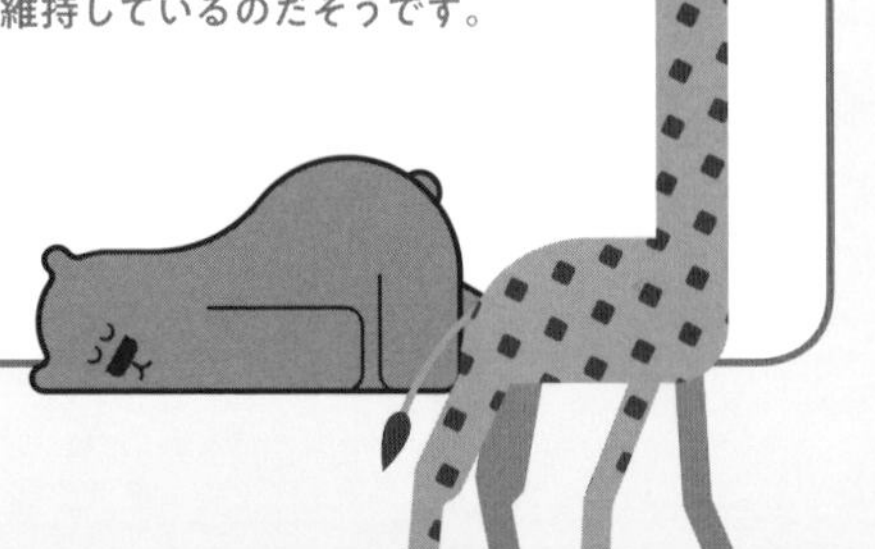

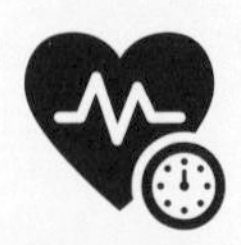

血圧”ずりずり運動“で粘度をリセット

血管は、血液が流れるときに血管の内皮細胞が”ずりずり“と刺激されて拡張します。このずりずり運動は、たくさんの血液がある程度のスピードを持って流れることで、刺激されてパワーを発揮します。そのため、残念ながらドロドロ血液では血管内皮を”ずりずり“する速度(ずり速度)がスピードダウン。サラサラの血液が流れ、ずりずりする速度が高いと、内皮細胞が刺激され血管が拡張します。とくに糖尿病傾向にある人は、血液がドロドロになりやすいため、高血圧のリスクが高まります。

血圧を下げるには、サラサラの血液をたくさん血管に送り込むことが大事です。リセットストレッチや鼻呼吸で質のいい血液をつくって。

〔体を血液が流れるほど“ネバネバ”から脱出！〕

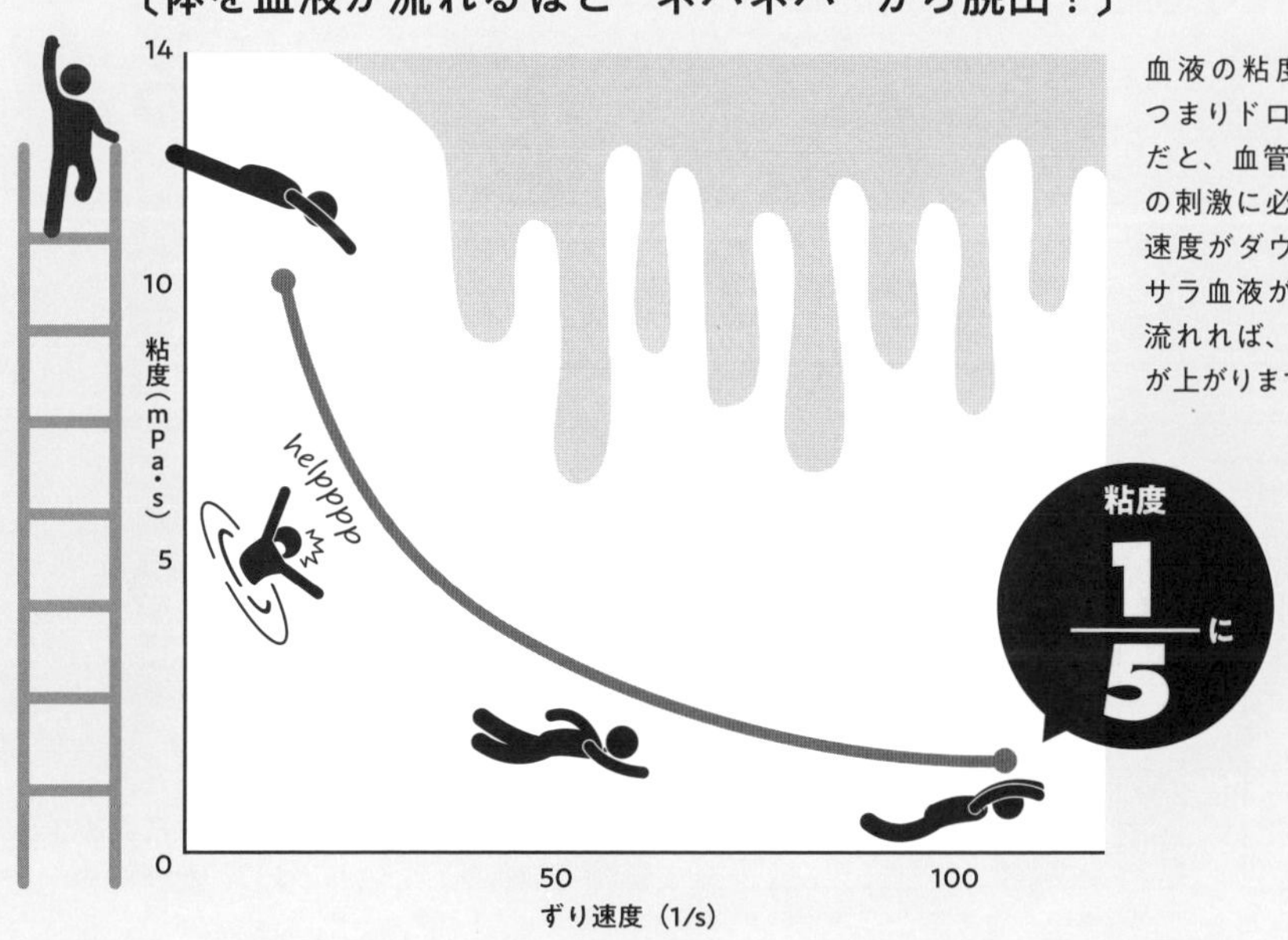

血液の粘度が高い、つまりドロドロ血液だと、血管内皮細胞の刺激に必要なずり速度がダウン。サラサラ血液がたくさん流れれば、ずり速度が上がります。

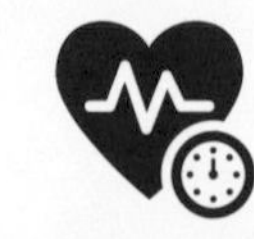

脳の酸素調節量が2分で約1・5倍！
口呼吸と鼻呼吸で脳が変わる、血圧が変わる

普段意識せずに行っている呼吸ですが、この呼吸をコントロールすることが、血圧リセットに大いにプラスに働きます。

私たちは1回の呼吸で、450〜500㎖の空気の入れ替えをしています。そして、その呼吸が早く、浅いと、交感神経が優位に働き、血圧が上昇。逆にゆっくりと深い呼吸であれば、副交感神経が働いて、血圧が下がります。

最近、自律神経は脳の前頭前野に関係することが判明。鼻呼吸は脳への酸素供給量が口呼吸よりも多く、パフォーマンス、血圧の両面で鼻呼吸にはよい効果が。深く鼻呼吸をすれば肺胞がふくらみ、肺の表面から血管拡張ガス・NO（一酸化窒素）が産生。肺血管が拡張して血圧

〔呼吸で脳の記憶能力をコントロール〕

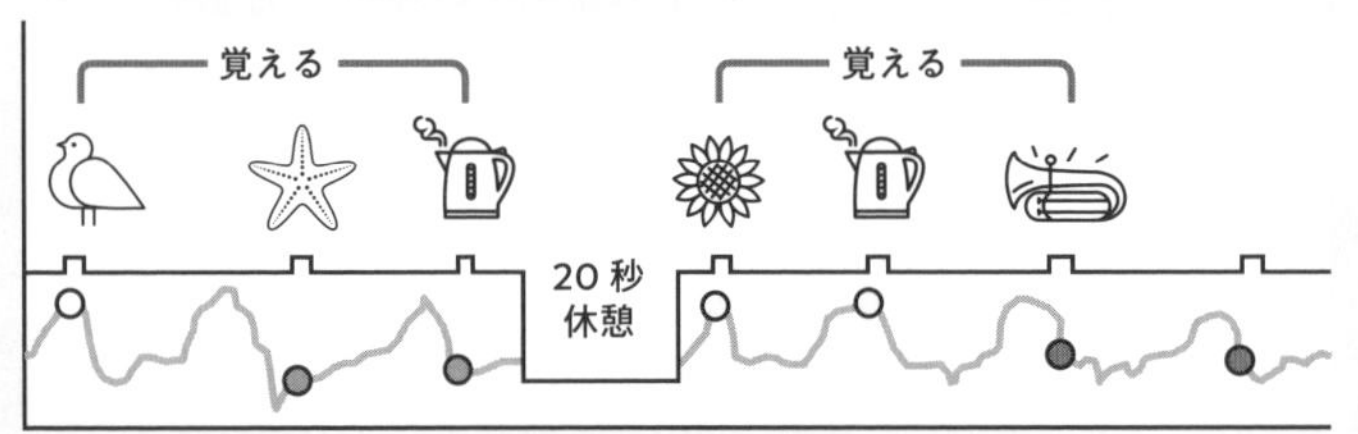

鼻呼吸と口呼吸の記憶力テストでは鼻呼吸の正確性がおよそ4%ほど高く、どちらの呼吸も、休憩を挟むと正解率がアップしました。

○ インプット：呼気
● インプット：吸気
○ アウトプット：呼気
● アウトプット：吸気

〔鼻呼吸と口呼吸で比較した正解率〕

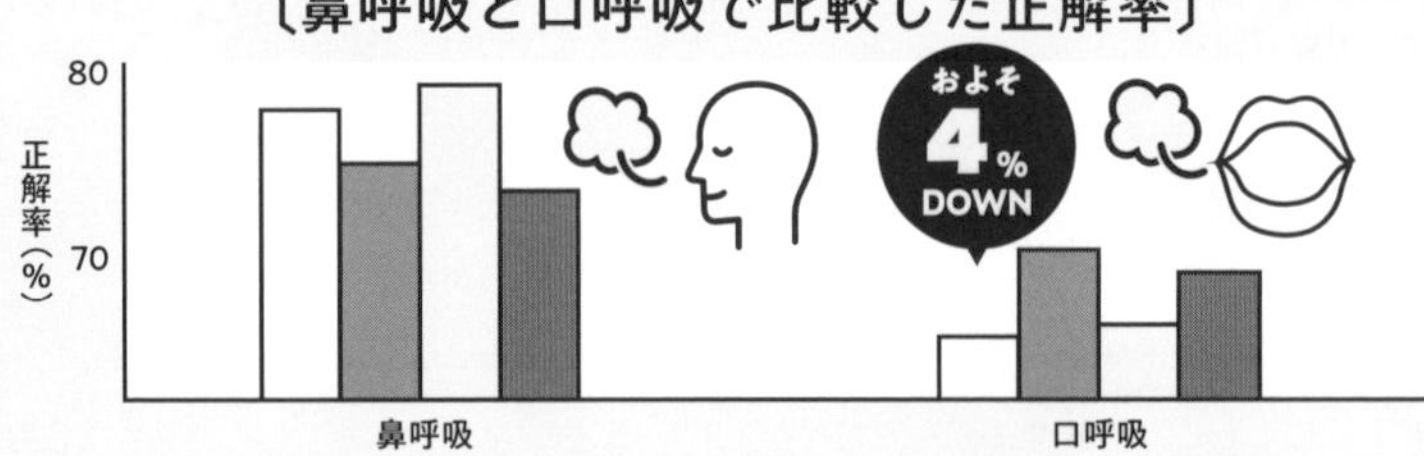

記憶性能は口呼吸よりも鼻呼気のほうが正確という結果に。

口呼吸による 血圧へのダメージ

を抑える効果が期待できます。

このように、鼻呼吸が脳や血圧に与える影響は少なくありません。特にストレスを感じたら口呼吸より鼻呼吸！　息の吐き方やタイミングをマスターして、血圧ダウンを目指しましょう。

動脈への酸素供給量が低い

動脈の血液が速く流れる刺激で生まれるNO。口呼吸では酸素供給量が減りNOの産生率が下がってしまいます。

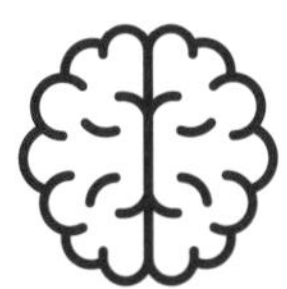

口VS鼻呼吸 脳への負荷

口呼吸を繰り返すと、負荷がかかる脳の前頭前野は、思考やアイディア、やる気を司る部分。口呼吸は判断力やパフォーマンスに悪影響が出る可能性があります。

自律神経が不調 ストレスが増える

最新の研究では交感神経をコントロールするのにも前頭前野が関わっていることが判明。ストレスで口呼吸をしていると、脳と血圧のWで負荷がかかり、ますます負のスパイラルに。

睡眠パフォーマンスへのリスク

睡眠中に鼻づまり、つまり、口呼吸をしていると、交感神経が活発になり血圧が上がりやすくなります。さらに口呼吸では舌が落ちやすく、睡眠時無呼吸症候群のリスクも。睡眠の質が下がるため、パフォーマンスが落ちてきます。

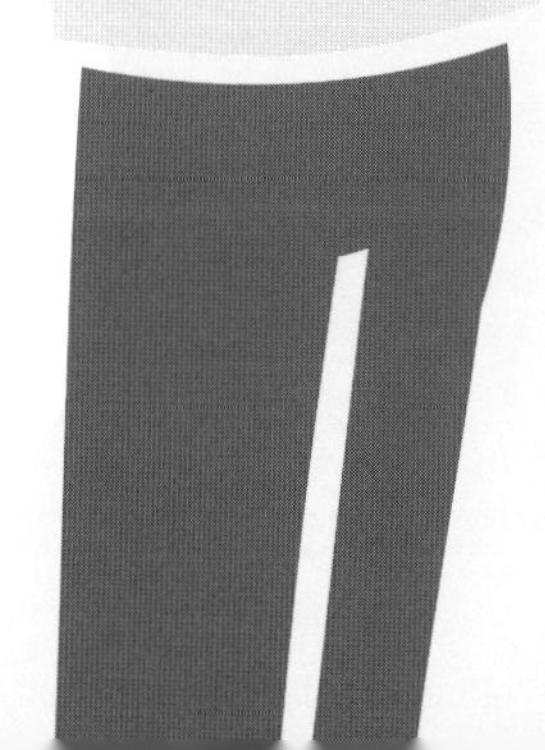

口呼吸と鼻呼吸では脳の酸素供給量が違っていました。鼻呼吸２分は口呼吸２分に比べ、脳の酸素供給量が1.5倍！ 脳は血圧にとっても大事な司令塔。パフォーマンスだけでなく、血圧にも鼻呼吸をすることが大事です。

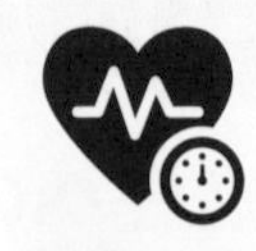

「片鼻呼吸」で瞬間血圧リセット

ある研究によると鼻テープで鼻孔を広げると、鼻から呼吸がしやすくなることで、肺に血管を広げる血管拡張ガス・ＮＯが増加したといいます。

ヨガやマインドフルネスなどの瞑想では、鼻から吸って、鼻で吐く呼吸法が行われています。鼻呼吸を行うことでより深い呼吸ができ、自律神経がコントロールされて副交感神経が活発になるため血圧が安定化します。

とくにヨガでは、より呼吸を深めるための片鼻呼吸があります。これは、疲れが溜まったり、イラッとした時に、自律神経をコントロールしながら、血管を広げるＮＯの産生を促して、血圧をリセットしてくれます。

片鼻呼吸を \ やってみよう! /

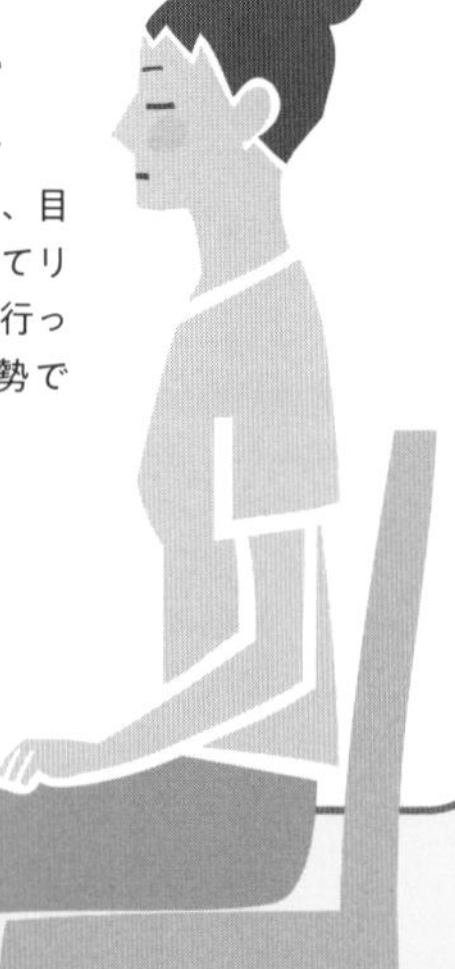

01

まずは目を閉じて静かにリラックス

楽な姿勢でイスに座り、目を閉じ、肩の力を抜いてリラックス。床に座って行っても、寝たままの姿勢で行っても構いません。

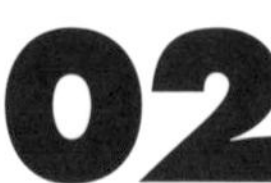

2～3回大きく深呼吸する

口を閉じ、鼻から息を大きく吸い込み、その倍の時間をかけるつもりで、ゆっくりと息を吐き出します。鼻から吸って鼻から吐く深呼吸を、2～3回行います。

深い鼻呼吸がカラダを変えるワケ

ウィルス撃退！
アレルギー対策にも
Achoo...
肺胞がふくらむ
副交感神経が働く
NOが産生
血圧DOWN
血管拡張物質NO 5倍UP

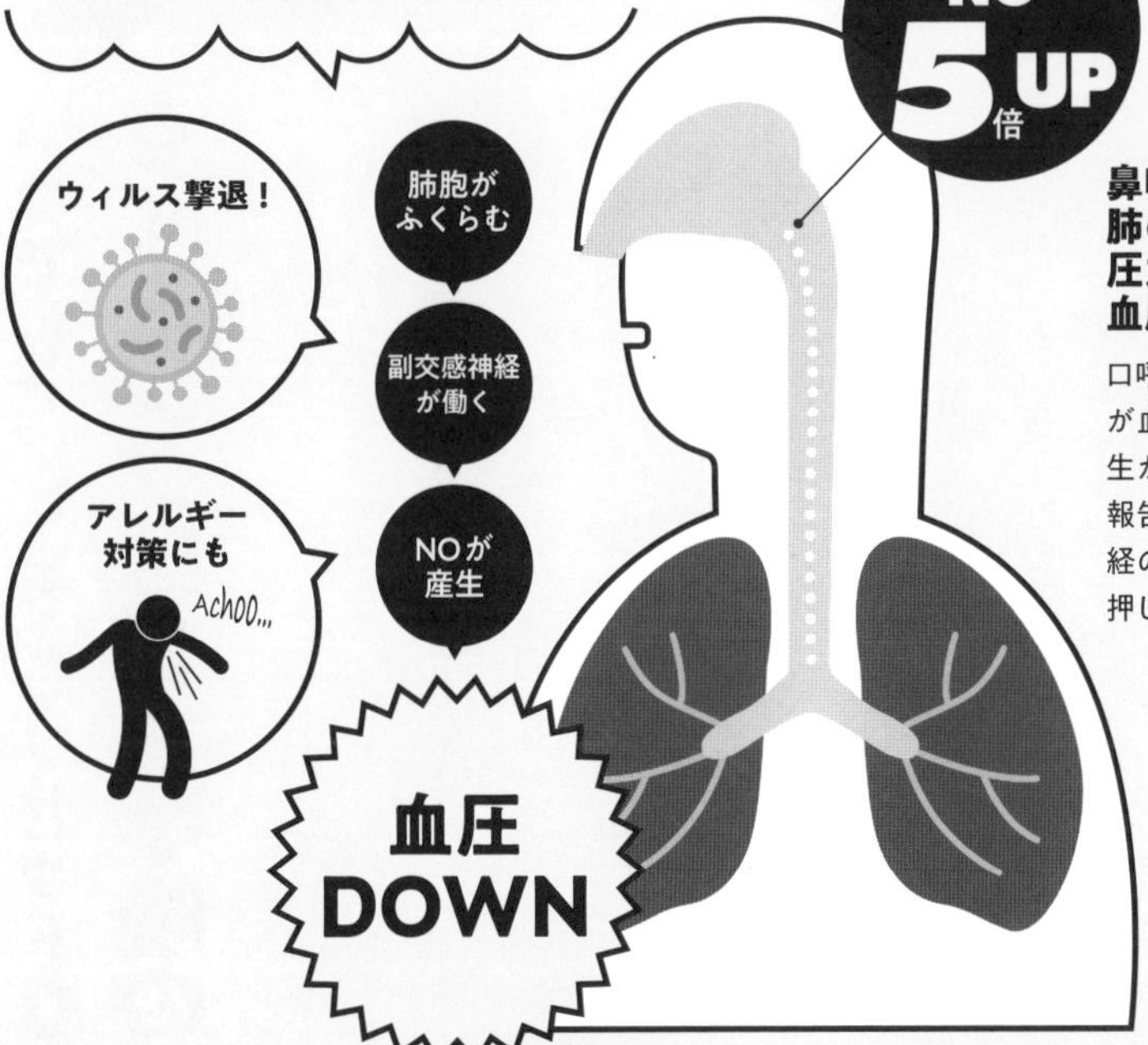

鼻呼吸は肺の動脈の圧力を下げて血圧DOWN！

口呼吸よりも鼻呼吸のほうが血管拡張ガス・NOの産生が5倍アップするという報告があります。副交感神経の働きも血管をほぐす後押しをし、血圧ダウンに。

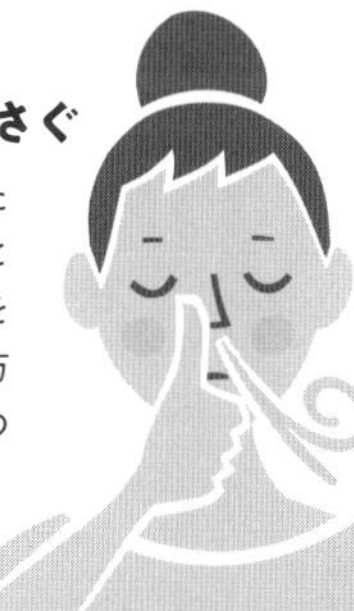

03

右手の親指で軽く右の鼻を横からふさぐ

右手で右の鼻をおさえたら、左の鼻からゆっくと息を吸い込みます。息を吸いきったら、一度両方の鼻をつまんで息を止めましょう。

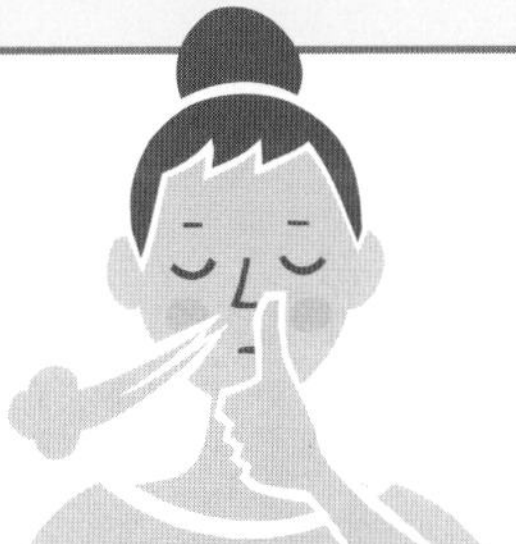

04

右の鼻から息をゆっくりと吐き出す

次に左の鼻を手でおさえ、右の鼻からゆっくりと細く長く息を吐き出します。吐ききったら一度息をとめ、今度は右の鼻から息を吸い、左の鼻から息を吐きましょう。これを2～3回行って。

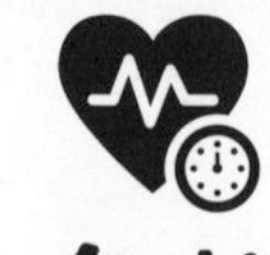

いつでも、どこでもリセットOK タイミングは朝・昼・晩のストレスタイム!!

血圧は1日のうちでめまぐるしく変化しています。起床後、徐々に血圧が上がりはじめ、活動をしている日中はさらに高くなります。そして、夜に向かって下がりはじめ、睡眠中はさらに低くなります。血圧の変動を左右しているのは時間だけではありません。例えば、お風呂の入り方ひとつでも血圧は変わります。熱いお湯に入れば血圧は上がりますが、ぬるいお湯にゆっくりつかれば下がります。少しイラッとしただけでも10㎜Hgくらい血圧が上がることもあります。このように血圧は食事や運動、気候、そして、ちょっとしたストレスによって、簡単に上がったり下がったりするもの。ですから、数値に一喜一憂せずに、変動するのは当たり前

〔1日の血圧の平均的働き〕

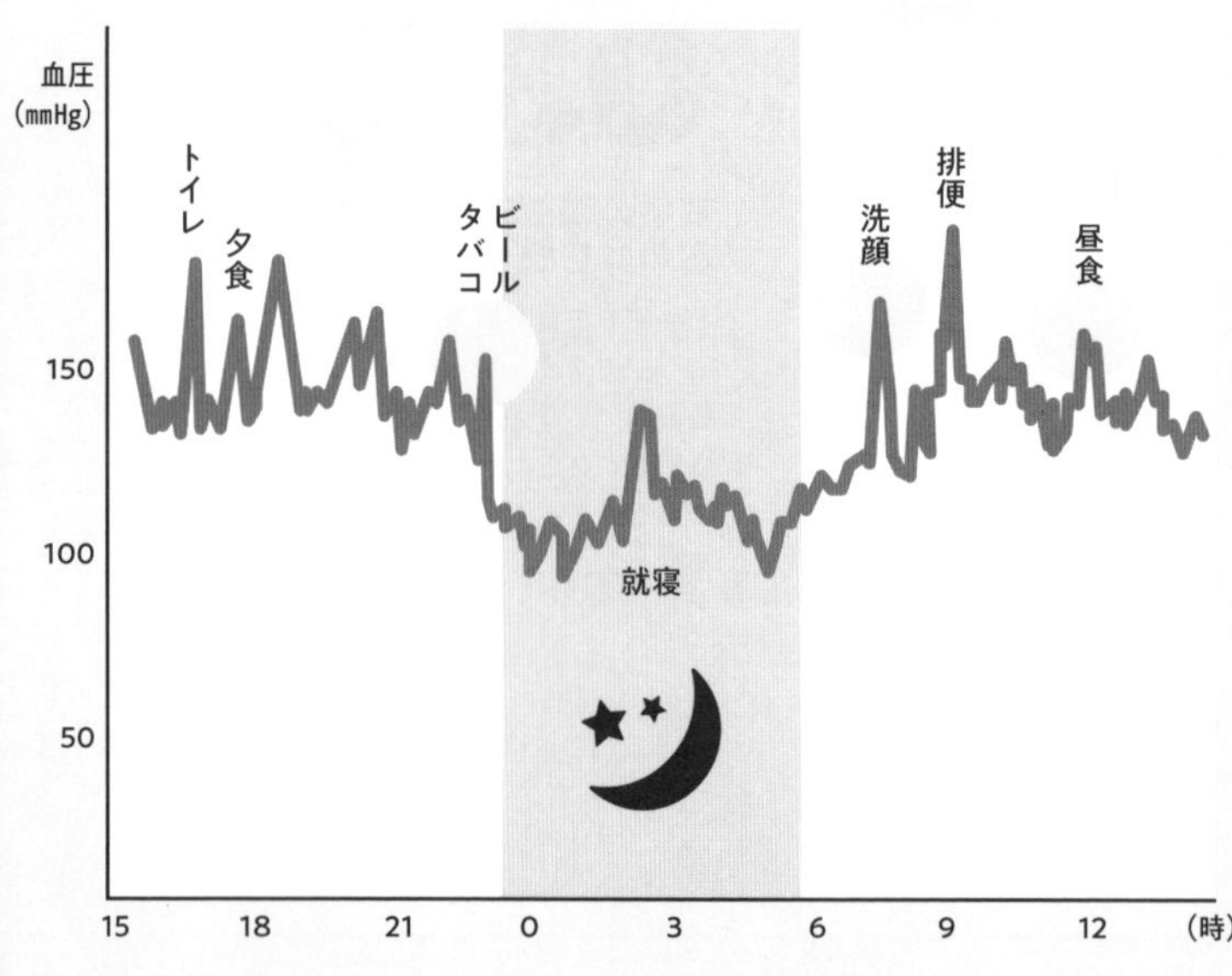

睡眠中は血圧が下がり、起床後、活発に行動する日中に向けて、血圧は上がります。その後、夜、睡眠に向けて血圧がダウンするのが一日の正常な変動。自律神経の働きと連動しています。

と考えて、毎日継続して血圧を計測し、その変化を観察することが大事なのです。

また、血圧の変動は赤ちゃんから高齢者まで、誰でも例外はありません。自宅での血圧測定は起床後、排尿してからの時間で行います。この時間帯の血圧は睡眠中の低い血圧から日中へ向けて上がる血圧なので、1日のうちでも高めの値を示します。朝の時間帯の血圧が正常なら、その日1日は安心して過ごせます。逆に高い場合は、日中のストレスでさらに血圧が上昇する可能性があります。

年齢に関係なく「血圧は放っておいても大丈夫」と考えるのは危険です。大きな病気だけでなく、体重のコントロールやメタボも血圧をリセットしないともとには戻りません。効果的な血圧リセットのタイミングは朝、昼、夜の1日3回。このタイミングで鼻呼吸やストレッチなど、プチ行動習慣で血圧をリセットしましょう。

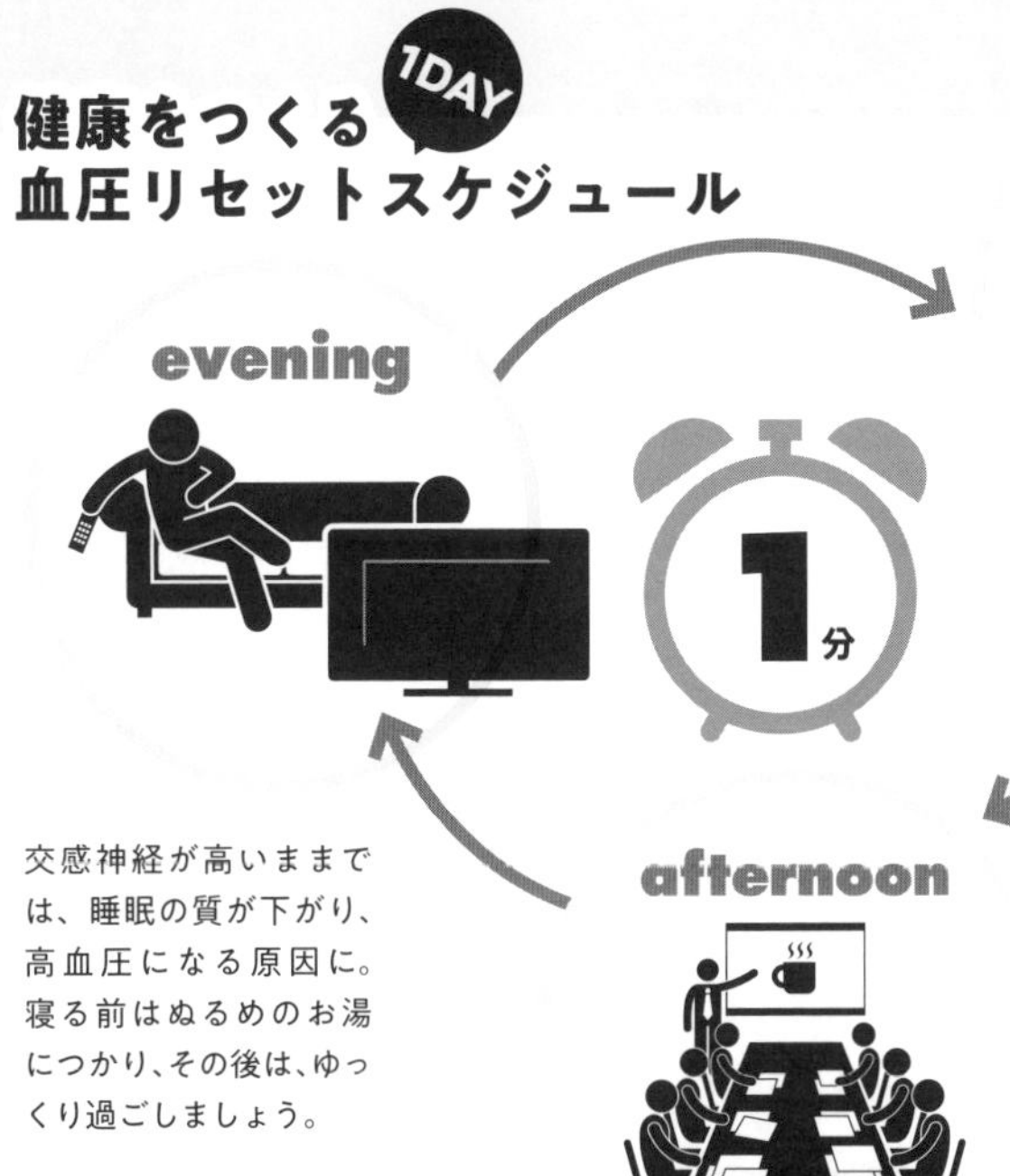

起床後すぐの血圧が高い場合は要注意。軽く関節をまわすなどのストレッチで、血圧をリセット。

緊張する会議が長く続いたり、同じ姿勢で長時間いると血圧が思った以上に上昇します。こっそり鼻呼吸をしてリセットを。

交感神経が高いままでは、睡眠の質が下がり、高血圧になる原因に。寝る前はぬるめのお湯につかり、その後は、ゆっくり過ごしましょう。

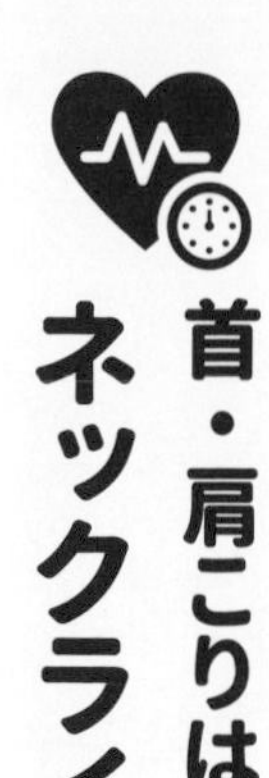

首・肩こりは血圧上昇の危険信号って、ホント？
ネックラインをほぐしきって、血圧DOWNに

首を前に傾けてパソコンやスマホを見続けると血圧は上がります。なぜなら、本来の人間の骨格とは不自然な首の形をキープすることで、首や肩の筋肉に疲労が蓄積するからです。

疲労物質が血管を圧迫して血液循環を悪くし、血圧を上げてしまうのです。さらに、首のつけ根にある延髄には、血圧調節中枢があります。首や肩こりでネックラインが硬くなって血圧調節中枢への血流が悪くなれば、血圧上昇に直結するのです。

もし、慢性的に首や、肩のこりで悩んでいたら、それは血圧上昇の危険信号が点滅しているかもしれません。同じ姿勢が続いたら、血圧調節中枢をほぐす首や肩ほぐしを。こりがほぐれ

いつでも
＼リセットモード／

座っててても、立っててもできる首・肩ほぐしで、電車の中でも会議中でも人目を気にせずできる血圧リセットを。

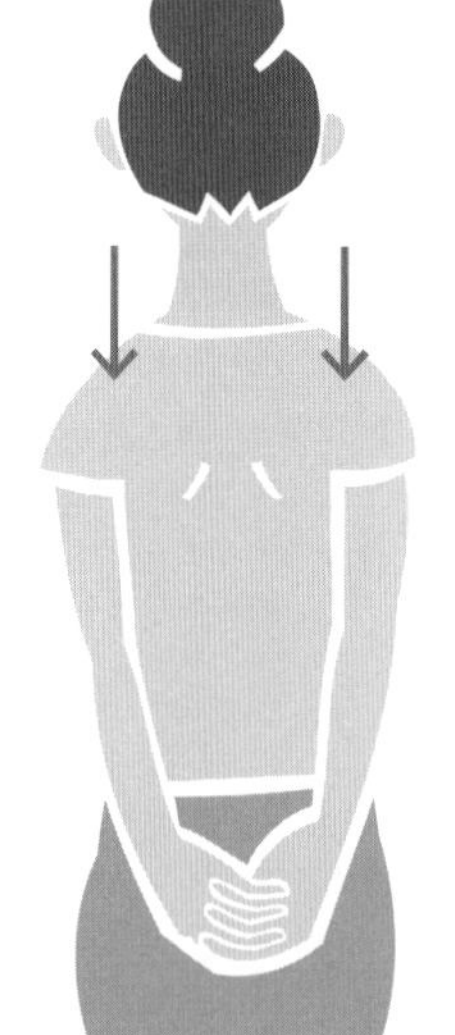

START

両手の甲を下にして組み
両肩を後ろに引き、
息を吐きながら下に下げる

両手を背中で組み、ひじを伸ばします。肩甲骨を寄せるように両肩を後ろに引いたら、息を吐きながら腕を下げ、10 秒キープ。

れば肩がラクになるだけでなく、血圧も下がります。

WHY? 肩こり de 血圧上昇

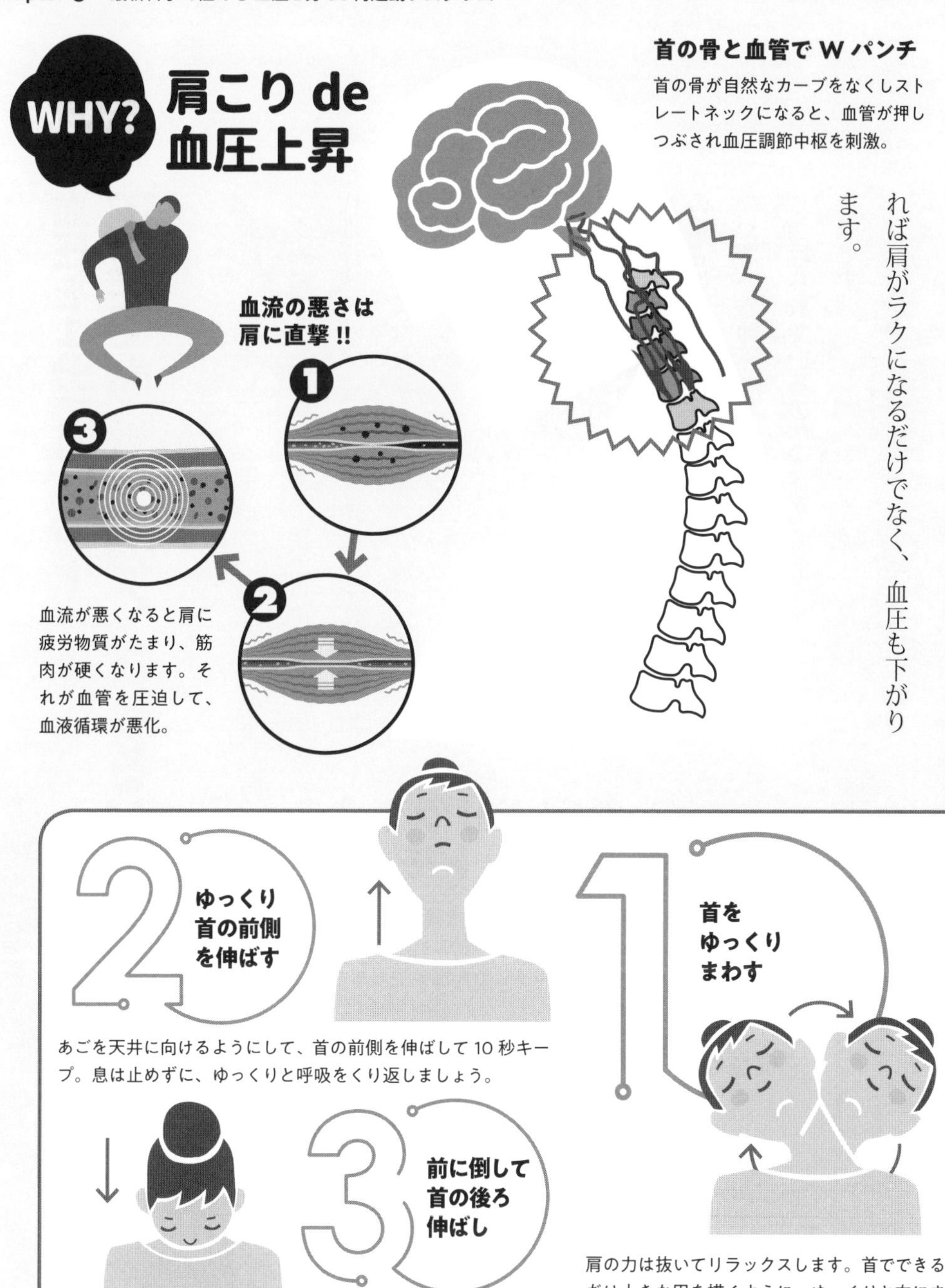

血流が悪くなると肩に疲労物質がたまり、筋肉が硬くなります。それが血管を圧迫して、血液循環が悪化。

首の骨と血管で W パンチ

首の骨が自然なカーブをなくしストレートネックになると、血管が押しつぶされ血圧調節中枢を刺激。

1 首をゆっくりまわす

肩の力は抜いてリラックスします。首でできるだけ大きな円を描くように、ゆっくりと右にまわします。元の位置に戻ったら、次は左まわし。左右交互に5回ずつまわします。

2 ゆっくり首の前側を伸ばす

あごを天井に向けるようにして、首の前側を伸ばして 10 秒キープ。息は止めずに、ゆっくりと呼吸をくり返しましょう。

3 前に倒して首の後ろ伸ばし

次にあごを鎖骨の間につけるような気持ちで首を前に倒し、首の後ろ側を伸ばして 10 秒キープ。自然呼吸で行います。

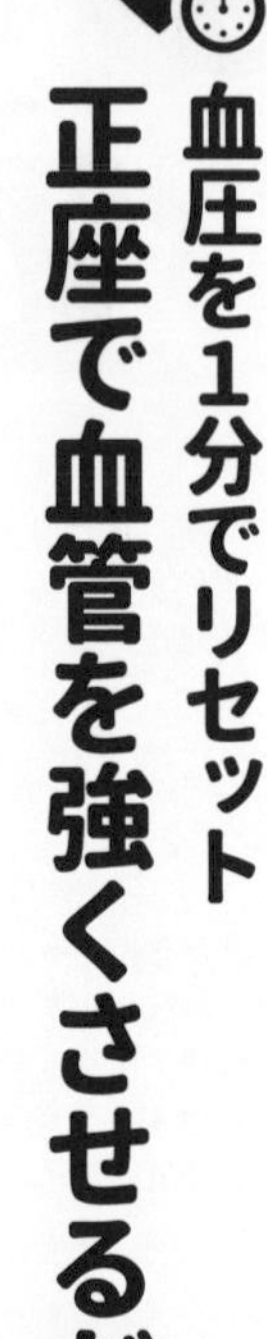

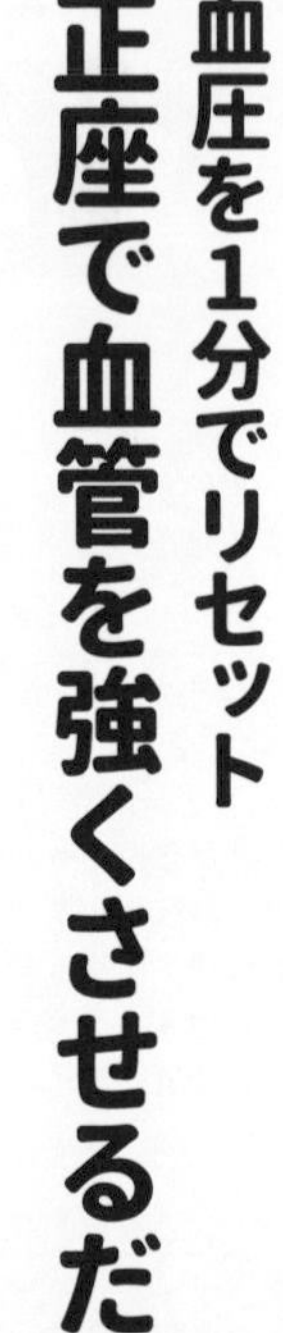

血圧を1分でリセット
正座で血管を強くさせるだけ

最近、正座をしていますか？　実は、家でカンタンにできる血圧リセット法が正座です。現代は洋式のイスでの生活が増え、正座をする機会が少なくなりました。そのため正座をすると、足がしびれるから苦手だという人も多いでしょう。でもこのしびれがいいのです。

股関節を90度に曲げ、ひざ関節を折りたたんで、全体重を足にのせる正座は1～3分もすると足がピリピリとしびれてきます。これは、足の重さによって神経が押しつけられて働かなくなっている神経からのサイン。同時に血管も押しつけられているので、血流も悪くなっている状態です。

ところが、正座を崩すと、止められていた神

自宅でリラックス
＼ リセットモード ／

テレビCMの間などを活用して、正座でカンタンに血圧リセット。ただしひざの悪い人は無理に行わないでください。

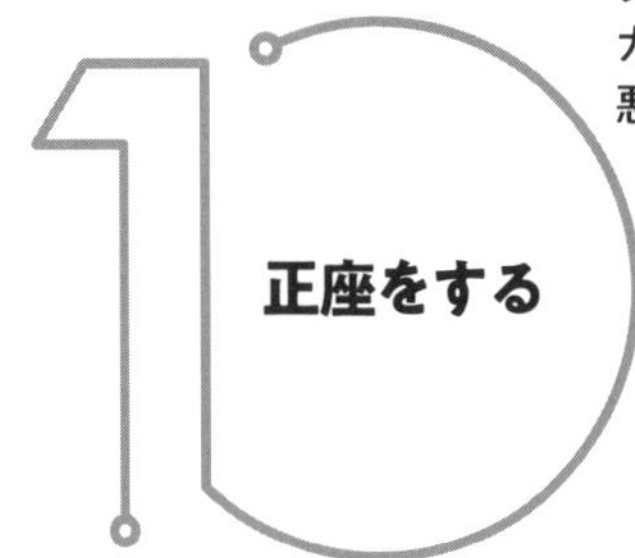

ひざを折り曲げ、かかとにお尻をのせて、正座をします。その姿勢のまま1分キープ。足が少しピリピリしてくる感じです。

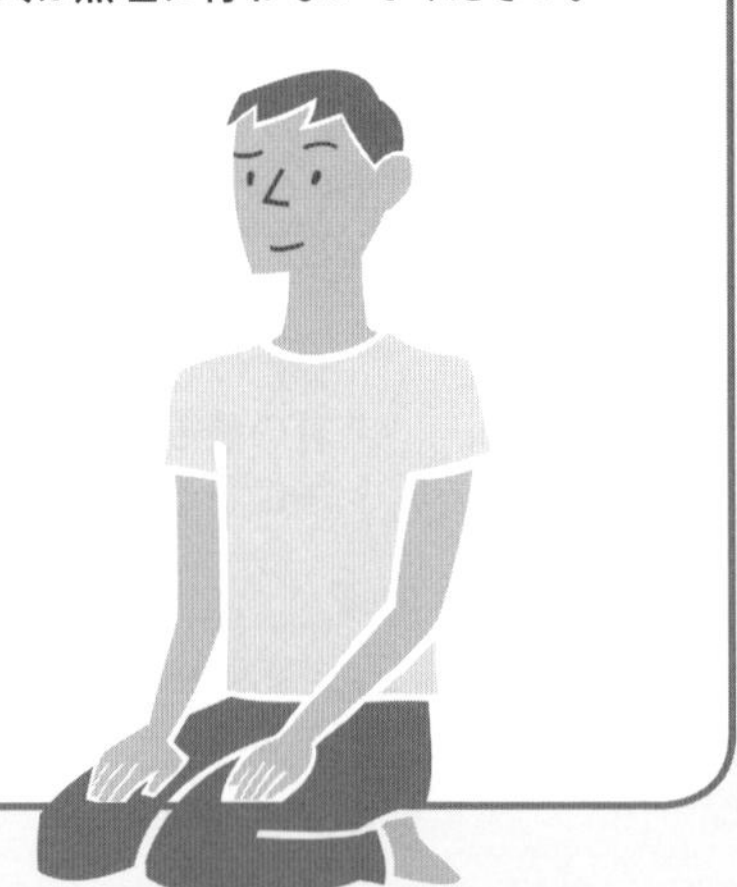

経が解放され、一気に血液が流れて、足がじわじわとしてきます。足には太い動脈があり、曲がっていた股関節を伸ばすことで、圧迫されていた動脈が開かれ、血液が勢いよく動脈を流れだします。この血流のスピードが血管内皮細胞を刺激して、血管拡張ガス・NO（一酸化窒素）の産生にプラスの影響を及ぼすのです。

また、折り曲げられていたひざを伸ばすことも血圧リセットに役立つポイント。関節の中でも、とくにひざの関節を動かすと、動脈の流れが通りやすくなります。そのため、さらにNOが増え、血圧ダウンの可能性が高まるのです。

行うときのポイントは、正座をし続けないこと。1分正座と30秒足踏みをくり返すことで、血液と神経の流れが促され、血圧のリセットに役立ちます。ちょっとした時間でできるので、末梢血管を鍛えて血圧を下げていきましょう。

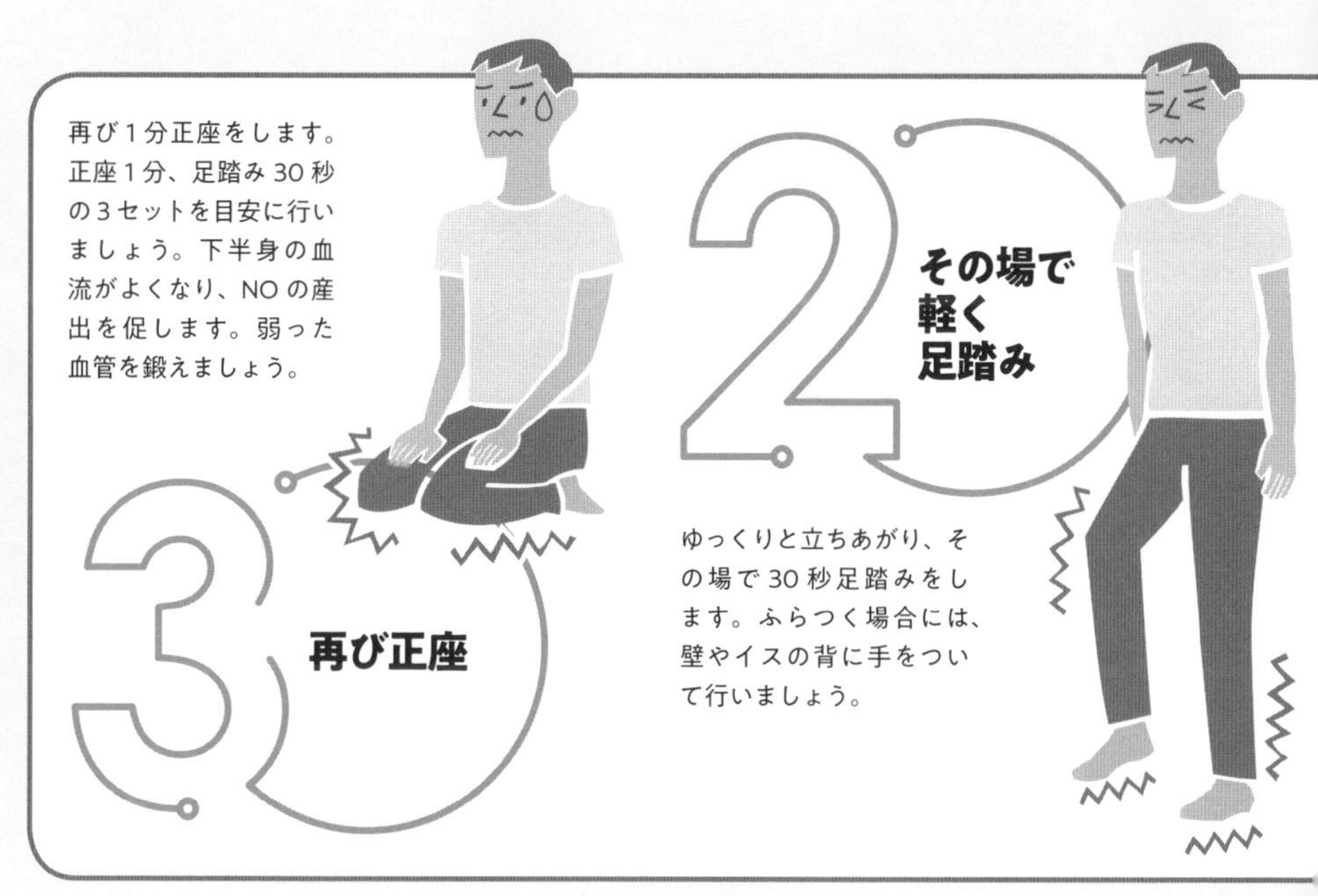

2
その場で
軽く
足踏み
ゆっくりと立ちあがり、その場で30秒足踏みをします。ふらつく場合には、壁やイスの背に手をついて行いましょう。
3
再び正座
再び1分正座をします。正座1分、足踏み30秒の3セットを目安に行いましょう。下半身の血流がよくなり、NOの産出を促します。弱った血管を鍛えましょう。

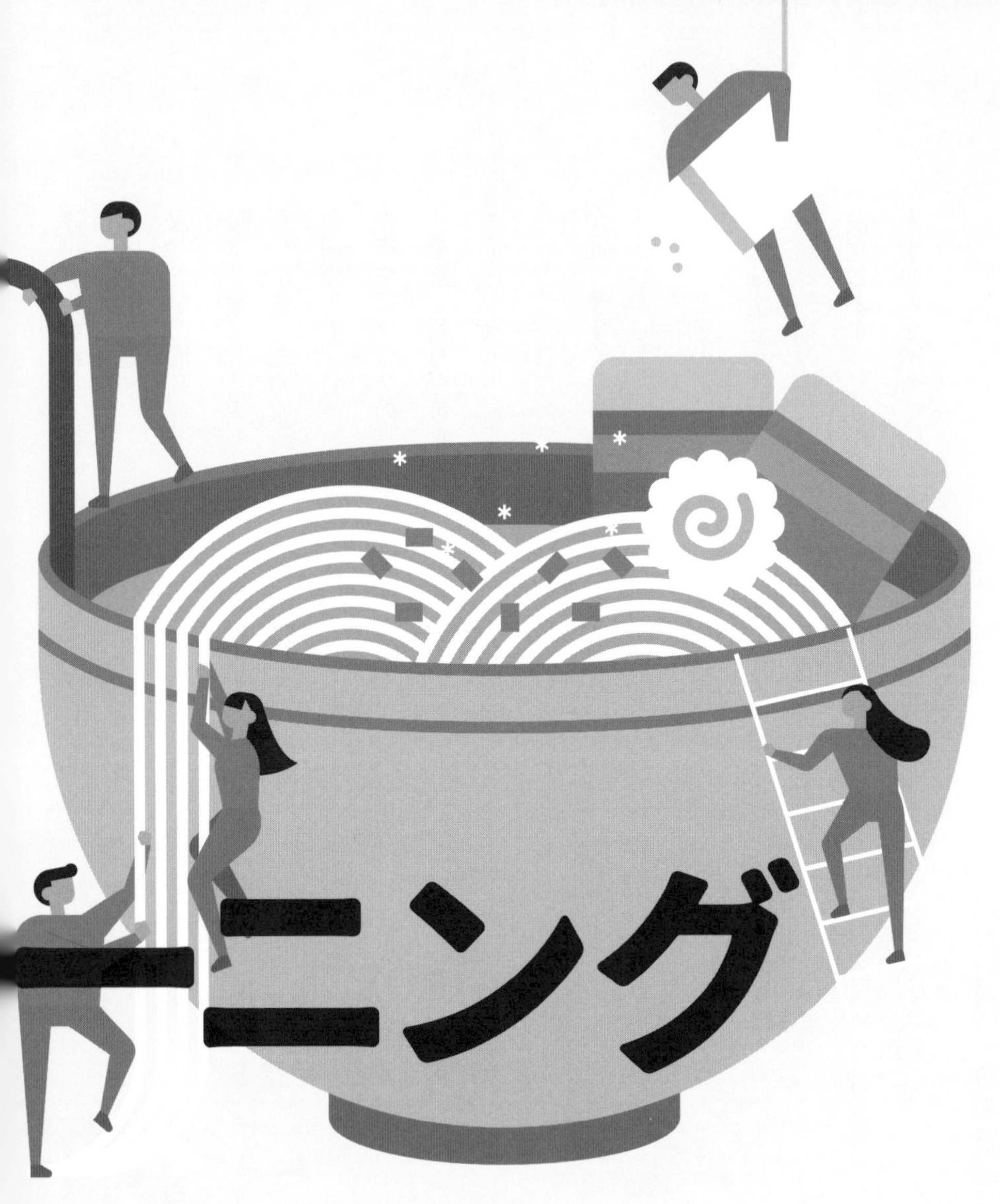

血圧が高くなると塩分が禁止になると嘆く方が多くいます。でも、大丈夫、塩分は摂ったら出せばOK。血圧を上げずに効率よく塩分を排出する食事術をマスター！

Chapter 4

ルールはひとつ。
食べたら出す！

食べ方で得する塩出しトレ

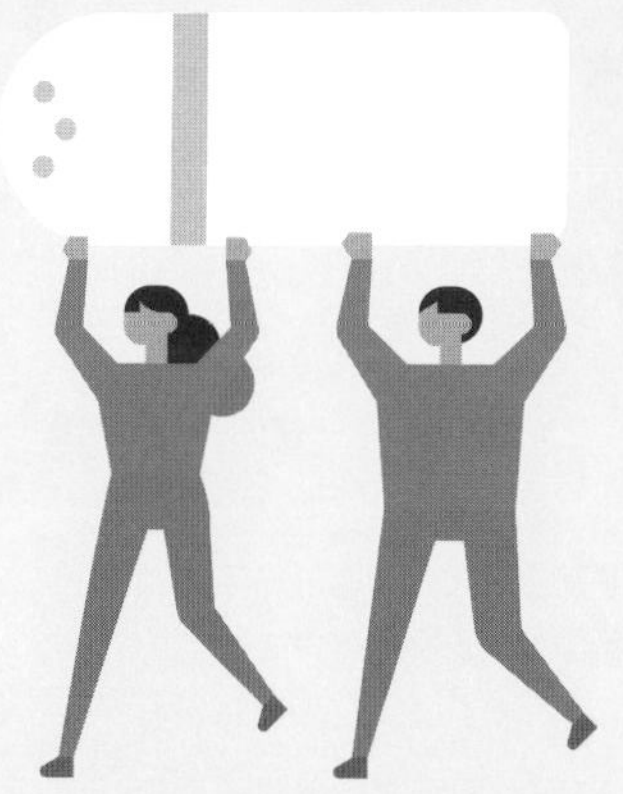

塩分はどれだけ摂っても大丈夫という説のウソ×ホント

知らぬ間に高血圧のワケ

高血圧の対策といえばまず「減塩」。しかし、塩分が直接血圧を上げるのではなく、真の原因は腎臓の働きが追いつかなくなることです。

そもそも腎臓は血液中の塩分（ナトリウム）を調整する働きを持つ、血圧をコントロールする臓器。血液中には113g、0・9％分の塩分が含まれています。その血液中の塩分濃度を調整する働きをするのが腎臓です。

腎臓は常に血液中の塩分濃度を140mEq／L（メックパーリットル）に保とうと働きますが、腎臓の塩分調節機能の限界を超えて、塩分の摂取量が増えると血圧が急上昇。1日たった5gで3g以下の人の3倍血圧が上昇します。

〔塩分1日5g超えから血圧は急上昇する〕

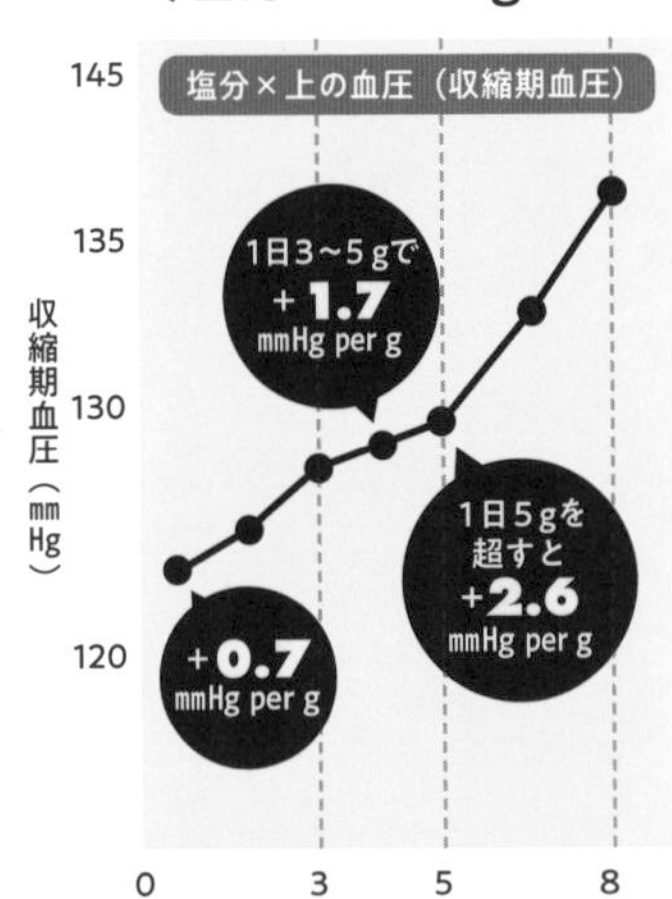

ボーダーラインの塩分摂取量5gを超すと、一気に血圧は3倍以上に急上昇します。

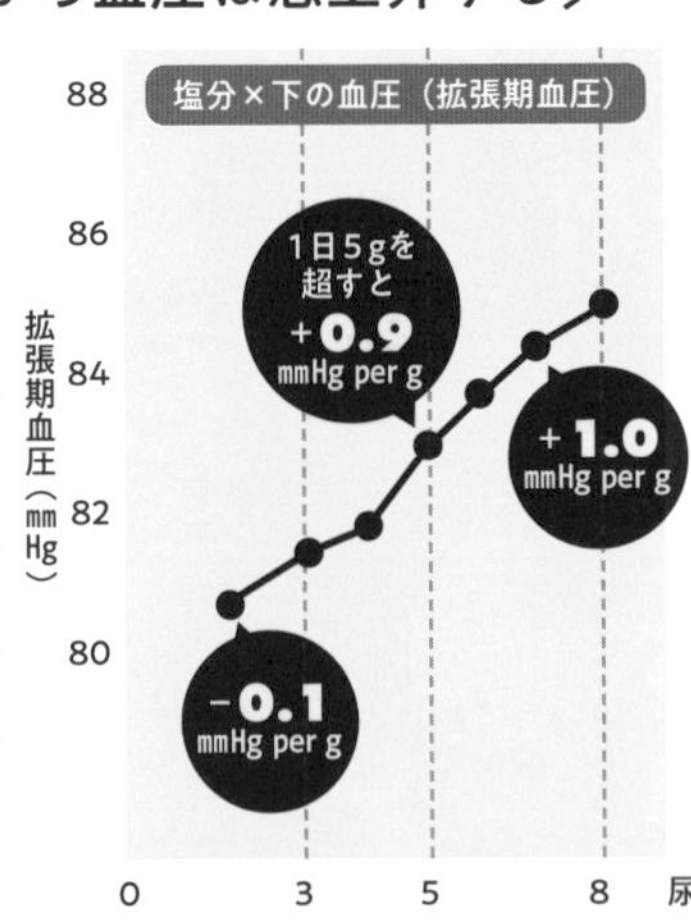

下の血圧も1日に5g以上を摂ると血圧が上がり、8gになると1g毎に1mmHg上がることに。

ラーメンを汁ごと食べると、軽く超える数値です。また、腎臓は血圧を調整するホルモン・レニンを分泌する器官。つまり、腎臓の健康こそ血圧には不可欠なのです。

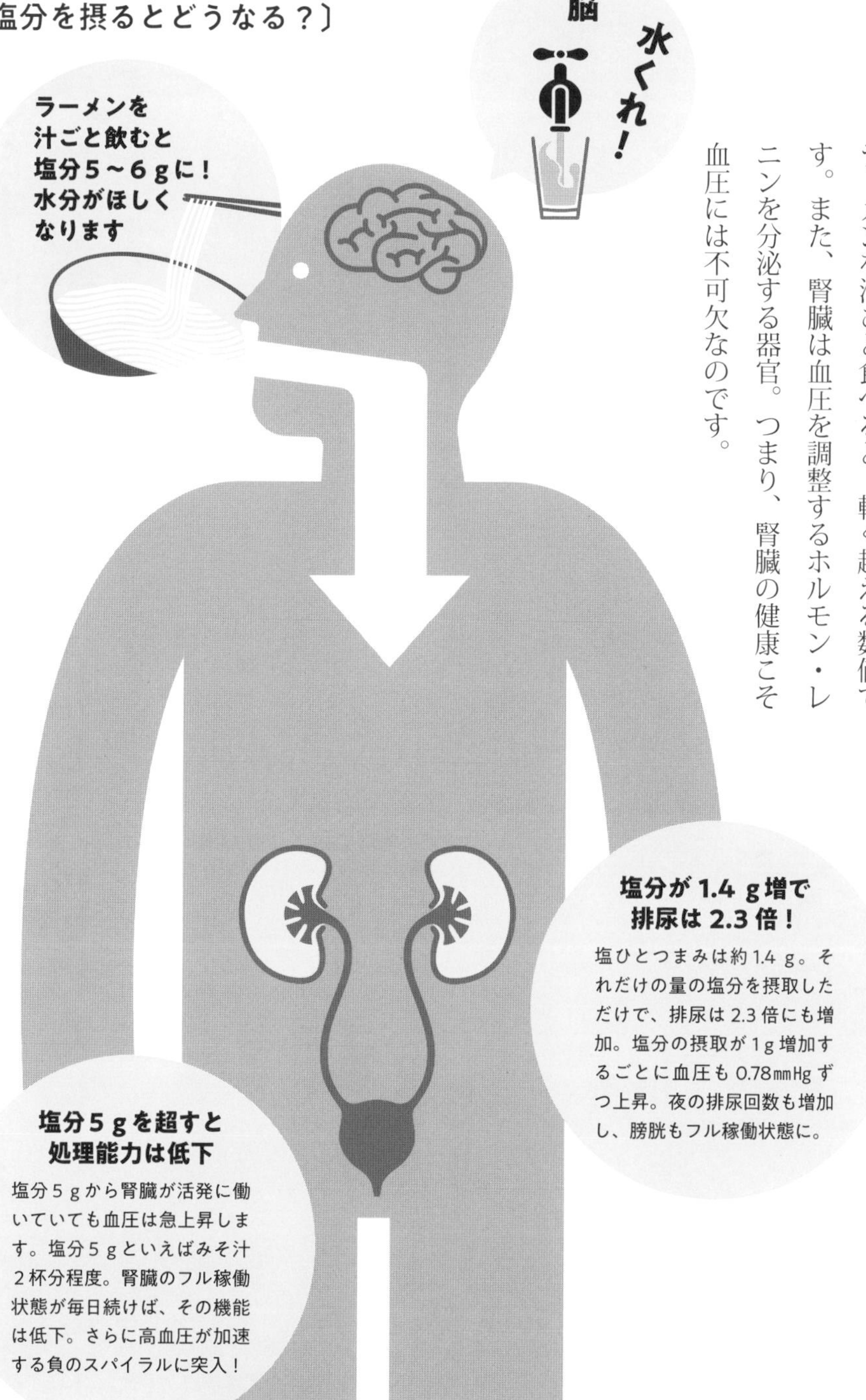

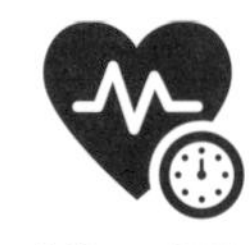

日本人は塩に強い？塩分の感受性はあてにしてはいけない

塩分を摂ると血圧が上がりますが、同じ量の塩分を摂っても血圧が上がる人と上がりにくい人がいて、食塩に反応してすぐ血圧が上がることを食塩感受性高血圧といいます。

食塩感受性は、長年の環境的要素によって変わります。日本人は比較的食塩感受性が高いといわれていますが、実は、アフリカ系アメリカ人の約27％の人が食塩感受性が高いのに対して、日本人の食塩感受性高血圧傾向の人は、たった2割程度しかいません。むしろ日本人の8割は、年齢、性別にかかわらず、塩分を6g以上摂ると血管や腎臓への負担で血圧が上昇します。ですから、遺伝的な食塩感受性をあてにせず、「塩分は血圧を上げる」と思っていたほうがよいです。

〔塩分はおいしいけれど、リスクも高い〕

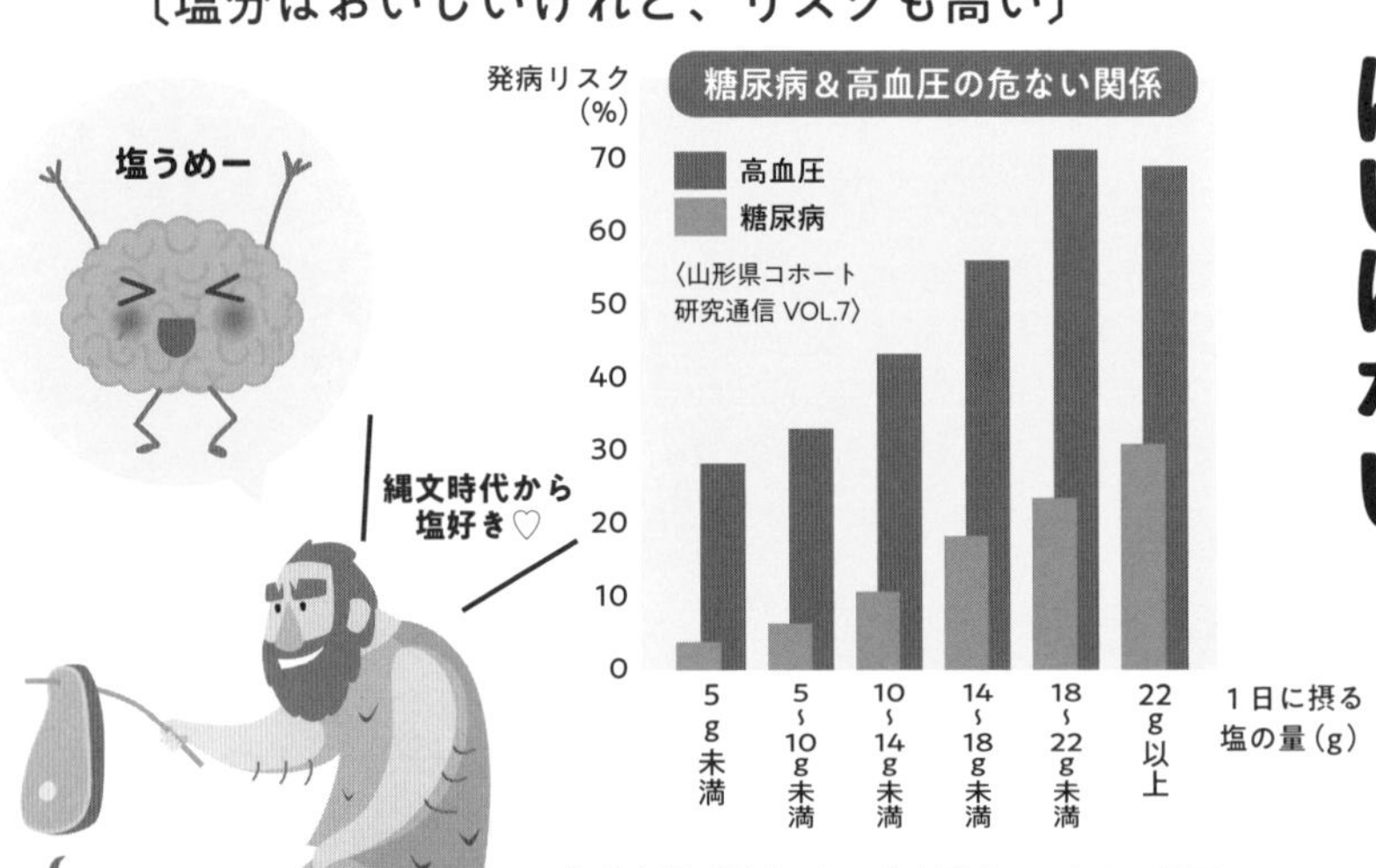

塩分を摂り過ぎると、高血圧だけでなく、糖尿病のリスクもうなぎのぼり。健康寿命を延ばすためには、塩分への意識を無視できません。

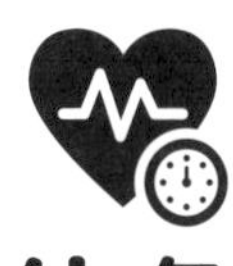

年齢、性別を問わず人生100年時代には必須
体力寿命のカギを握る「塩出し力」

塩分をがまんするのが嫌で、血圧高め状態を無視する人は少なくないでしょう。「塩分をガマンする」から「塩分は食べたら出す」と考え方をシフトすれば、もうガマンは必要ありません。その塩出しのカギになるのがカリウムです。同じ量の塩分を摂取した場合、カリウムを多く摂り入れるほど、血圧の上昇は防げます。例えば、体内に2・5g以上カリウムが残っている場合は、1・9g以下の場合より約4㎜Hg血圧が下がると報告されています。塩分を摂ったら、カリウムの多い食品を摂って塩分を排出しましょう。塩出し力が上がれば、血圧が下がり、心疾患などの病気を防ぐことになります。塩出し力は体力寿命を握るキーポイントなのです。

〔カリウムの摂取量による血圧の変化〕

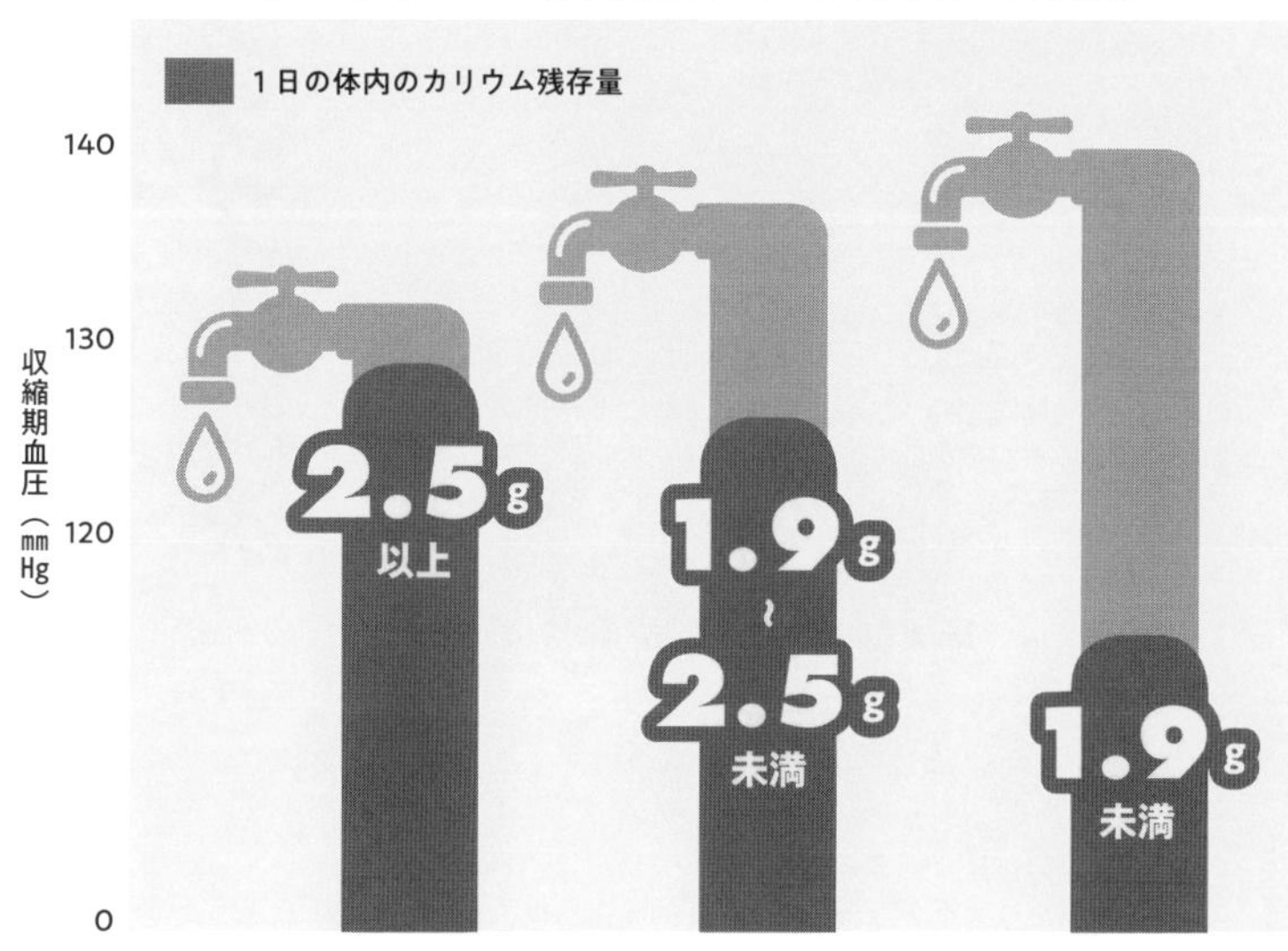

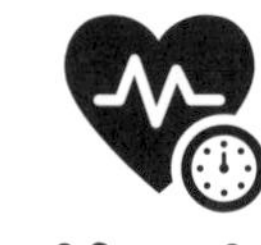

あっ、食べちゃった！と思ったら「前向きリセット」

塩出しは摂ったら出す、のシンプル解決

日本人が食塩を使うようになったのは、一説によると縄文時代からといわれています。塩の味を覚えたその時代から、高血圧リスクの歴史が始まったといっても過言ではありません。

現代人は子どもからお年寄りまで、塩分がたっぷり入ったスナック菓子やファストフードに慣れ親しんでいます。ラーメンやそばなど塩分が多い一品完結型の食事や、○○だけダイエットなどの単品ダイエットを繰り返している女性も血圧リスクが高いです。１日を振り返ったら、野菜はラーメンのネギだけ、パンにはさんだレタスだけといった、カリウム不足で塩出し力が落ちている可能性も。塩分を摂ったら、効率のいい塩出し方法で、前向きにリセットを！

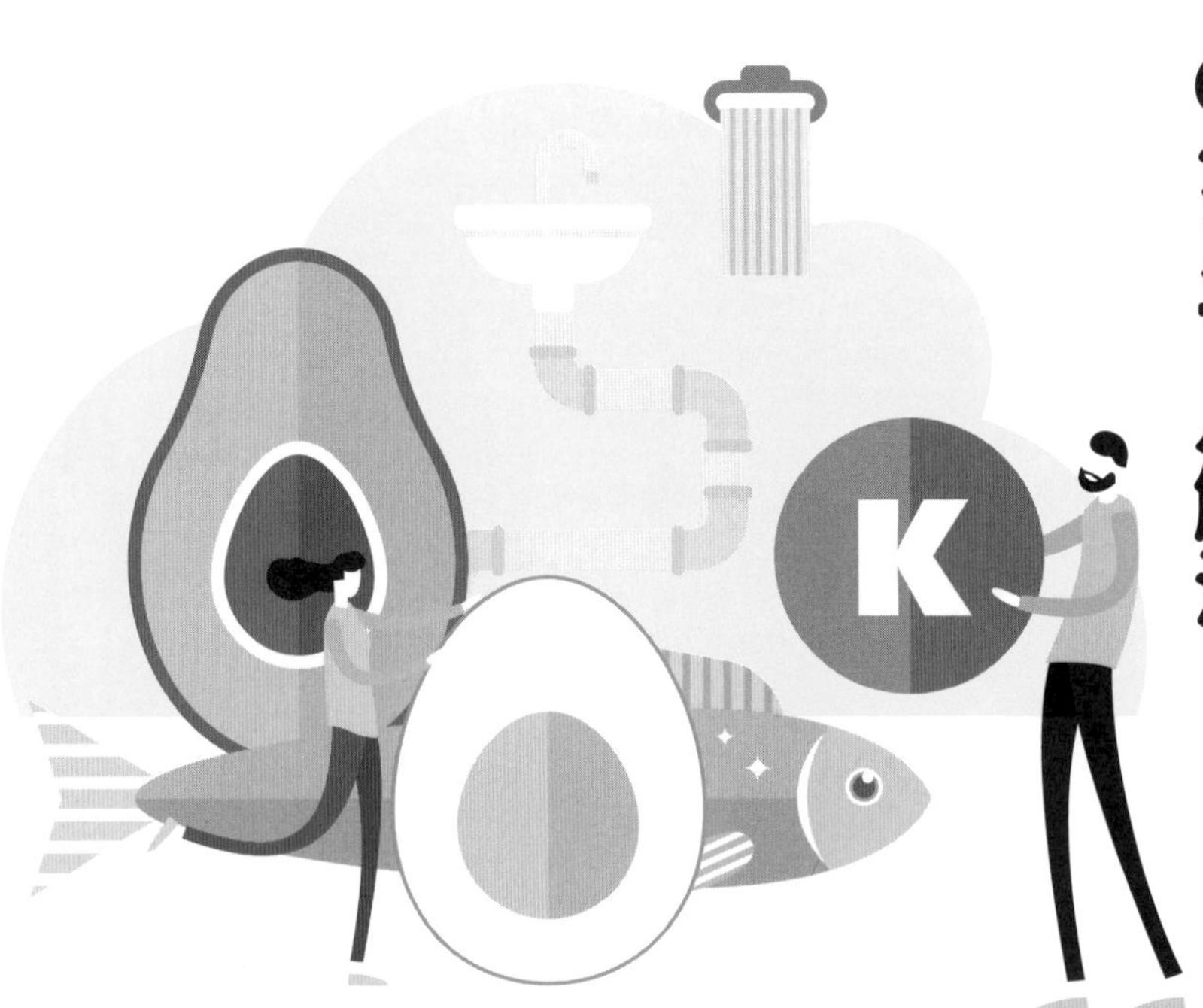

大丈夫ですか？ あなたの塩出し力 CHECK

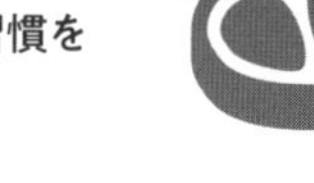

もし、塩出し力がWeakやLowレベルなら、今日から食事や生活習慣を見直して塩出し力を磨きましょう。

- □ 食事を摂っても３時間以上トイレに行かない
  …Yes/ ２点　No/ ０点
- □ 昼はあまりトイレに行かないけれど夜はトイレによく行く
  …３回以上 / ２点　１～２回 /１点　０回 / ０点

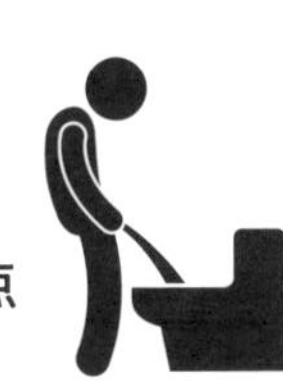

- □ 夕方、足がむくむ
  …Yes/ ２点　No/ ０点

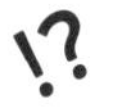

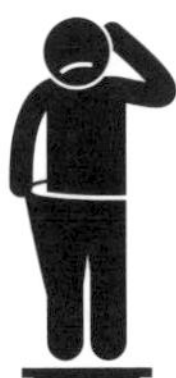

- □ つけもの、おしんこは残さず食べる
  …Yes/ ２点　少し残す /１点　食べない / ０点
- □ みそ汁、スープなどの汁物は１日３杯以上飲んでいる
  …Yes/ ２点　２杯まで /１点　飲まない / ０点
- □ 最近それほど食べていないのに体重が増えている
  …Yes/ ２点　No/ ０点
- □ 夜中に足がつることがある
  …Yes/ ２点　No/ ０点

塩出し力 Low

10点以上

食事も塩からいものが多く、常に足がむくんでいるのは、塩分が多すぎて腎臓が処理しきれていない状態です。放って置いてはいけません！

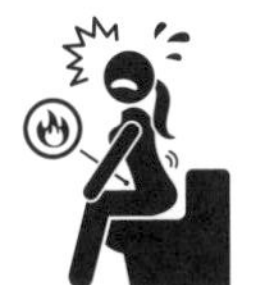

塩出し力 Weak

9点～4点

忙しさでトイレに行くのを先延ばしにしたり、食事をファストフードですましていませんか？　今の生活を続ければ塩出し力はガタ落ちに。

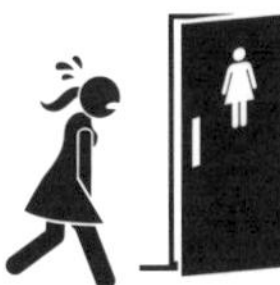

塩出し力 High

3点以下

食べた塩分を効率よく出す生活ができているようです。今の生活をキープしつつ、カリウムを含む食品を積極的に摂って体調を維持して。

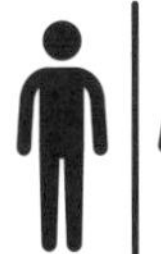

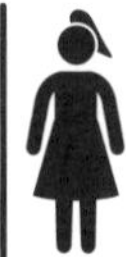

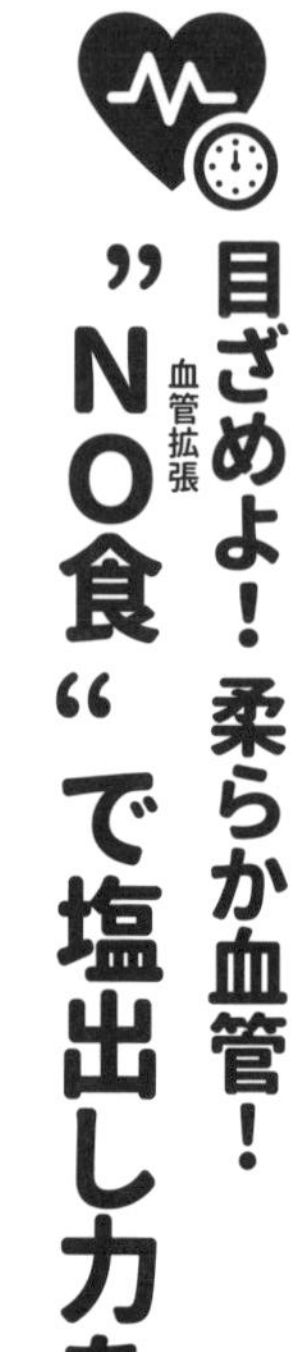

目ざめよ！柔らか血管！ ”NO食“で塩出し力を極める

（NOのルビ：血管拡張）

塩を損った後に血圧を上げずに、効率よく塩分を排出するには、柔らかい血管が不可欠。そのカギを握るのが、血管で発生する血管拡張ガス・ＮＯと呼ばれる一酸化窒素です。

一酸化窒素と聞くと、排出ガスなどをイメージする人も多いと思いますが、体の中で産生される一酸化窒素はそれとは全く違う性質のもの。体のあらゆる場所で産生され、血管をはじめ皮膚や細胞を健康に保つなど、人間が健康に生きていくために欠かせない成分です。

血管ではこのＮＯによって、血管の柔らかさや、血流の速度などを左右しているのです。

血管は体のようにマッサージやストレッチで柔らかくなりません。そのため一酸化窒素の産

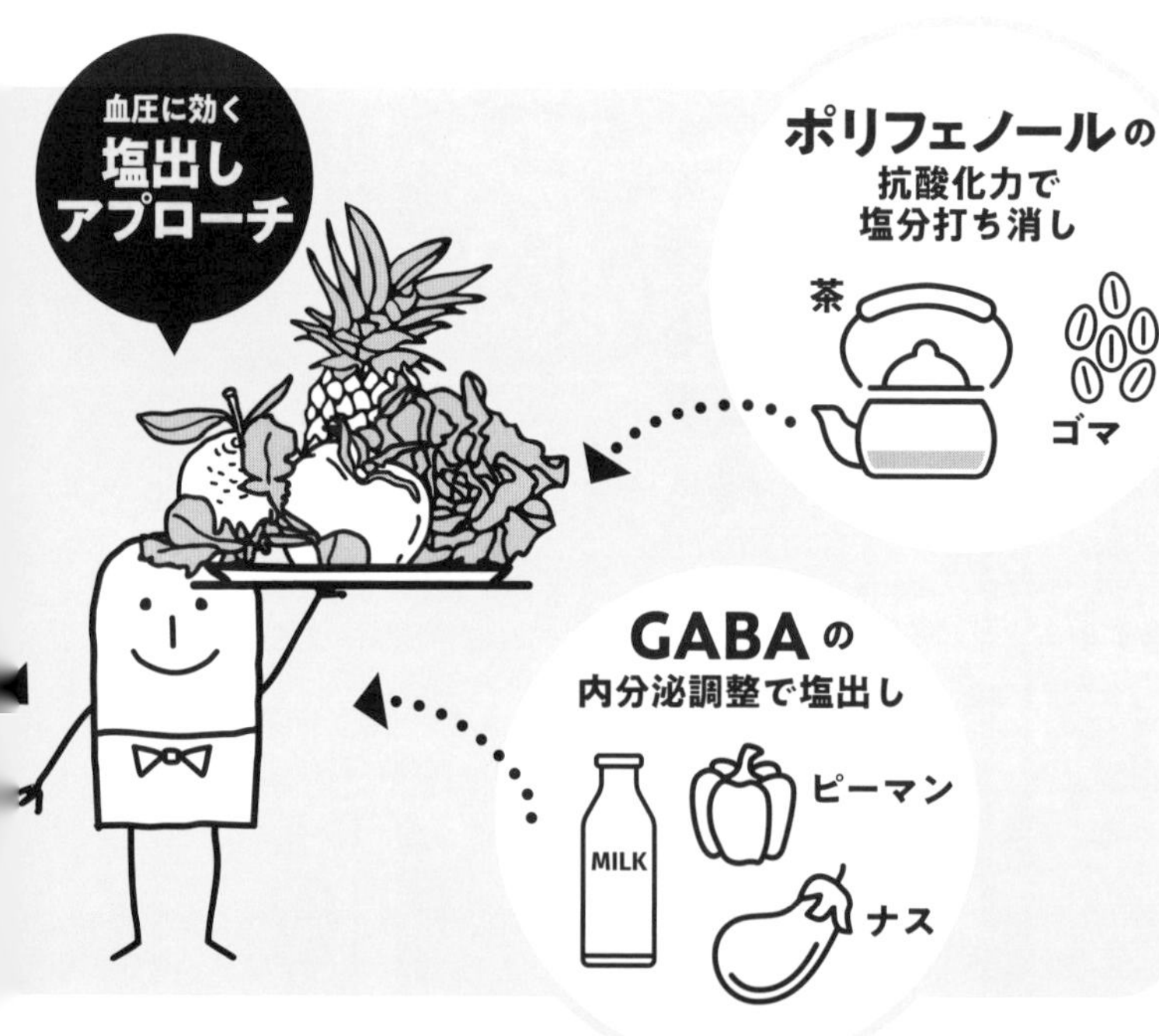

塩出しトレーニングで GETする 3つのメリット

生を増やす必要があります。そこで役立つのが、塩出しトレーニング。これには3つの大きなメリットがあります。①ムリな食事制限をしなくても、塩分を排出する体になる。②「NO食」で血管を広げて血圧を下げる。③腸内環境を整えて血圧をコントロールする。トレーニングで塩出し力を極めると、柔らかな血管に生まれ変わり、血圧降下を後押ししてくれます。

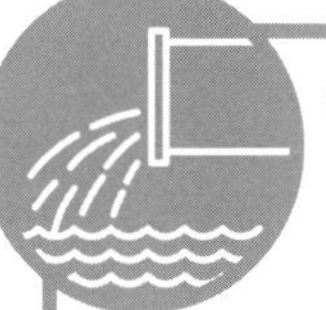

摂ったら塩分を出す体に

ムリな塩分制限をしない

毎日、厳格に６ｇ以下の塩分制限をする生活はとても長く続かないでしょう。塩分のコントロールは一生続くこと。塩分少なめを意識はしつつも、ムリな塩分制限よりも「摂ったら出す」、これが大事です。出せる体をつくれば、一生柔らかい血管をキープできます。

血管を広げてスムーズな血流に

「NO」食で血圧を下げる

血管を広げ、塩出しをスムーズにしてくれる成分とその調理法を取り入れたNO食。内皮細胞から一酸化窒素の産生を促して、血管の弾力性をアップ。そのため、塩を摂って血液のボリュームが増えても、柔軟な血管が拡張し、スムーズに塩分を排出します。

血圧良し！ 腸に良し！ 一石二鳥!!

腸で血圧をコントロール

最近の研究では、血圧に影響する血管拡張ガス・NOの産出に、腸内環境が大きく関係していることがわかってきました。NOが増産されると、腸内環境も整い、副交感神経を優位にしてくれます。便秘などが改善され、腸内環境がよくなると血圧を下げる効果も。

NO効果
血管を広げ、利尿効果で塩出し

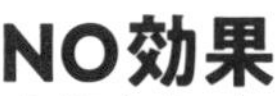

- かぶ
- ほうれん草
- ニンニク
- スイカ

etc

降圧効果がある食材カテゴリーは大きく3つ。①ポリフェノールなどの抗酸化力系②一酸化窒素ガスの産出力アップ系③副交感神経に作用する系。これらを使っておいしく効率よく血圧を下げるのが「NO食」です。

1日1・6g増やすと脳卒中リスク21%ダウン
最強のパワー成分・カリウムの新常識

塩分を摂った時に、水をたくさん飲んでも塩分は尿として出せません。なぜなら、尿で1日に排出されるナトリウム量は決まっているからです。しかし、奥の手も存在します。それが塩出しパワー最強の成分・カリウムです。カリウムは腎臓の塩分（ナトリウム）排泄装置に影響を与えて、腎臓でのナトリウムの再吸収を抑制。ナトリウムを尿へと排出する量を増やすことができるのです。アメリカの大学の循環器研究では、カリウムの摂取を1日1・6g増やすと脳卒中のリスクが21%ダウンするといわれています。それほど生野菜やフルーツに含まれるカリウムの塩出し力は大きいのです。

血圧を上げる
まちがい食習慣
ダメな生活習慣

ナトリウム (＋＋)
カリウム (－) (－)
炭水化物
アルコール (＋＋)
脂質 → エネルギー (＋) → 肥満 (＋＋) →

高血圧

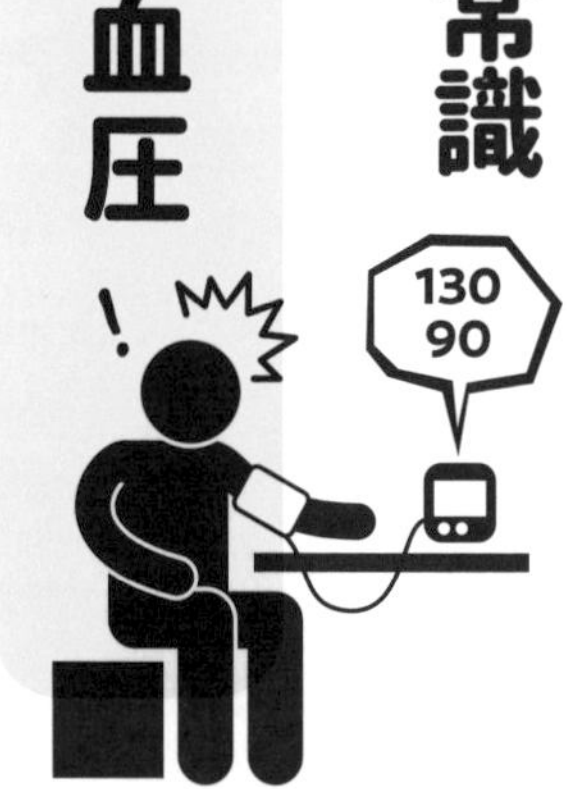

「＋」は高血圧リスクへの要因となるもの。「－」は高血圧リスクを下げてくれる要因となるもの。カリウムは塩分排出にも、高血圧リスク減にも◎。脂質は、エネルギー源として欠かせないが摂りすぎると血管に脂肪がつく原因にもなります。

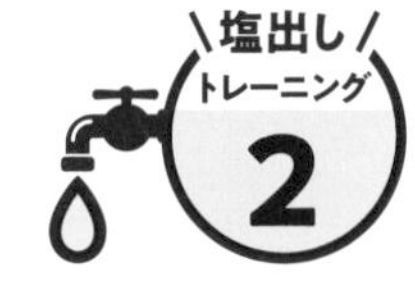

1日6gはかなりキツイ！ 塩分コスパで損をしないコツ

家庭の味付けはその人の味覚の核。脳は一度濃い味を知ると、なかなかそこから抜け出せません。家庭の味を少しずつ薄味にし、脳の塩分感知センサーを敏感にして薄味に慣らすことが塩出しの第一歩。おにぎりや外食時の定食メニューなどは、1食で1日分の塩分を摂ってしまうことも多いので、上手にコスパを考えて。

たった1食で!?

塩分コスパでソンするメニュー

メニュー	塩分
梅干しおにぎり（2個）	4g
即席ラーメン	5.4g
焼き魚定食	5g
すき焼き1人前	6.1g
唐揚げ定食	6.9g
コーンスープ	7.1g
天ぷら定食	7g

Point

家族で食べる分量か？

食塩相当量表示をみる時のポイントは、何人前で食べるのか、に注意をして換算を。全部使うのか、分けて使うのかなども考慮するといいでしょう。

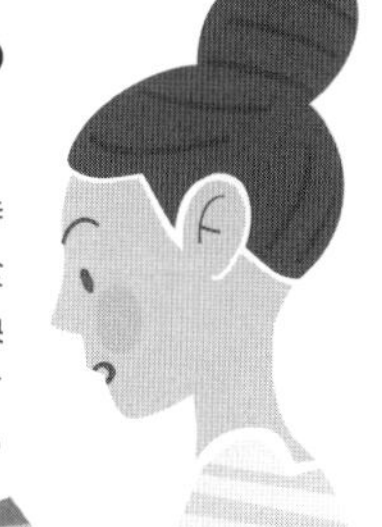

\ Example /

栄養成分1袋120g当たり	
エネルギー	150kcal
タンパク質	10.5g
脂質	8.0g
炭水化物	9.5g
食塩相当量	2.0g

ナトリウムの表示は、2019年より食塩相当量を表示する義務に変更。そのため、最近の商品ラベルでは食塩相当量がひとめで見てわかるようになりました。保存食などでナトリウム量で表示されている場合は下記の計算で食塩相当量がわかります。

食塩相当量（g）＝ナトリウム（mg）× 2.54 ÷ 1000。

ナトリウム400mgでおよそ1gと覚えておきましょう。

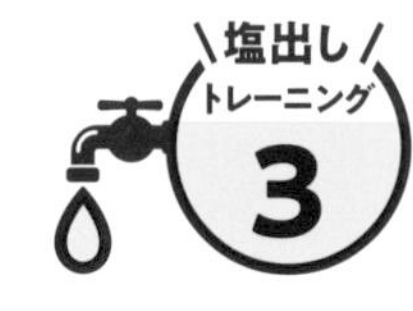

とことん出し尽くす！
正しい塩出しのコツは1：2のワザありで！

現代人は圧倒的なカリウム不足です。その量は、原始人の16分の1ともいわれています。

日本人の高血圧予防を考えた1日あたりの推奨カリウム量は男性で3000㎎、女性で2600㎎です。しかし、平成27年の国民健康栄養調査結果によるとカリウムの1日の摂取量は平均2294㎎。とくに外食やコンビニ食が多い男性単身者や、若い女性の摂取量が少ないのです。この食生活を続けていては、塩分が排出されず、高血圧リスクは高まるばかり。食べた塩分を出すなら、ナトリウム1に対してその2倍のカリウムを摂るワザあり食を。みそ汁を飲んだら、野菜や果物でカリウムを倍食べる食事をして塩出しをしましょう。

After ◀……………… Before

ナトリウム　カリウム
2：1

ナトリウム　カリウム
1：16

木の実や狩りの獲物をそのまま食べていた原始時代はカリウムがたっぷり摂れていました。一方、外食で濃い味の食事が多い現代ではナトリウム量がカリウム量を上まわっています。

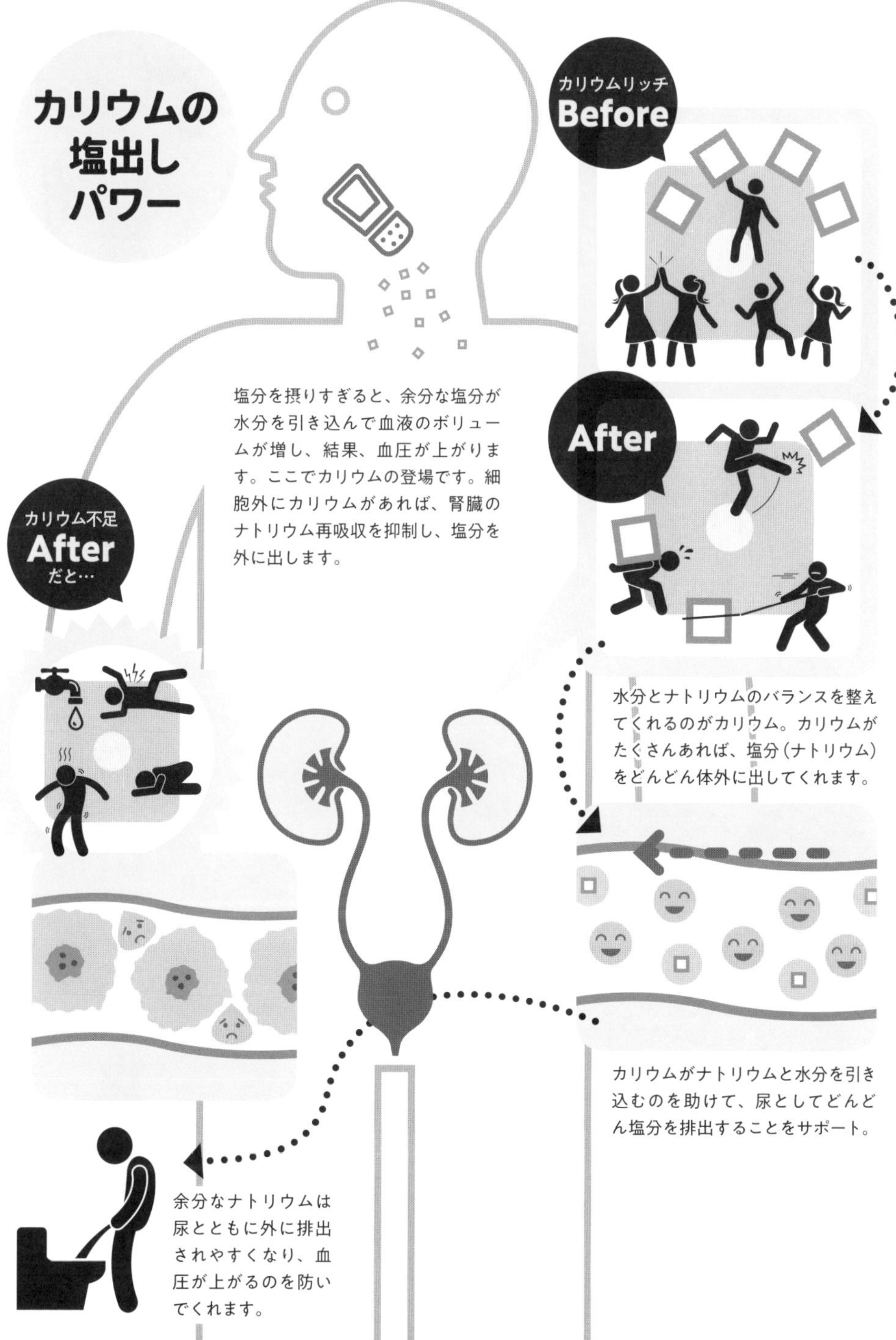

カリウムの塩出しパワー
カリウムリッチ Before
After
カリウム不足 After だと…
塩分を摂りすぎると、余分な塩分が水分を引き込んで血液のボリュームが増し、結果、血圧が上がります。ここでカリウムの登場です。細胞外にカリウムがあれば、腎臓のナトリウム再吸収を抑制し、塩分を外に出します。
水分とナトリウムのバランスを整えてくれるのがカリウム。カリウムがたくさんあれば、塩分（ナトリウム）をどんどん体外に出してくれます。
カリウムがナトリウムと水分を引き込むのを助けて、尿としてどんどん塩分を排出することをサポート。
余分なナトリウムは尿とともに外に排出されやすくなり、血圧が上がるのを防いでくれます。

注）腎臓を患っていらっしゃる方、腎臓の薬を服用されている方はこの限りではありません。医師の処方に従ってください。

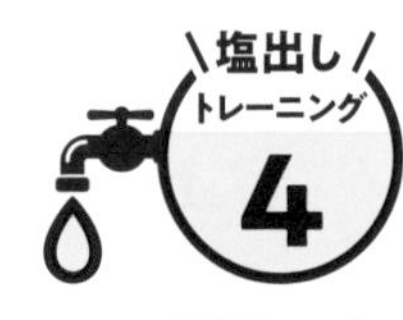

カリウムはゆでると大ゾン!! 調理のしかたでせっかくの塩出し力が半減も!

カリウムは野菜や果物、こんぶ、ひじきなどの海藻類、豆類やさつまいもやじゃがいもなどの根菜類に多く含まれています。ただし、水溶性のため、煮たり、ゆでたりすると、成分が水に溶けて流れ出してしまい、せっかくの塩出し力も大ゾン！　調理の仕方次第で、その塩出し力が変わってくるのです。ありがちな大ゾンは、皮や葉を捨ててしまうこと。カリウムがここに含まれている場合も多いので、できる限り皮や葉も捨てずに食べましょう。生で皮ごと食べれば塩出しパワーを多く取り入れられますが、加熱しないと食べられない食材も。その場合は、できれば、ゆでた汁もスープにして飲みましょう。もちろんスープの塩分には注意して。

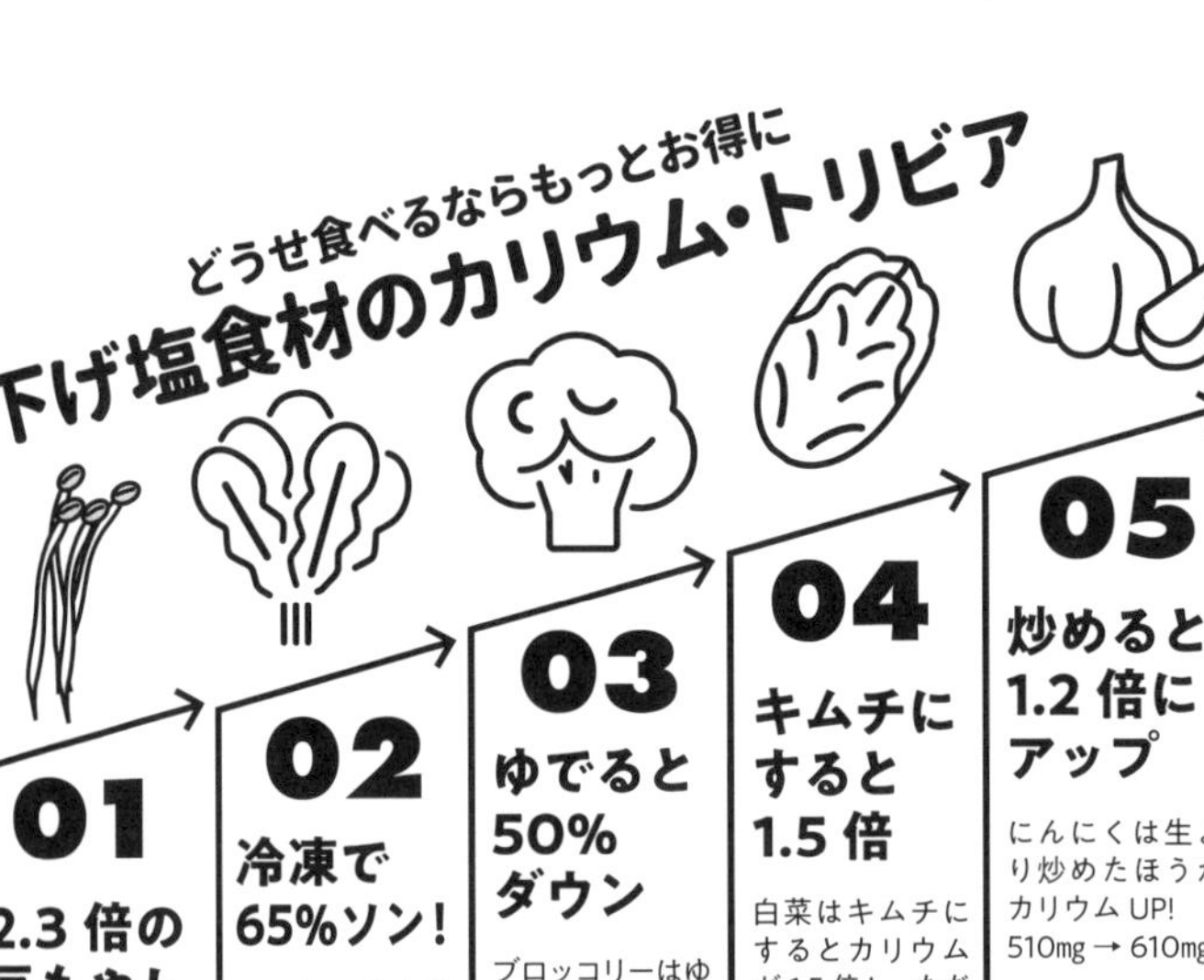

01 2.3倍の豆もやし
豆もやしは緑豆もやしの2.3倍のカリウムを含んでいます。
160mg VS 69mg

02 冷凍で65%ソン！
ほうれん草は冷凍すると65%カリウムをソンします。
690mg→ 240mg

03 ゆでると50%ダウン
ブロッコリーはゆでると、50％塩出し力がダウン！
360mg→ 180mg

04 キムチにすると1.5倍
白菜はキムチにするとカリウムが1.5倍！　ただし塩分に注意！
220mg→ 340mg

05 炒めると1.2倍にアップ
にんにくは生より炒めたほうがカリウムUP!
510mg → 610mg

〈日本食品標準成分表七訂より〉

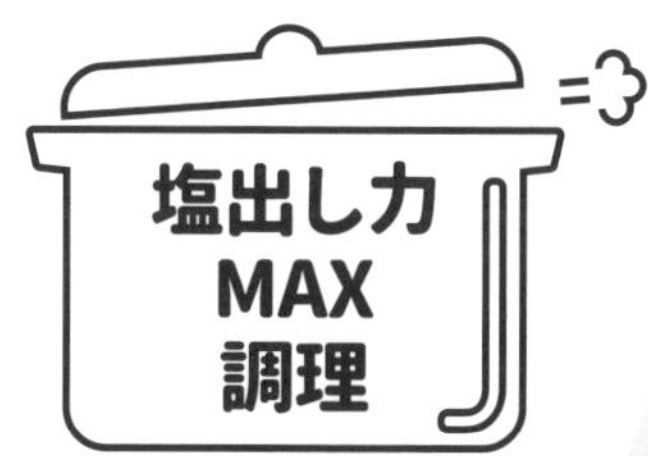

カリウムはゆで方で大ゾン！

カリウムはゆでたり、ゆでこぼしたりすることで、1/3 ～ 2/3 も量が減ってしまいます。お湯の量を多くし、長い時間ゆでるほどカリウムが流出するので注意。電子レンジや蒸し器の調理では流出を抑えられます。

〔食材をゆでた時のカリウム流出量〕

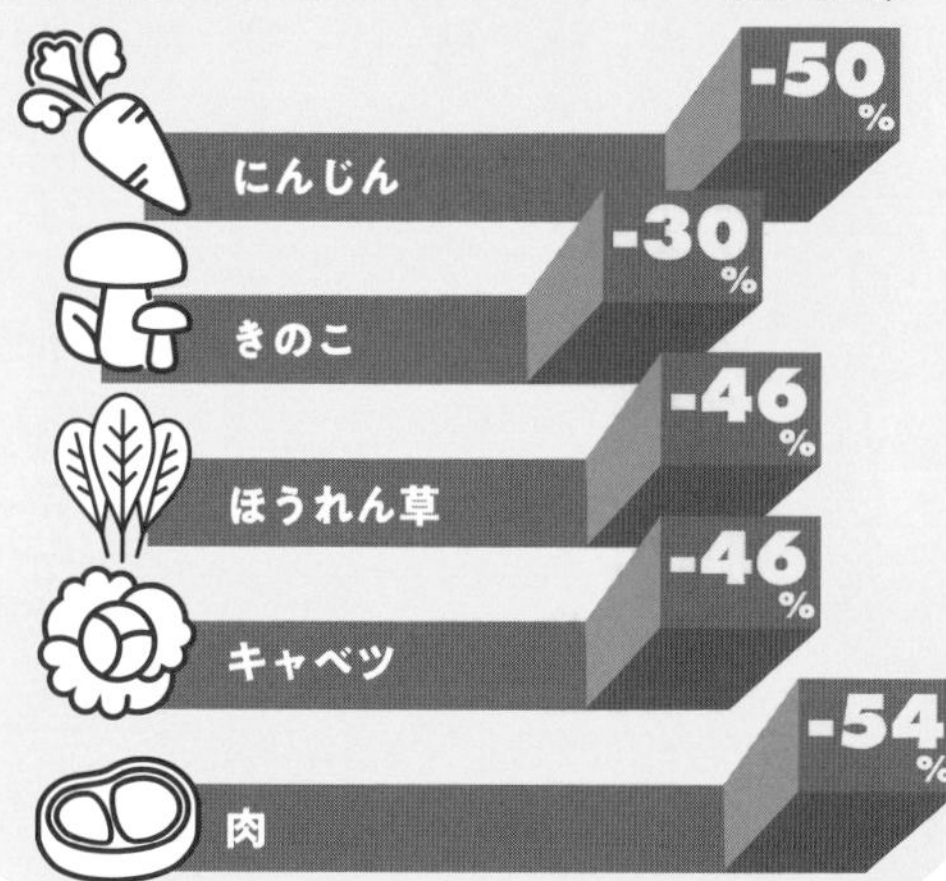

切り方は細かく切りすぎるとソン

食材を丸ごと食べるのが一番。食材を切るとその切り口からカリウムが抜け出ていきます。切り口の断面が多いほどカリウムが流出するので、みじん切りやスライスなど、細かく切るのはソン！　あく抜きもカリウムを流出させます。

スライス △

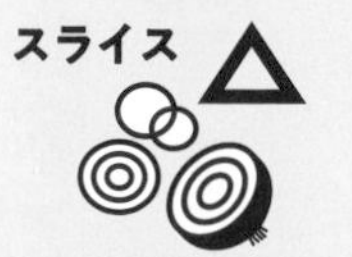

丸ごと ○

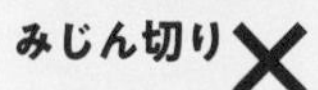

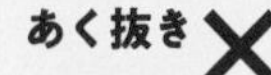

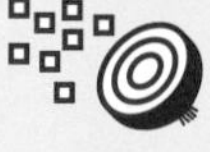

もみ洗い、こすり洗いは厳禁！

カリウムは野菜の皮に多く含まれているので、調理前によくもみ洗いをしたり、こすり洗いをするなど洗いすぎは NG。塩でもみ洗いをするのも NG です。

もやしは、流水で洗うとカリウムが20%、マグネシウムなどは 28%流出してしまいます。

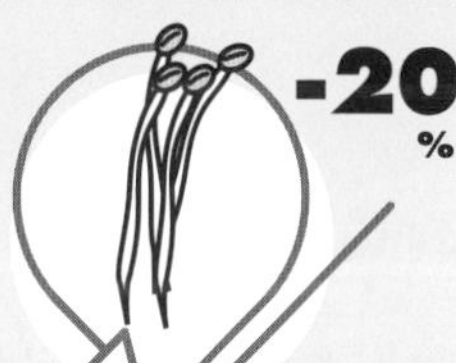

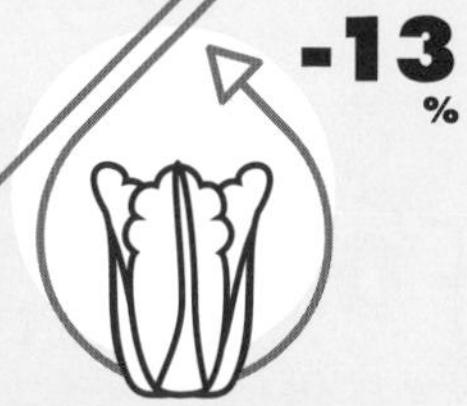

ハクサイもカリウムが 13%流出。なるべく手早く要領よく洗うことがソンしないコツです。

水さらし洗いはNG！

細かく切った野菜を水でさらすとカリウムがどんどん流れ出ます。例えばキャベツなどの葉物野菜の短冊切りを 12 倍量の水にさらすと９%減り、たまねぎや大根などの薄切りを 12 倍量の水にさらすと 41%も減ります。水分と成分を出す塩水につけるのはもってのほか。

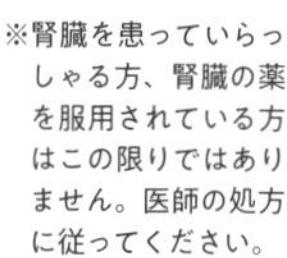

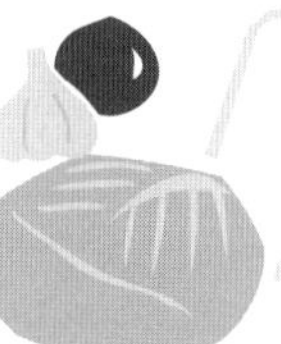

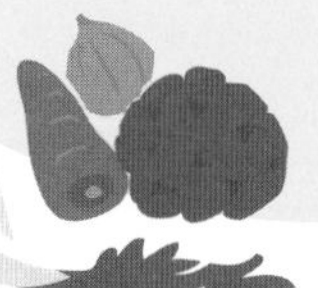

※腎臓を患っていらっしゃる方、腎臓の薬を服用されている方はこの限りではありません。医師の処方に従ってください。

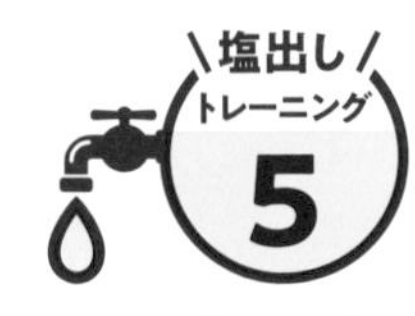

あなたが眠らせている"塩出し力"を鍛えよう
血圧と腸の切っても切れない関係

腸内環境が人間の体調を整えたり、病気の改善と関係が深いという研究が進んでいます。血圧と腸の関係もそのひとつ。血圧が高い人を集めて腸内細菌の検査をしたところ、腸に問題がある人が多いことが判明したのです。

その理由はさまざまな可能性が考えられます。まず、最近注目を集めているのが、腸は脳に非常に大きな影響を与えているという腸脳連関。これは血圧の上げ下げにも、関係があります。例えば、不規則な食事が続いたり、ストレスがかかると、腸内細菌が乱れ、腸内に炎症が起きます。すると腸から脳へ「炎症が起きている」という悪いシグナルが送られ、交感神経が活発化。全身の血圧が上がりやすくなるのです。

〔腸内細菌と血流の連係プレー〕

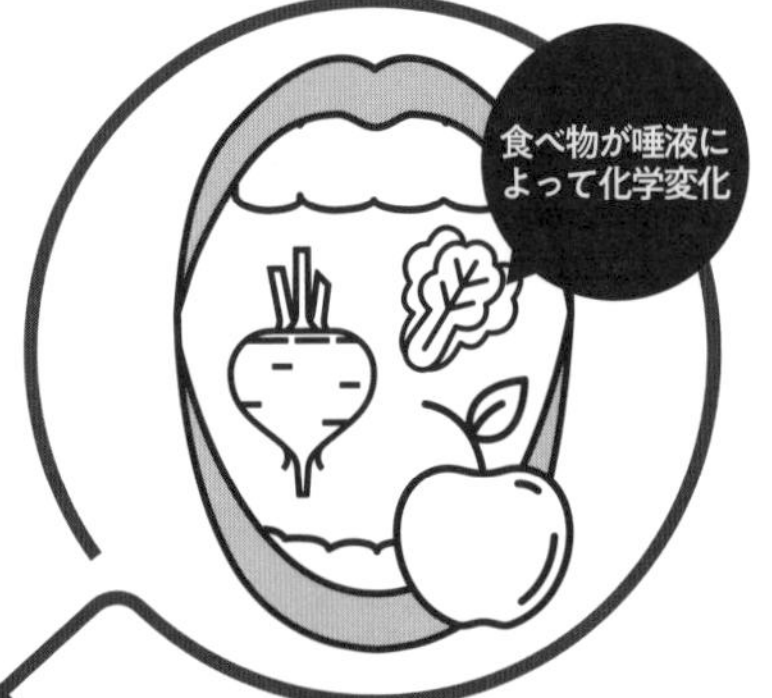

01 口腔内細菌と唾液によって食べ物が化学変化

硝酸塩をたっぷり含んだ野菜や果物を食べると、口腔内の細菌と唾液によって食物が化学反応を起こします。それが腸内細菌を活性化する物質の前身となります。

02 胃の中でNO2に変化！

口で化学反応を起こした食物が胃の中へ流れ込みます。すると胃の中で、血管拡張ガスNOの前身である、NO2になり、血管を拡張する準備が始まります。

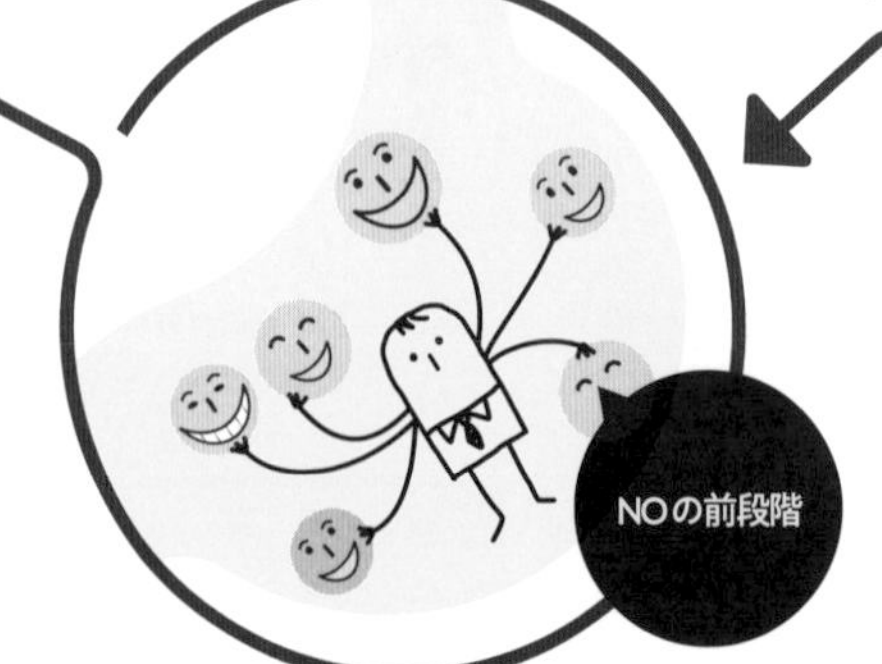

便秘も血圧を上がりやすくするファクターのひとつです。

また、腸内環境が乱れることで腸の粘膜に炎症が起きると、その炎症細胞が血液にのって全身の血管に行きわたります。そのときに血管内皮細胞が産生する、血管を拡張するガス・NO（一酸化窒素）が低下することがわかっており、NOの働きが弱まると血圧が上昇する要因になります。

さらに、よく噛むことで腸内細菌によるNOの発生を促し、それにより血管が広がり、血圧を下げる可能性もあります。

このように、血圧と腸は切っても切れない関係にあるのです。腸内細菌はあらゆる面から健康維持にかかわり腸内環境が乱れると高血圧になるリスクが上がるといえます。

塩を出すとともに腸にいい食品を摂って、高血圧予防に大きな力を発揮させましょう。

04 血管を広げ免疫力もアップ

NOと血流の作用で、血管が柔軟に広がり、血圧がダウン。NOのおかげで免疫力は上がり、健康リスクも低下。血圧を低め安定でキープし、健康な体へと導きます。

03 腸内細菌によってNOに。抗炎作用成分を産生

NO2が腸に届くと、最大25%が腸内細菌の作用によって血管拡張ガス・NOに変わります。腸内環境も整い、腸内から吸収された、いい栄養が全身を巡ります。

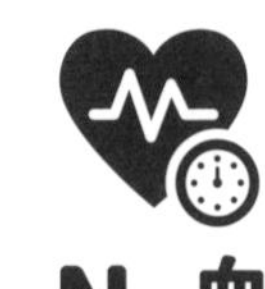

血圧13％低下、抗炎症効果2〜3倍にも！ NOが増えると、体にはいいことだらけ

血管内で発生する血管拡張ガスＮＯ（一酸化窒素）は、血管を柔らかくする物質です。ＮＯは血管内だけでなくさまざまな臓器でもつくられ、生命活動が維持できるように働いています。

血圧と直接関わっているのは、血管内皮細胞で発生するＮＯです。血流が加速するとＮＯを発生させる酵素が働き、合成を促します。血管内のＮＯが増えれば、血管が柔軟になり動脈硬化を防いで、血圧が安定。実際にＮＯが増える

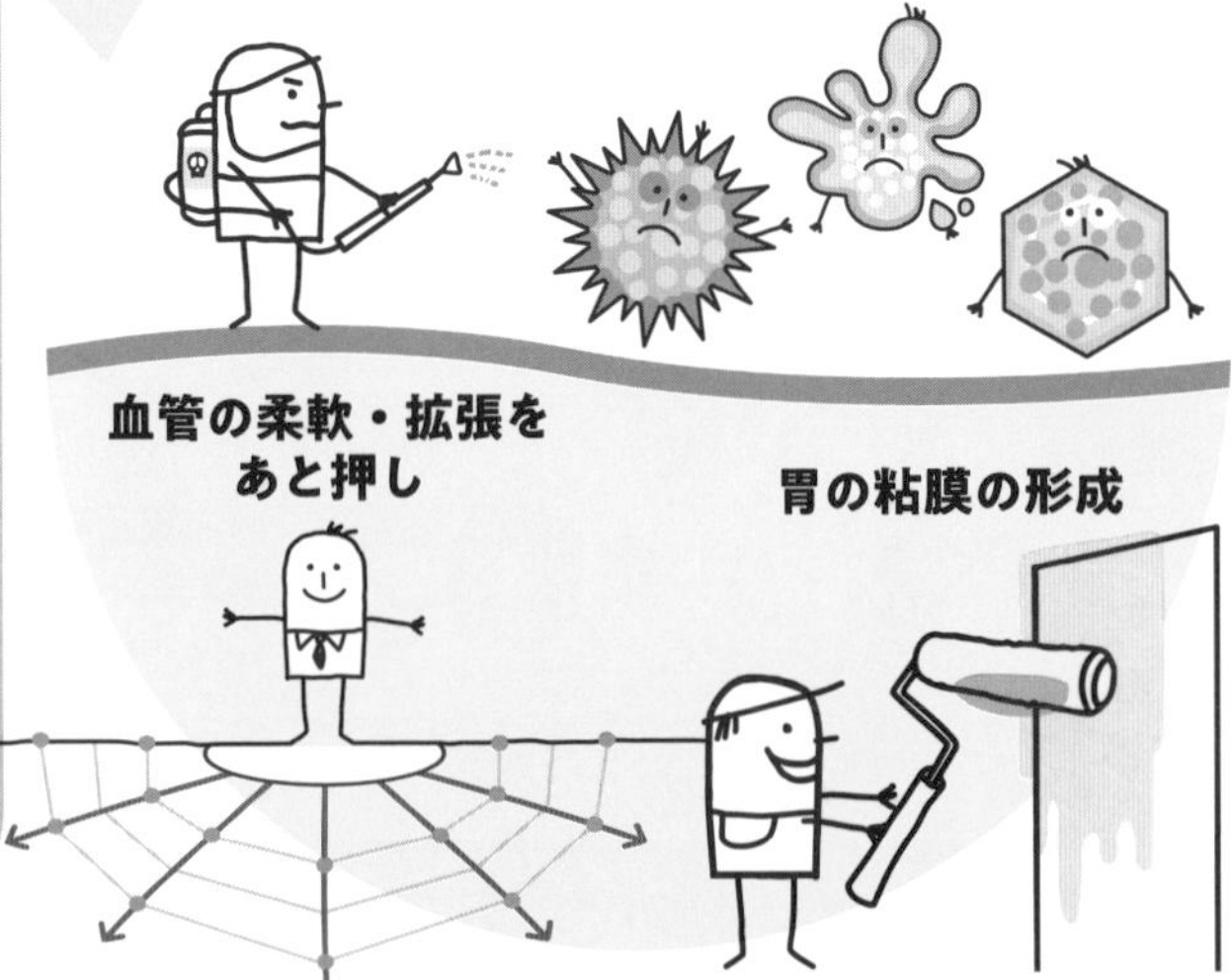

と血圧は13％低下し、抗炎症効果は2～3倍にもなったというデータがあります。また例えば腎臓でつくられるNOは、塩分の排出を促して、血圧を下げるサポートします。このようにNOが増えれば、体にはいいことばかりなのです。

このNOはたんぱく質の構成要素のひとつ、アミノ酸でつくられています。バランスのよい食事もNOの産生には不可欠。たんぱく質が豊富な食品を摂り、NOを保護するビタミンCやビタミンE、ポリフェノールを含んだ野菜をたっぷりと摂って、NOを増やしましょう。

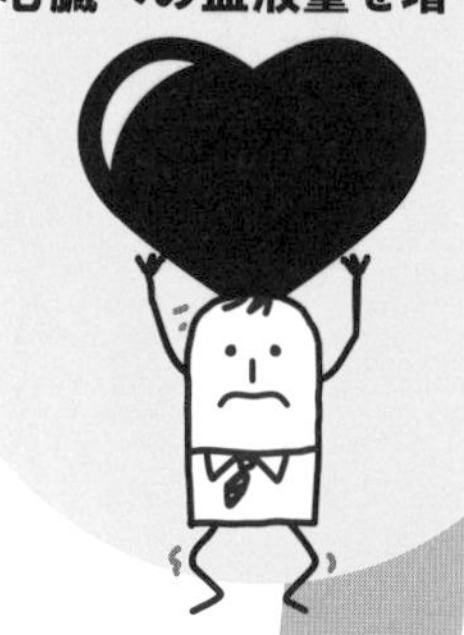

笑っていられないDATAも
野菜が不足すると
NO も不足！

農林水産省の調べでは、1人あたりの野菜の消費量は下降しています。カリウムの摂取量にも影響するので、「野菜不足」を自覚している人はご注意を。

〔NO 不足を人間に当てはめるとこうなる未来リスク〕

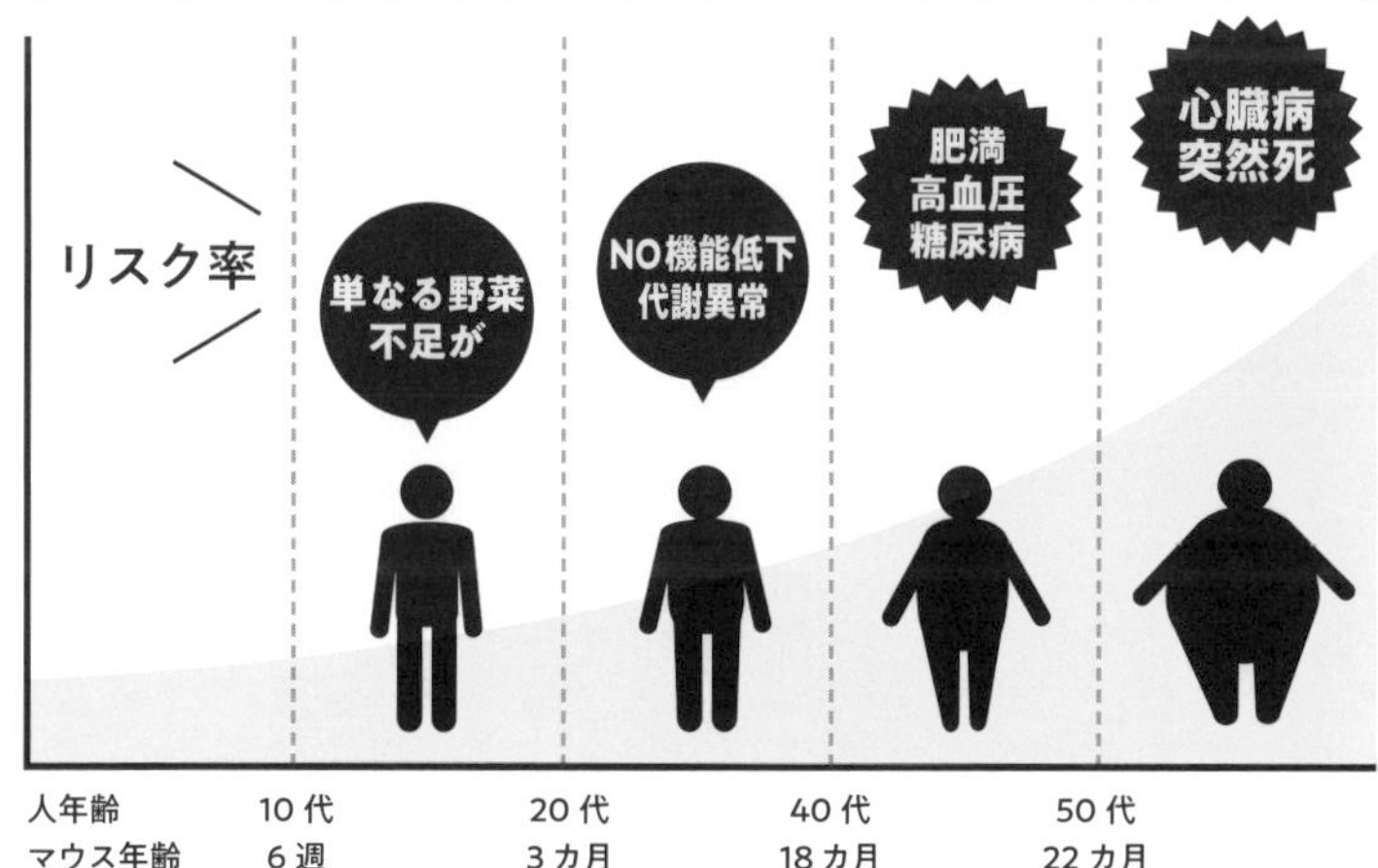

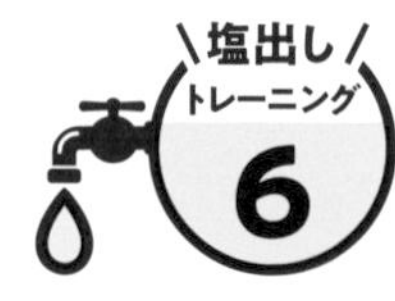

塩分とったら、牛乳1杯！ ミルクマトリックスって何？
血圧と牛乳のただならぬ関係

骨を強くする牛乳ですが、実は高血圧対策には無敵の飲み物です。牛乳摂取量が多い人と全く飲まなかった人では、飲んだ人のほうが上の血圧が10・4㎜Hg低いという結果があります。

牛乳には乳清たんぱく質に加え、カルシウム、ビタミンDなどが含まれますが、それぞれを他の食材からそれぞれ摂るより、1杯の牛乳から摂るほうが、高血圧予防効果が高かったのです。これが「ミルクマトリックス効果」と呼ばれるもの。何より牛乳や乳製品には塩出し食材として大切なカリウムも豊富。コップ1杯で1食分の野菜や果物に相当する200㎎以上のカリウムが摂れます。ただし、体重を増やさないために血圧ダウンには低脂肪や無脂肪のものを。

〔牛乳や乳製品を摂るほどに好血圧〕

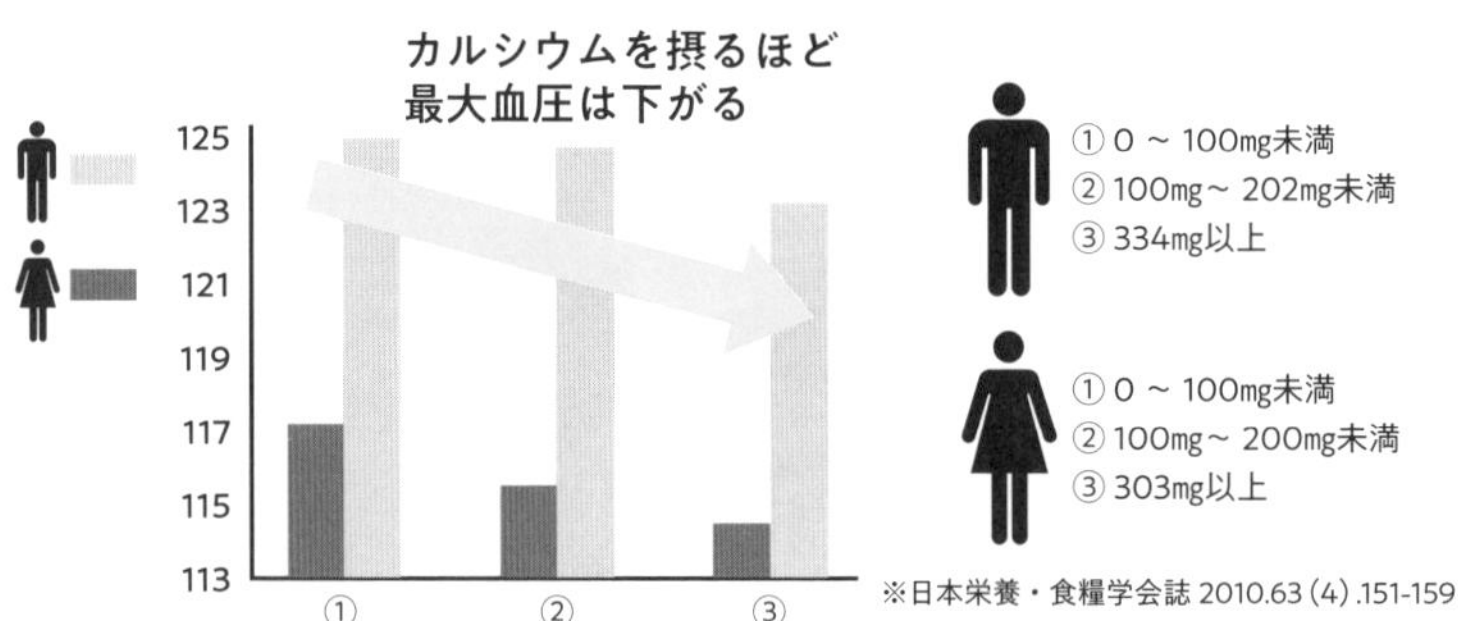

1日に牛乳を1杯飲む人より、2杯飲む人のほうがより血圧が下がったという結果が！

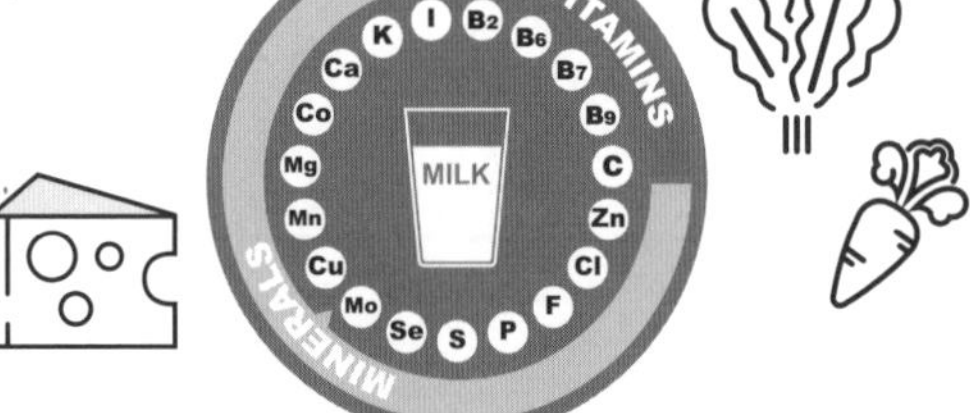

牛乳1杯で摂れる栄養素、ミルクマトリックスがコレ。1杯で血圧を下げるビタミン、ミネラルをたっぷり摂れます。

牛乳を飲むとなぜ血圧が下がるのか？

牛乳を1杯飲むと、カルシウム、カリウムなどのミネラルとビタミンD、乳清たんぱく質の相乗効果で血圧降下パワーを発揮します。

1
ミルクマトリックス効果、発動！！
牛乳1杯飲むだけで、たんぱく質をはじめ、カリウム、カルシウム、ビタミンDなどを一気に摂ることができます。
カリウム 315mg
微量ミネラル
乳清たんぱく質（カゼイン）
ビタミンD
2
NO増産で血管を広げる
カリウムを含むミネラルの効果で、末梢血管が広がり、血流が促進。NOが増産されて、さらに血管が拡張。
3
食べた塩分の塩出し力がアップ
血圧を上げる要因である塩分を、どんどん運び出して、体外に排出。血圧が上がるのを防いでくれます。
4
乳清たんぱく質が血圧上昇ホルモンを抑制
STOP
牛乳に含まれる乳清たんぱく質が血圧上昇ホルモンを抑制。ミネラルとの相乗効果で血圧が上がるのをストップ。
血圧DOWN

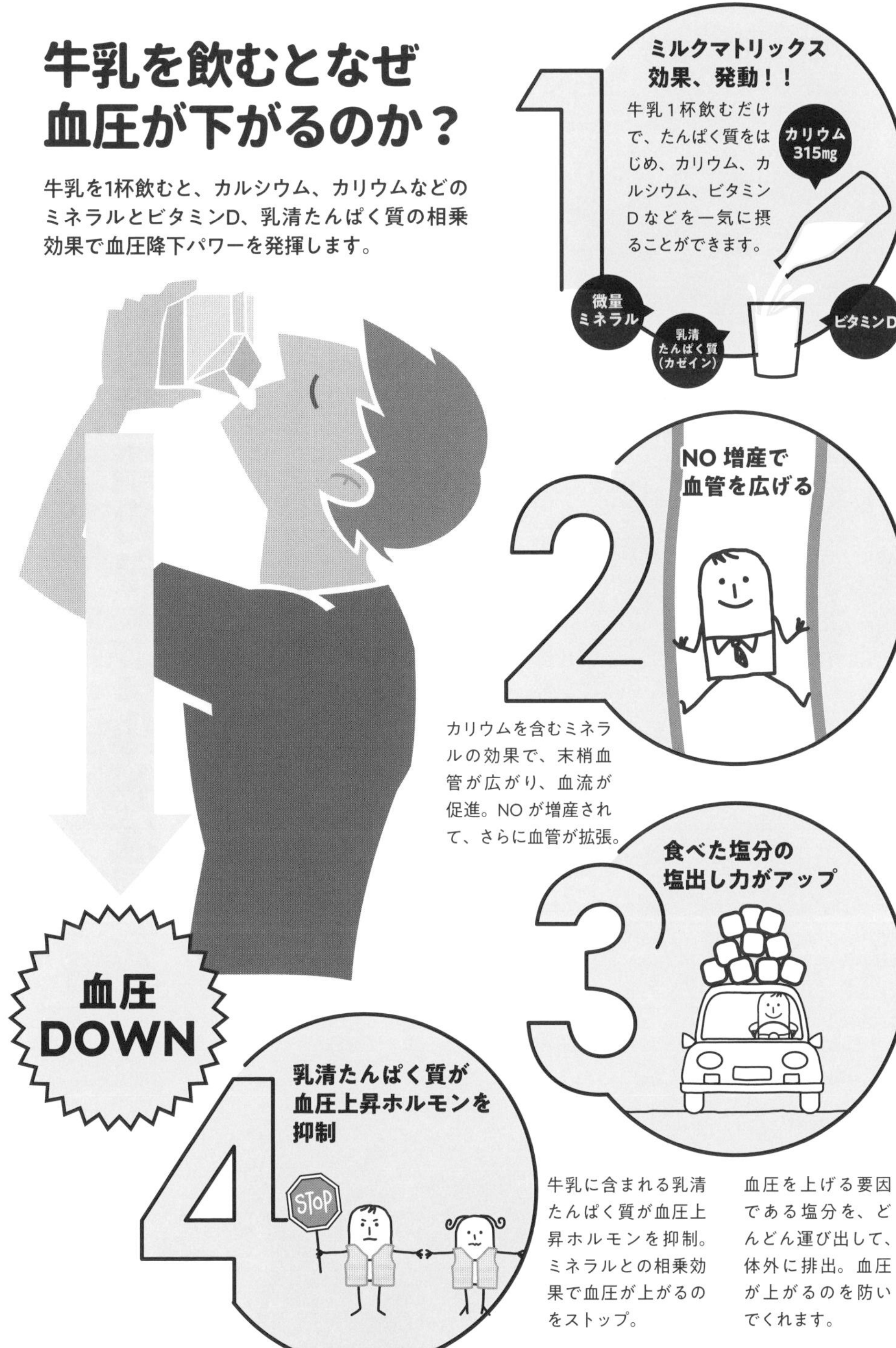

1週間に5食以上で高血圧リスク20％ダウン！毎日同じ種類のヨーグルトは損をする

腸内環境をよくすることは、血圧コントロールに有効である、と前述しました。実際に、アメリカ・ハーバード大学医学部の研究によると、1週間に5杯以上のヨーグルトを食べた女性は、高血圧のリスクが20％減ったそうです。また、血圧の数値は上で平均3・56㎜Hg、下で2・38㎜Hgダウン。心臓病になるリスクは最大29％も下がります。

特に動脈硬化を防ぐと注目されているのが、ヨーグルトなど発酵乳に含まれる乳清由来の「ラクトトリペプチド」です。最近の研究でこの成分は、血管をしなやかにし、血圧を下げる効果が認められています。つまり、ヨーグルトは血圧が気になる人にとって、ほぼ毎日摂りた

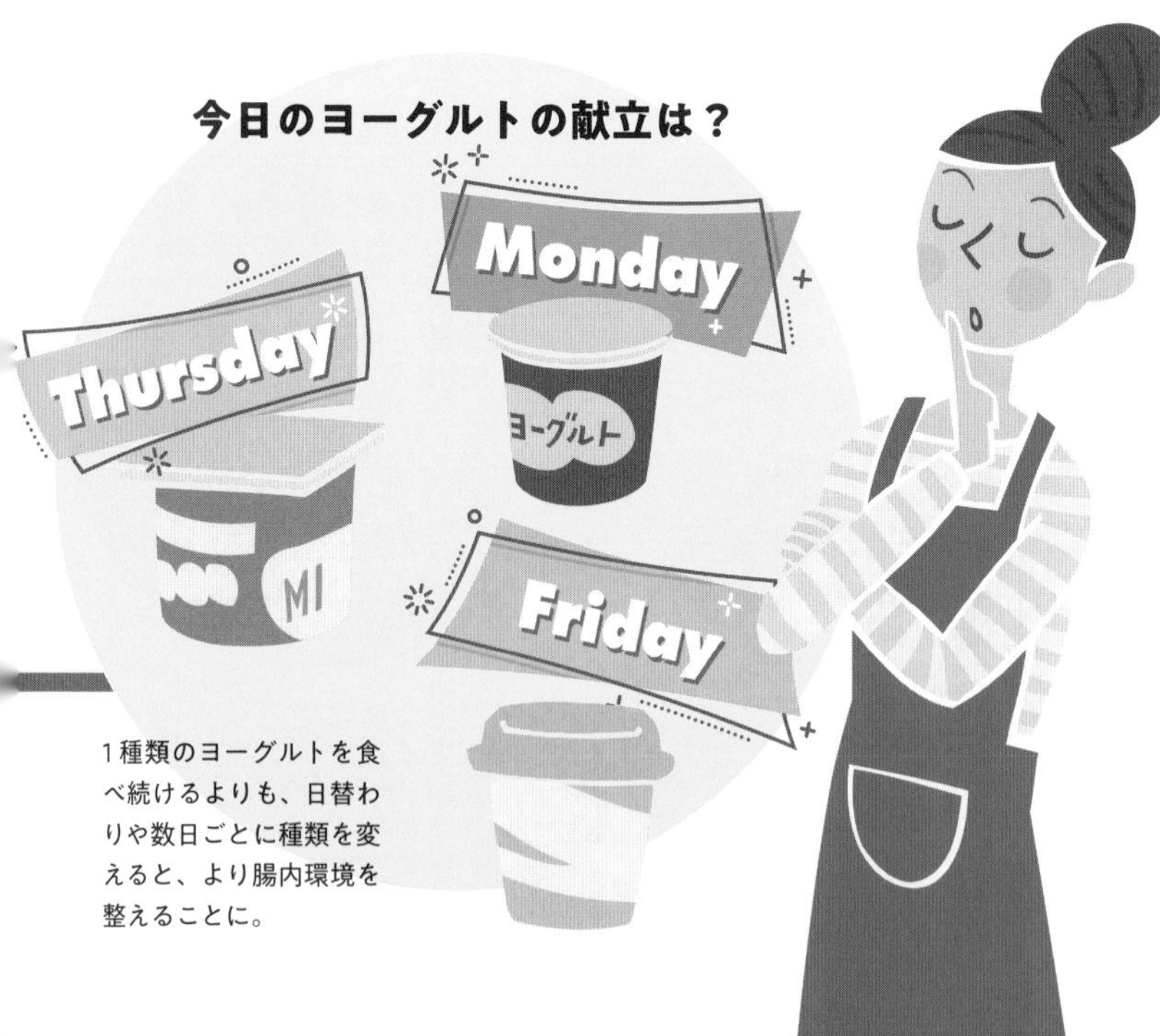

1種類のヨーグルトを食べ続けるよりも、日替わりや数日ごとに種類を変えると、より腸内環境を整えることに。

い食べ物なのです。では数あるヨーグルトの中から何を食べたらいいのでしょうか？

腸内に存在する腸内細菌は１００兆個ともいわれています。できるだけ多くの菌を働かせるためには、数種類のヨーグルトを摂ったほうが得です。毎日ヨーグルトを食べていても1種類だけを食べ続けることは、腸内細菌を増やす観点からはソンをしているといえるでしょう。ヨーグルトは1種類食べ続けるより数種類を日替わりで。これが賢いヨーグルトの摂り方です。

血圧降下作用ラクトトリペプチドが溜まる部位は？

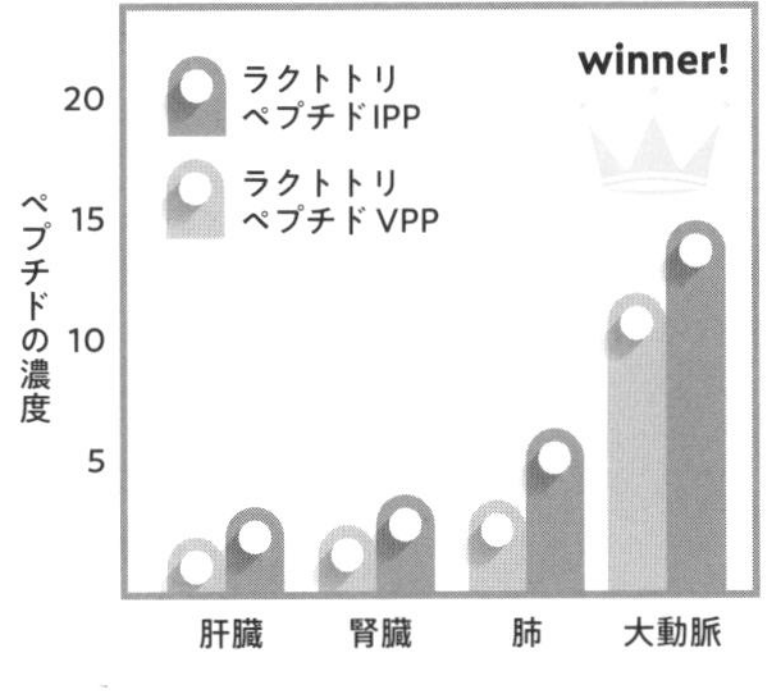

GOAL
血圧DOWN!

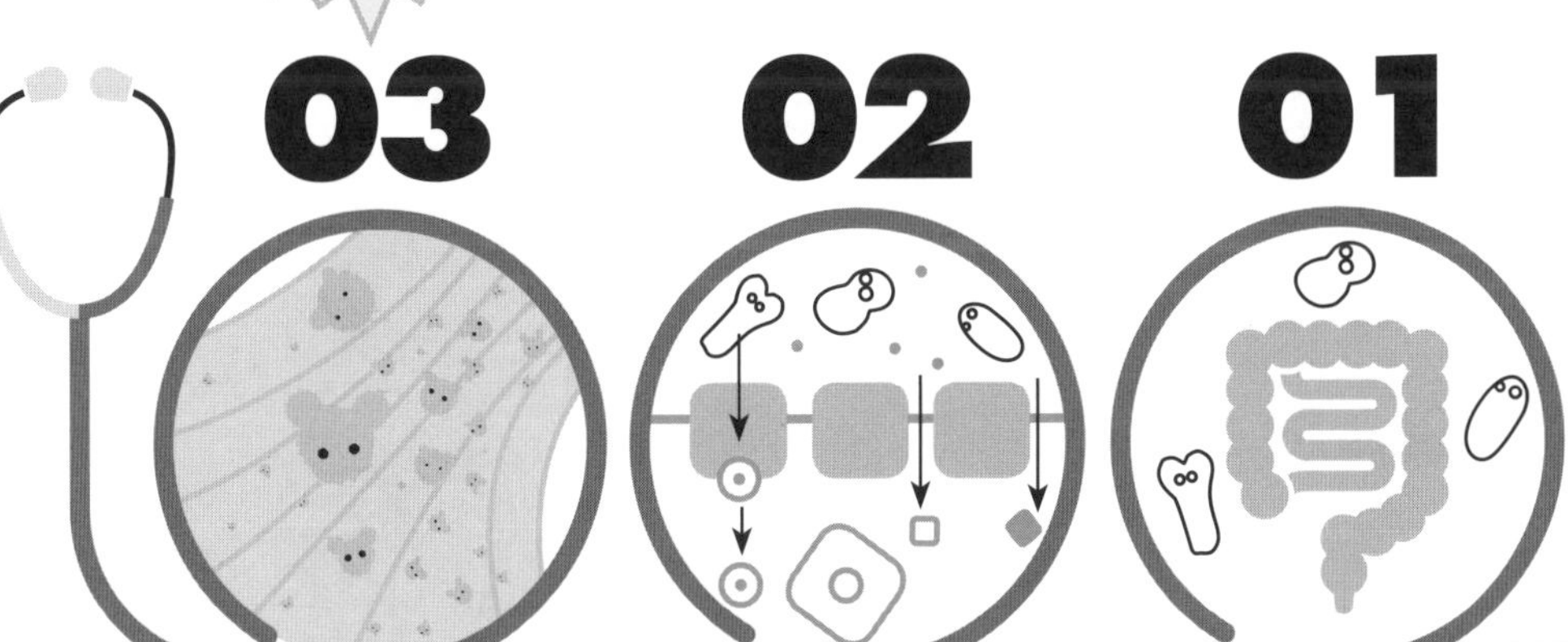

01　ヨーグルトに含まれるビフィズス菌や乳酸菌が腸内に届くと、善玉菌のえさになり、善玉菌を増やしてくれます。

02　腸内環境が整ってくると、腸管壁にある免疫組織に菌が取り込まれ、免疫調整作用や、脳への神経に働きかけます。

03　脳内の視床下部というところに働きかけて、血圧を上げるホルモンの働きを阻止。血圧を下げるのをサポートします。

実は「刺身」に負けないお宝だった タデ食うつまは最高の"下げ塩力"

「蓼食う虫も好き好き」ということわざをご存知でしょうか? 蓼(タデ)は、刺身の薬味として、つまとともに皿に盛られている赤紫色の葉。苦くて辛いこの葉を多くの虫は食べないためこのことわざが生まれたようです。しかし、虫にも嫌われるタデですが、強力な塩出し力を持つ野菜として見直されています。

塩分を多く摂ると血圧を上げる酵素が産生。タデにはこの働きを抑える※ヒペロシドという成分が豊富です。高血圧予防に使われる漢方サンザシ(山査子)の503倍も含まれています。最近では、食べやすくした紅タデスプラウトも発売されていますが、まずは刺身を食べる時にはタデも忘れずに食べましょう。

腸管で
血圧を上げる
ヒトキマーゼが
発生

高血圧

タデは
最大50%
ヒトキマーゼを
抑制、血圧の
上昇を阻止した

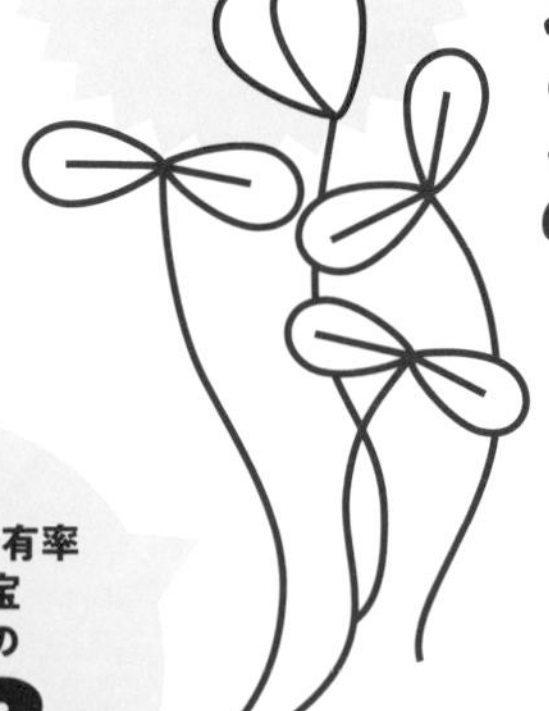

ヒペロシド含有率
漢方薬の宝
サンザシの
503倍

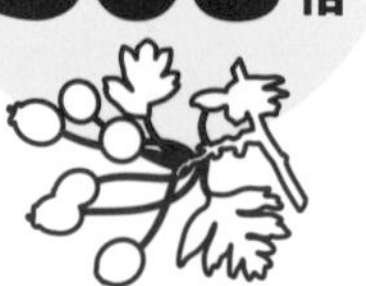

※ヒペロシドは、メディカルハーブとも呼ばれ、深い睡眠を促すなど、多くの機能への関与が期待されています。

タデ食うで血圧を制す！

まだある！つまパワー

タンポポ

タンポポには細胞を修復するβ - カロテンが豊富。またカリウムも多いので、塩出し食材として最適。

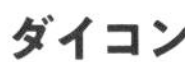

ダイコン

ダイコンには間接的に血圧上昇を防ぐGABAが豊富。すりおろすと効果アップ。

パセリ

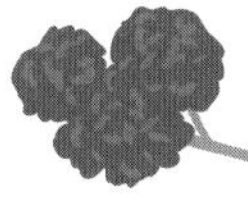

抗酸化作用の一種、ルテインが含まれるパセリ。動脈硬化を防ぎ、高血圧予防に。

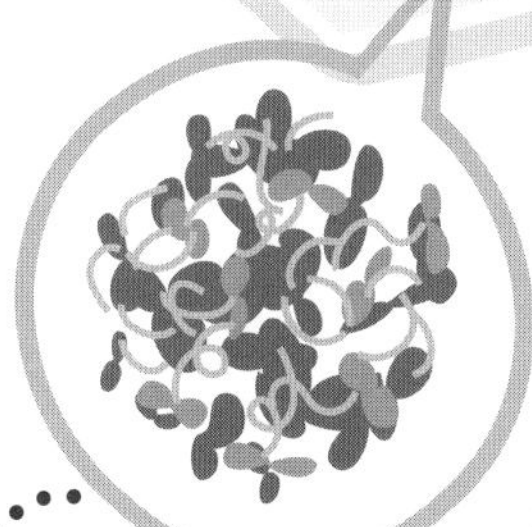

実験で男女6人が4カ月半タデの粉末を摂取したところ、上の血圧は平均で131から126㎜Hgに、下の血圧は83から79㎜Hgに下がりました。

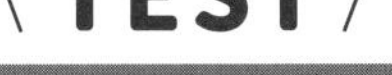

\ TEST /

12週間食べてみたら…

タデ摂取で朝の血圧も6㎜Hg下がった

朝、起床後1時間以内に測った血圧でも同様に、400㎎のタデを摂取後12週の血圧測定では、平均で142㎜Hgから136㎜Hgへ6㎜Hgに下がり、降圧効果が見られました。

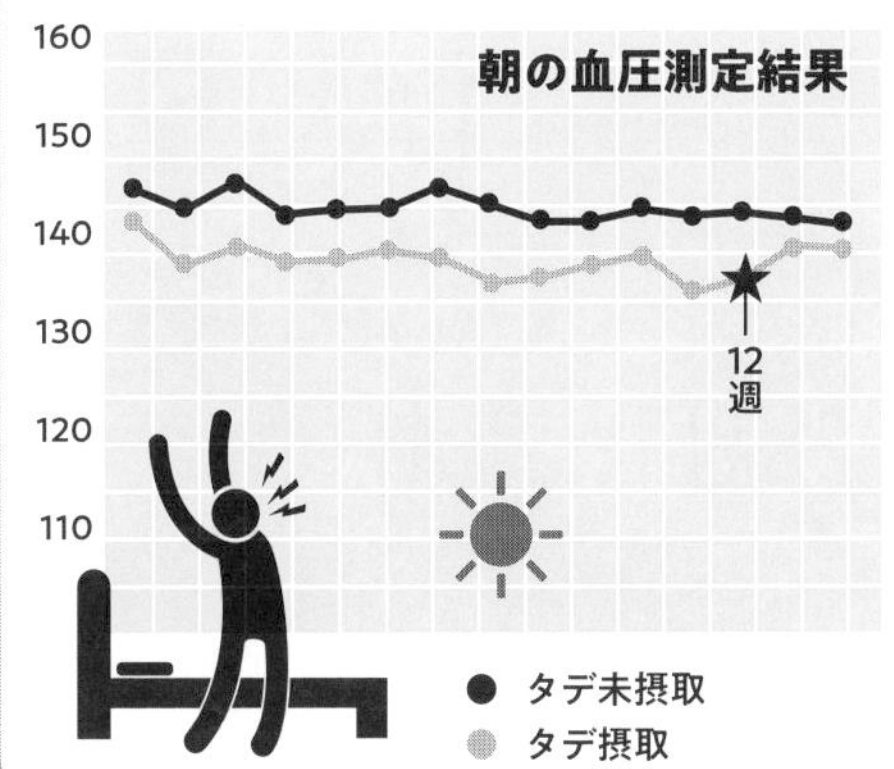

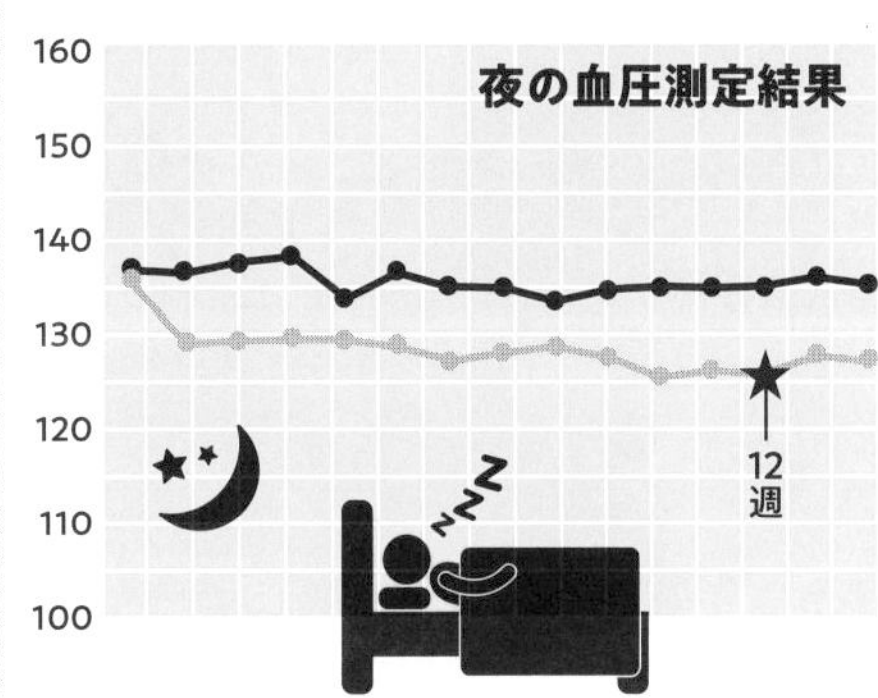

12週で上の血圧が11㎜Hg下がった

400㎎のタデを摂取後、家庭用の血圧計で夜に上の血圧を計測した実験。12週の血圧測定で、136㎜Hgから125㎜Hgになり、見事、11㎜Hgも血圧が下がりました。

ごはんの吸収より、緑茶が先、飲み続ければマイナス15㎜Hgも食後は「お茶」で、なかったことにする

緑茶に含まれるカテキンは1〜2時間でほとんどが血液中に吸収されます。肉やごはんの吸収が約8時間かかるのに比べて、カテキンは吸収がかなり早いのです。そのため、食後の血圧の上昇を抑えるのにうってつけなのです。

研究では、毎日湯のみ1杯程度以上の緑茶を1年以上飲み続けている人は、緑茶を飲む習慣がない人に比べて、高血圧を発症する危険性が46％も低かったのです。しかも、血圧が高めな人と、正常な血圧の人では、血圧が高めな人のほうが、顕著に血圧が下がりました。

まさに「やった人ほど得をする」。血圧が高い人こそ、積極的に食後のお茶を取り入れていきましょう。ただし、飲み方に注意。「紅茶」

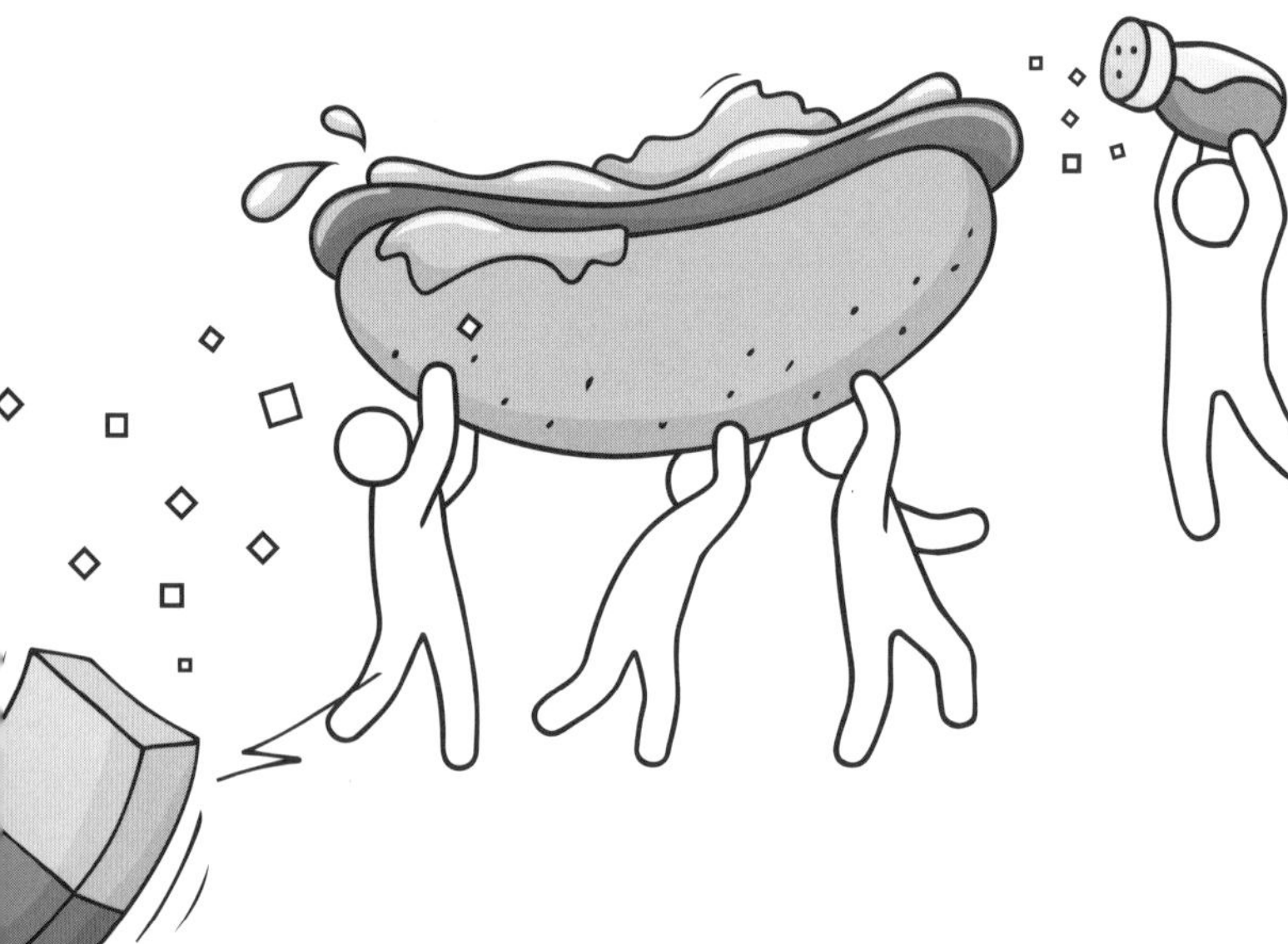

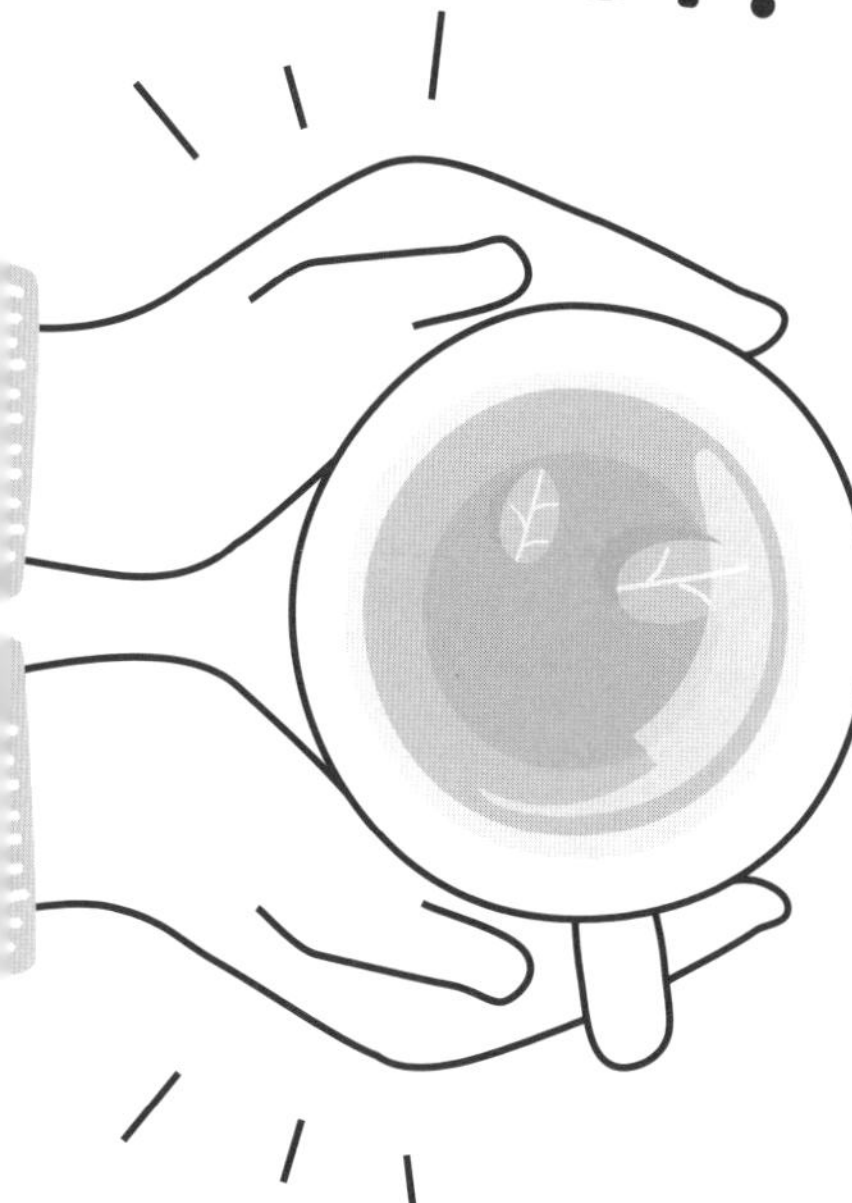

にミルクを入れると血圧が上がります。牛乳や紅茶単体では、血圧にとてもいい成分が豊富ですが、一緒に摂ると、お互いのいいところを打ち消してしまいます。血圧が気になる人がお茶を飲む時は、ぜひ、ストレートでどうぞ！

紅茶にミルクを入れると血圧が上がる

緑茶と同様に紅茶のカテキンも、NOの活性を促して、高血圧予防が期待できます。しかし、気をつけたいのは牛乳入りのミルクティー。紅茶も牛乳もそれ自体は血管にいい影響をもたらしますが、紅茶にミルクを入れると紅茶のポリフェノールの働きを打ち消してしまいます。高血圧予防には、食後の紅茶はストレートで飲みましょう。

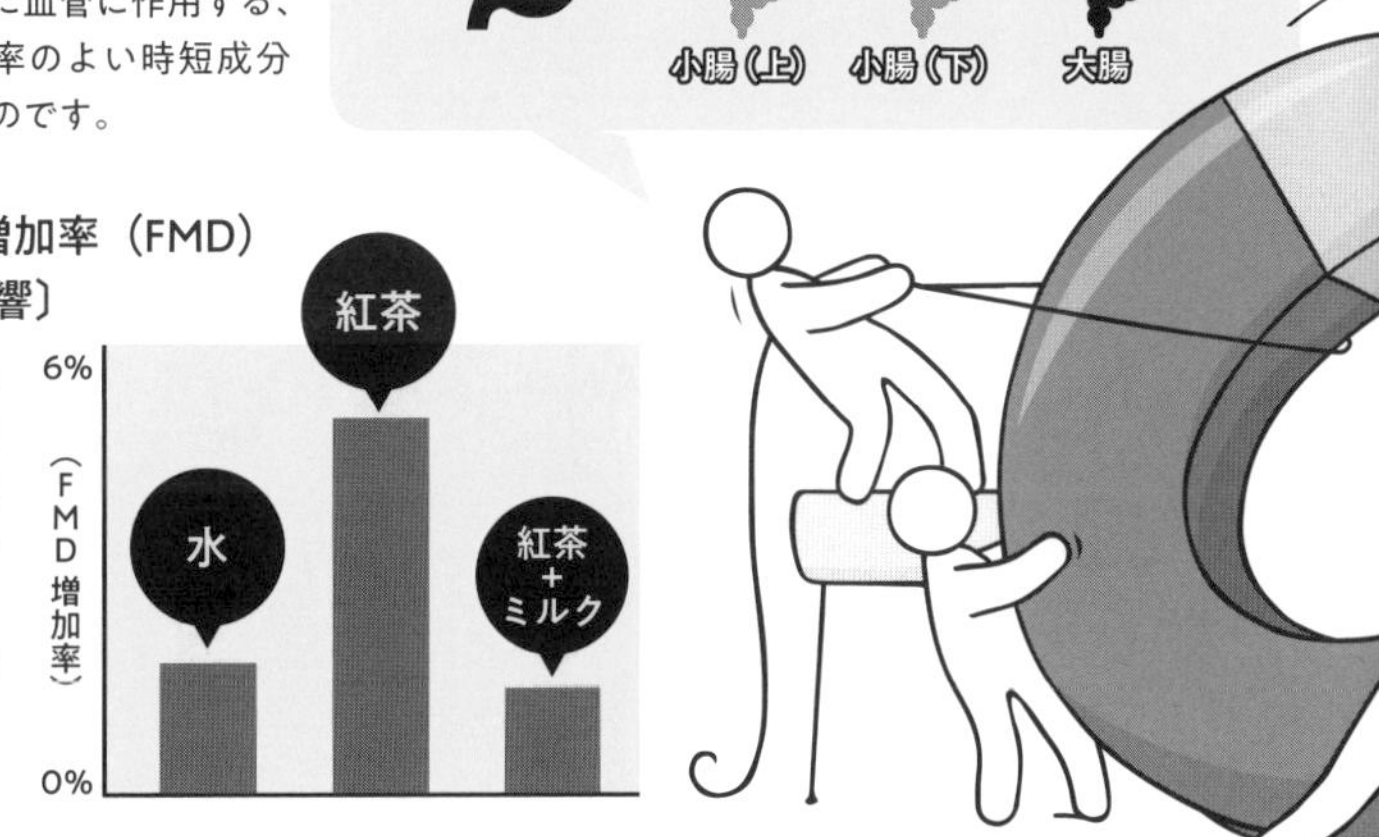

緑茶に含まれるカテキンの75%が2時間以内に、大腸に届く前に体内に吸収されます。カテキンはまさに血管に作用する、効率のよい時短成分なのです。

〔紅茶作用による血管径増加率（FMD）に対するミルク添加の影響〕

更年期を過ぎた健康な女性に紅茶を500㎖飲ませ、2時間後にNOの活性を血管径増加率（FMD）で測定。紅茶のみでは血管がよく広がるが、ミルクティーになるとほぼ増加率が認められないという結果に。

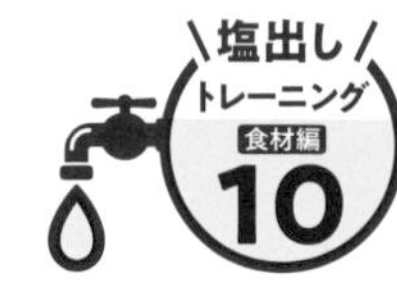

最大10㎜Hg血圧ダウンも!!
野菜ジュースならトマトより"ビーツ"が上手(うわて)

ロシア料理の「ボルシチ」に入っている真っ赤なかぶのような野菜がビーツ。その姿から赤かぶと呼ばれることもありますが、実はほうれん草と同じアカザ科に属しています。ヨーロッパでは、奇跡の野菜、食べる輸血とも呼ばれ、昔からスーパーフードとして愛された食材です。最近、日本でも注目を集めているのが、このビーツの赤色のもとであるベタシアニンやベタキサンチンが持つ、血管拡張ガス・NO（一酸化窒素）の産生を促す効果です。ビーツジュースを摂取したことで、血圧が最大10㎜Hgダウンしたという研究もあるほど。さらに、ビーツには塩出しに役立つカリウムが、トマトの2倍も含まれ、まさにお宝食材なんです。

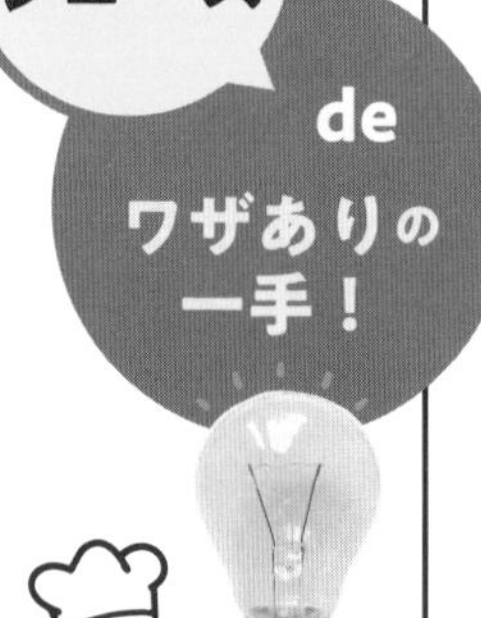

スイカ×すりおろし大根にハチミツで最強NO増産ドリンク

野生のスイカから発見された非必須アミノ酸のL-シトルリン。この成分は血液中でL-アルギニンに変化し、血管拡張ガス・NOの産生を促します。また、大根はすりおろすと2倍のGABAが。スイカと大根をミックスしたジュースは、ビーツが手に入らない時の、最強のNO増産ドリンクに。腸の善玉菌のえさになるハチミツをプラスすれば、さらにNOの産生によい効果が！

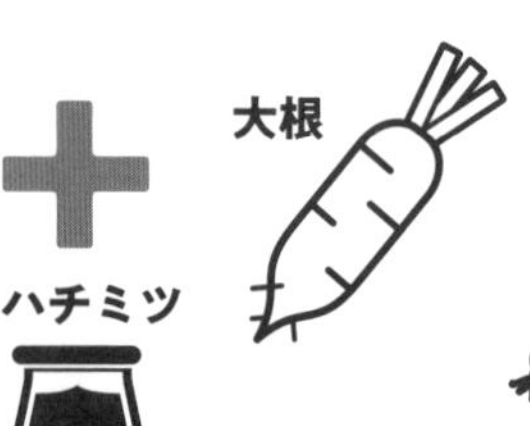

赤い渦巻は、血の巡りがよくなるサイン

ビーツの赤紫色の渦巻に含まれるベタシアニンという色素はポリフェノールの一種で、抗酸化作用が高い成分です。また、血管拡張ガス・NO の産生を促す硝酸塩を多く含むため、動脈硬化や高血圧の予防のために積極的に摂りたい野菜です。

BEET（ビーツ類）

捨てちゃダメ 葉にこそ NO たっぷり！

ポリフェノールが多いのは赤紫色の実の部分ですが、葉にはビタミンCやミネラル、疲労回復を促すビタミンB群も豊富。葉も実と一緒にジュースにして、ビーツの栄養を全部取り入れて。

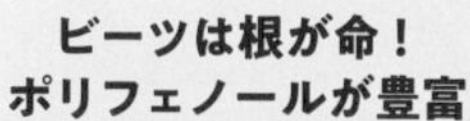

ビーツは根が命！ ポリフェノールが豊富

ビーツの根は葉よりポリフェノールの一種・フラボノイドが約1.4倍。通常、葉のほうが多いビタミンCも、根に1.5倍以上も！ 根には360g以上のカリウムもあり、この部分だけでバナナ1本分に！

血圧 DOWN　知恵の樹

ビーツジュースは体を救うドクター野菜！

ビーツジュースは高い抗酸化力があり、りんごジュースよりも高く、オレンジジュースの約2倍、トマトジュースの1.25倍も。老化やがん予防が期待されるドクター野菜です。

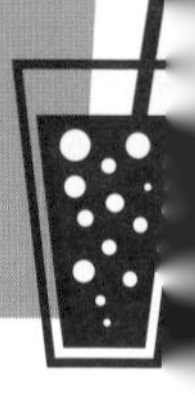

GABAを賢く使おう なすで塩出し力68％アップ

野菜の中でもなすに多く含まれているのが、アミノ酸の一種・GABA（ギャバ）。これこそ高血圧予防に役立つスーパー成分です。GABAは体内に吸収されると、交感神経の末端から出て血管を収縮させるノルアドレナリンの分泌を抑制して、血圧上昇するのを防ぎます。実は、なすのGABA生成量は60℃の加熱処理で増えたという結果も。つまり、レンジで蒸したり、焼いたり熱を加えることで、もっとお得にGABAを体に取り込めます。

なすには交感神経の働きを抑制する成分・コリンエステルがニンジンの約1000倍も含まれています。なすは、交感神経の高ぶりを抑え、血圧上昇の抑制が期待できる食材です。

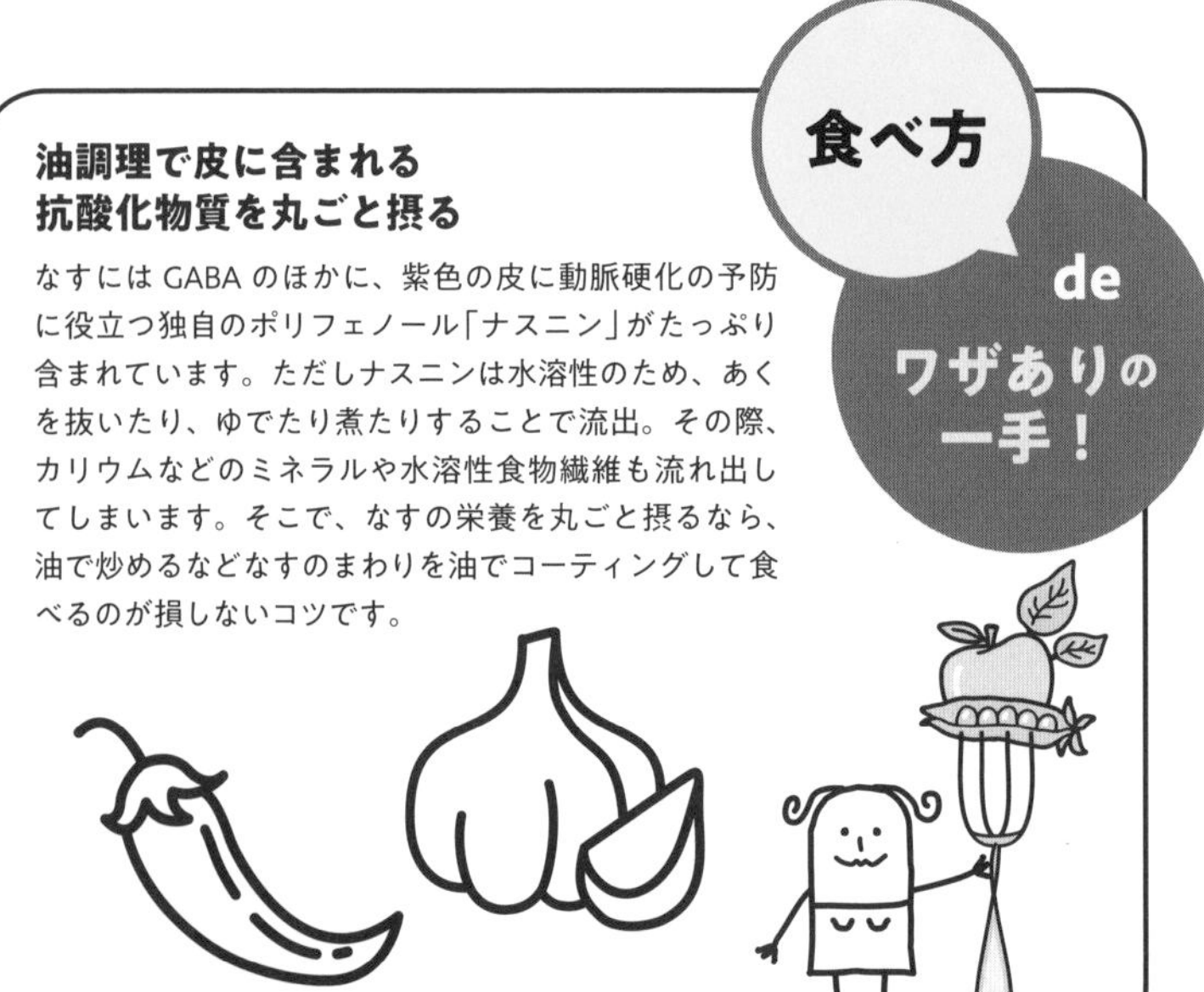

油調理で皮に含まれる
抗酸化物質を丸ごと摂る

なすにはGABAのほかに、紫色の皮に動脈硬化の予防に役立つ独自のポリフェノール「ナスニン」がたっぷり含まれています。ただしナスニンは水溶性のため、あくを抜いたり、ゆでたり煮たりすることで流出。その際、カリウムなどのミネラルや水溶性食物繊維も流れ出してしまいます。そこで、なすの栄養を丸ごと摂るなら、油で炒めるなどなすのまわりを油でコーティングして食べるのが損しないコツです。

なすは60℃でGABA最活性！

なすを60℃で加熱処理をするとGABAが増えたという報告が。最近流行の低温調理はちょうど60℃ほど。レンジで温度設定して火を通せば最活性化したGABAを丸ごといただけます。

EGGPLANT（なす）

なすを食べて、リラックスや快眠効果に

交感神経は血圧を上げる大きな要素。その交感神経を抑制するコリンエステルが、なすには他の食材と比較して1000倍以上も。今後、薬いらずで血圧を改善する食材のひとつとして、期待されている成分です。

〔コリンエステル含有率〕

(mg)
5
0
ナス圧勝！
なす
ニンジン
トマト
キャベツ
かいわれ大根

皮はむかずにポリフェノールを最大に

なすのポリフェノール「ナスニン」は皮に含まれています。抗酸化作用が高く、動脈硬化の予防になります。なすの栄養をたっぷりと取り入れるために、皮はむかずに丸ごと食べましょう。

血圧DOWN　知恵の樹

なすの最大GABA量はミニトマトの1.4倍！

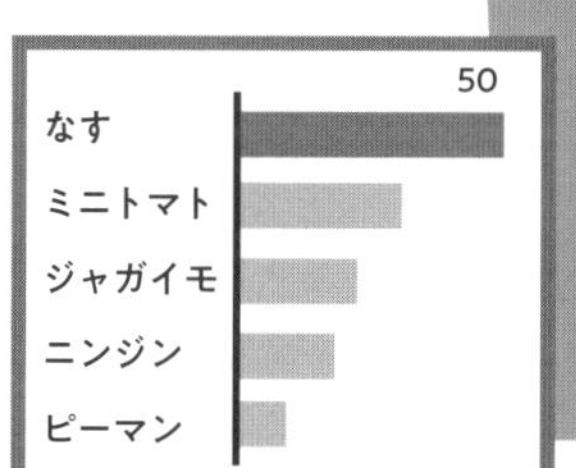

自律神経を整えて、ストレスによる高血圧の予防に期待できる成分GABA。なすには最大で、ミニトマトの1.4倍のGABAが含まれているのです。

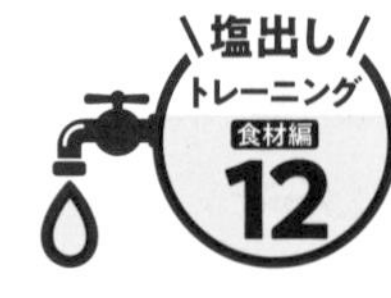

7日間で約6㎜Hgダウン！ほうれん草は血管を柔らかくする"神食材"

数ある野菜の中でも、ほうれん草は高い抗酸化力と、血管を拡張するガス・NOのもととなる硝酸塩[1]が多く含まれています。カリウムを含むミネラルも豊富なため、血圧ダウンには欠かせない食材のひとつです。ほうれん草を食べて、動脈硬化を8・7％下げ、血管を柔らかくしたという報告もあります。さらに、上の高血圧を最大6㎜Hg下げたという結果もあり、まさに血管を守るパワー食材といえる野菜です。ただし、下ごしらえ次第で成分が抜けてしまうので、加熱時間や洗う時間はできるだけ短く、できれば生サラダなどで使用するほうが、血圧ダウンには効果的です。常備野菜のひとつなので毎日の食卓に上手に取り入れてください。

緑野菜 de ワザありの一手！

ほうれん草の加熱調理で大損！
炒めると約40%減、加熱時間にも影響が

血圧降下に効果のある機能性成分・クロロフィルが豊富なほうれん草ですが、熱に弱く100℃で5分調理するだけで30%、10分で40%減少します。またレンジ調理では98%残存しますが、炒めると40%近くダウンに。ブロッコリーも70℃で5分加熱するだけでカリウムが4割以上消失します。

注1）一般にハムやソーセージなどに含まれる発がん性物質とされる硝酸塩は防腐剤や色の固定剤として使用されています。野菜や果物に80%以上含まれる天然硝酸塩は、ビタミンCなど抗酸化物質が含まれており、両者は別物と考えられています。

赤い根がNO産出の宝庫！

血管拡張ガス・NO 産出をサポートする成分・硝酸塩が豊富なのがほうれん草。鉄分やカリウムなどのミネラルもたっぷり含まれているので、毎日の食事に積極的に加えてほしい食材です。

SPINACH（ほうれん草）

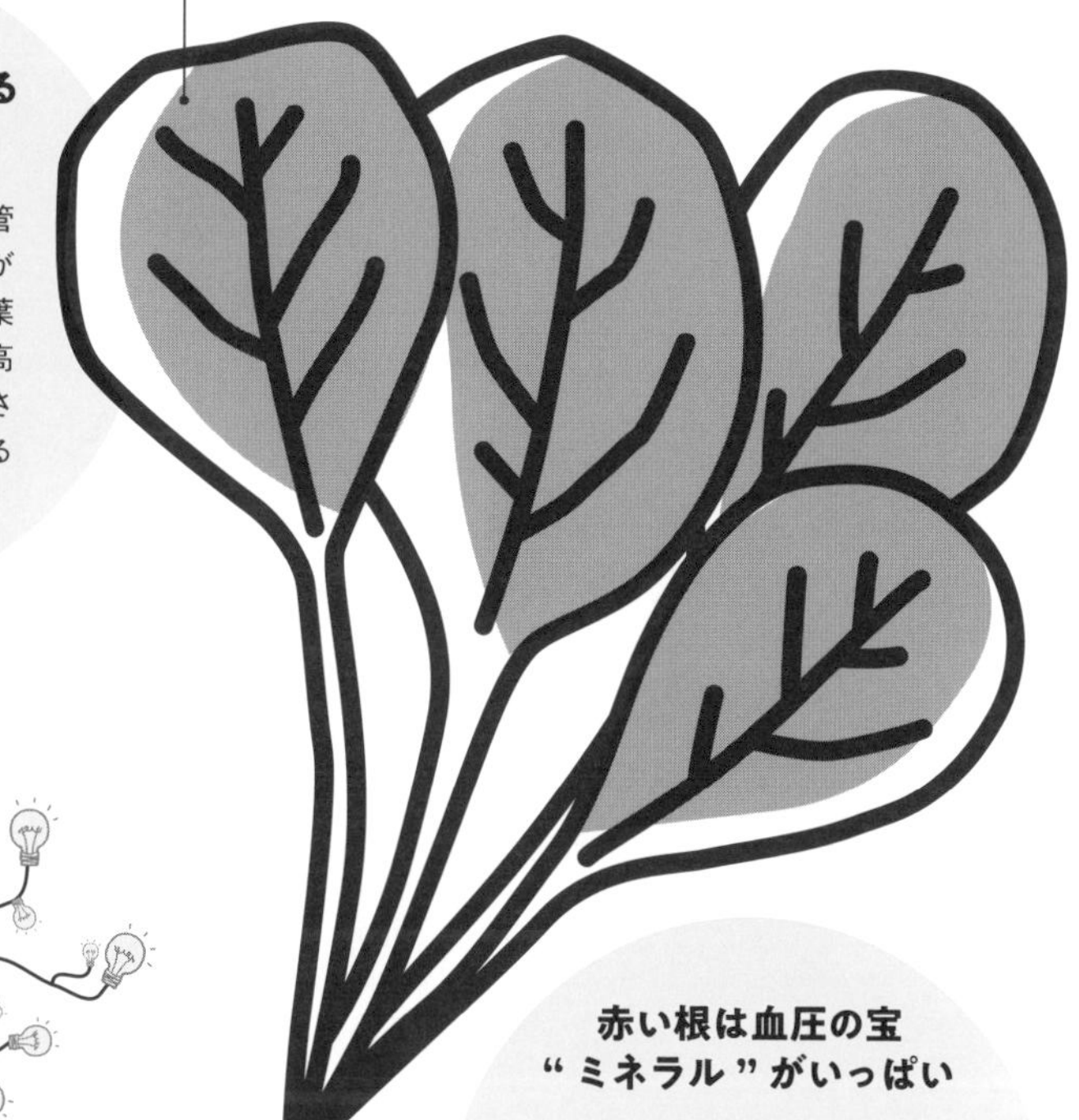

血管の粘膜を強化するβカロテンが豊富

ほうれん草の葉には、血管拡張ガス・NO の硝酸含量が茎の 2.6 倍多く含まれ、葉もビタミン C の含有量が高いのですが、お湯に 30 秒さらすだけで、50％以上減るので、あく抜きは注意。

赤い根は血圧の宝 “ミネラル”がいっぱい

ほうれん草の赤い根にはマンガンというミネラルがたっぷり。カルシウムやマグネシウムとともに、塩出し力を高めるサポートをしてくれます。

血圧 DOWN　知恵の樹

ほうれん草はアスパラガスの 4 倍以上の DOWN 力

NO のもとをつくる硝酸塩含有量の多い野菜・ほうれん草と比較的少ないアスパラのスープを 1 週間飲んだ時の血圧降下力は、4 倍以上ほうれん草に軍配があがる結果に。

〔ほうれん草スープ VS アスパラスープの血圧降下力〕

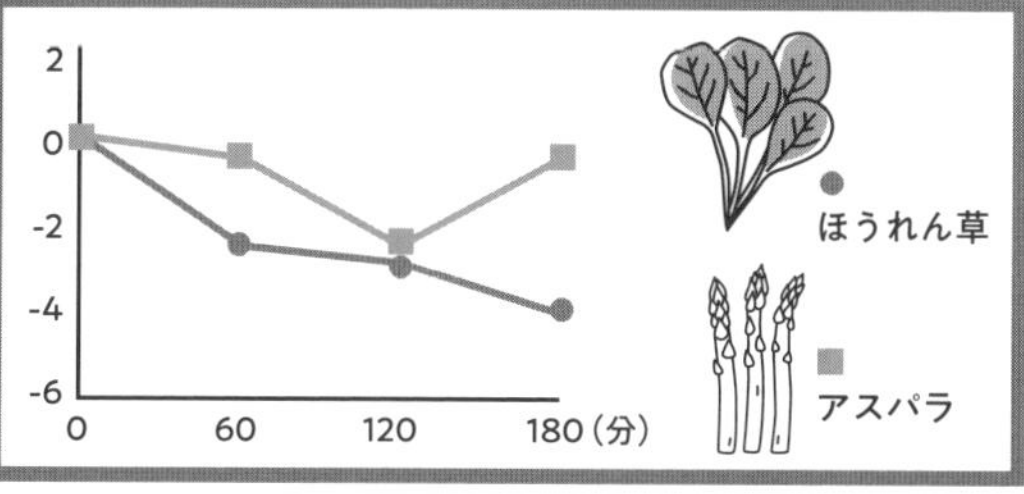

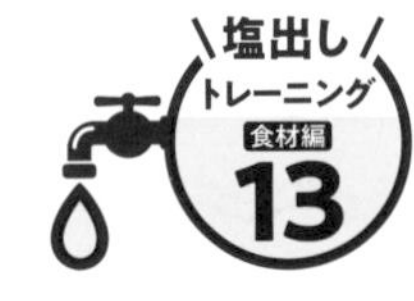

バナナの甘さは至宝だった！ 1日に2本のバナナが血圧をダウン!!

バナナといえば、長距離ランナーの栄養補給食としても活躍するエナジーフルーツ。バナナに含まれる多糖類・グルカンが血管拡張ガス・NO産出や免疫調節機能を活性化させます。

また高血圧患者に2週間、毎日2本の完熟したバナナを食べてもらった結果、収縮期血圧も拡張期血圧も下がったという実験結果も。

そのうえ、中程度のバナナ1本には約420mgのカリウムが含まれ、フルーツの中でも塩出しパワートップクラスの実力です。果皮には動脈硬化を防ぐ効果があるので、皮の内側のスジまでこそげ落とすように食べるのがお得。1日2本のバナナを食習慣に加えることで、血圧を下げ、免疫力アップも期待できるのです。

バナナ de ワザありの一手！

バナナティーで果肉の56倍の皮のフラボノイドを！

皮を有効利用するならバナナティー・別名バナナ皮茶を！ ポットや鍋に700mℓ[1]の水を入れて沸騰させる。バナナ1本を洗った[2]あと両端を切り落とし皮ごと入れる。中火にして20分間煮る。バナナを取り除き、お好みで蜂蜜やシナモンを入れて。睡眠を助ける夜の飲み物としてもおススメ。

Banana Tea

1) およそ2～3カップ分です。
2) どうしても皮が気になる人は無農薬のものを使ったり、皮を剥いたりしてつくりましょう。皮を剥く場合も手順は同じですが、煮る時間は5～10分程度でOKです。

バナナは血圧にもスジが通っている

中程度のバナナは塩出しのキー成分、カリウムを豊富に含んでいます。さらに、免疫調節機能を整え、動脈硬化の予防や血圧を下げる効果が期待できる、最も身近なスーパーフルーツなのです。

BANANA（バナナ）

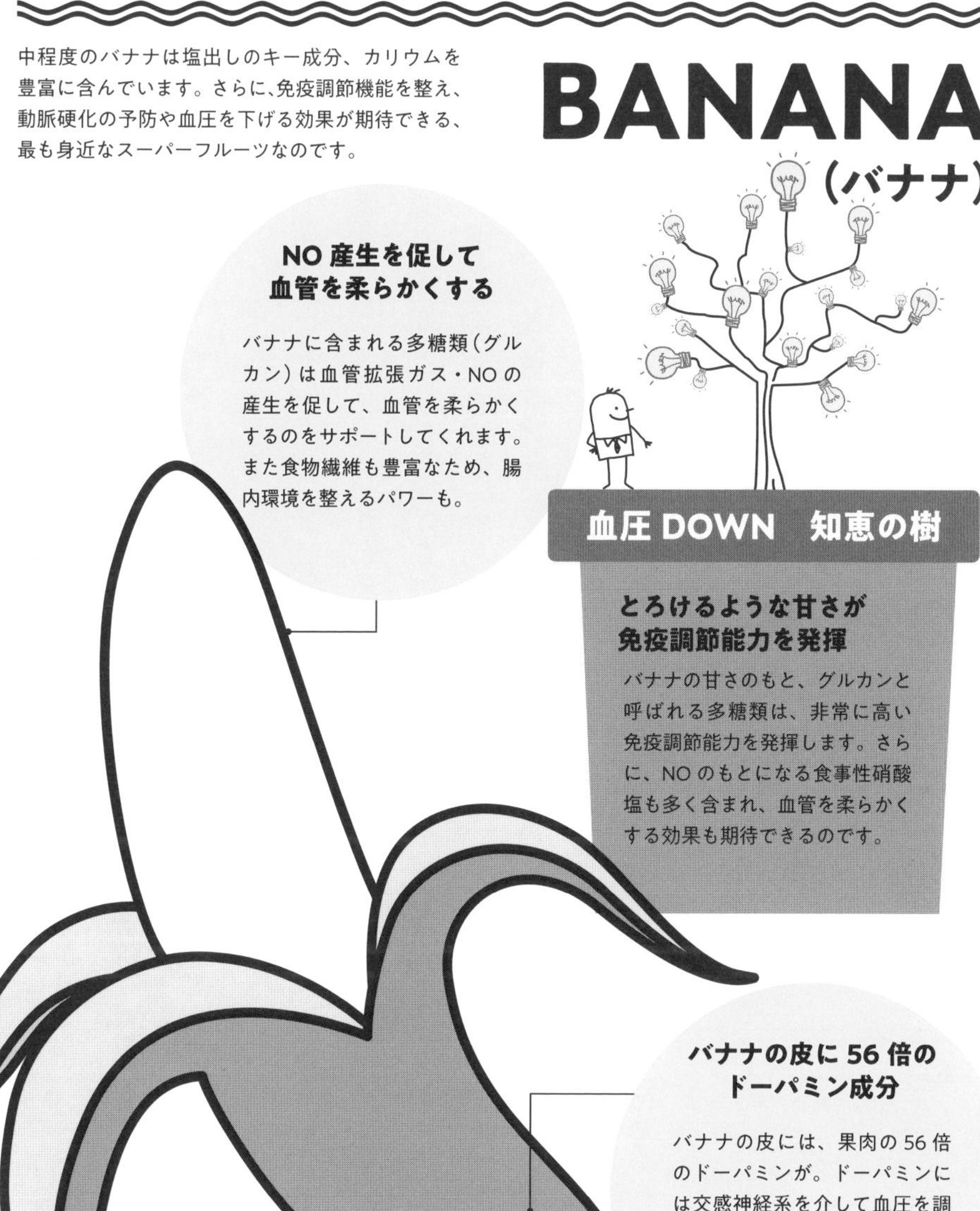

NO産生を促して血管を柔らかくする

バナナに含まれる多糖類（グルカン）は血管拡張ガス・NOの産生を促して、血管を柔らかくするのをサポートしてくれます。また食物繊維も豊富なため、腸内環境を整えるパワーも。

血圧DOWN　知恵の樹

とろけるような甘さが免疫調節能力を発揮

バナナの甘さのもと、グルカンと呼ばれる多糖類は、非常に高い免疫調節能力を発揮します。さらに、NOのもとになる食事性硝酸塩も多く含まれ、血管を柔らかくする効果も期待できるのです。

バナナの皮に56倍のドーパミン成分

バナナの皮には、果肉の56倍のドーパミンが。ドーパミンには交感神経系を介して血圧を調整する働きがあります。とはいえ皮は食べないので、バナナ皮茶などに利用して。

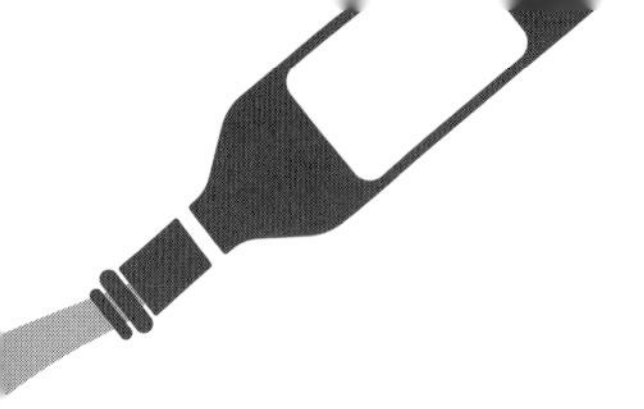

お酒の量は「血管汚れ」と「血圧上昇」につながる 2杯目からの飲み方で寿命が変わる

アルコールを飲むとすぐに血圧が上がるようなイメージがありますが、実はアルコールの作用で血管が拡張するため、いったん血圧は下がります。しかし、飲酒を習慣にすると交感神経の興奮状態が続くため、結果、高血圧になっている人も少なくありません。また、アルコール1日あたり30㎖（日本酒1合、ビール大瓶1本、ワイン2杯など）以上飲むと血圧は3㎜Hg上がるという研究もあるのです。血圧上昇原因のひとつが腎臓への負担。お酒には利尿作用があり、例えば利尿作用の高いビールを1ℓ飲むと、アルコールを分解するために1・1ℓの水が必要であるといわれています。その水分を排出するために、腎臓はフル稼働。

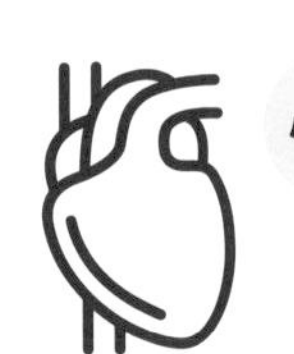

心臓

お酒を飲むと拍動が速くなります。そのため交感神経が優位に。

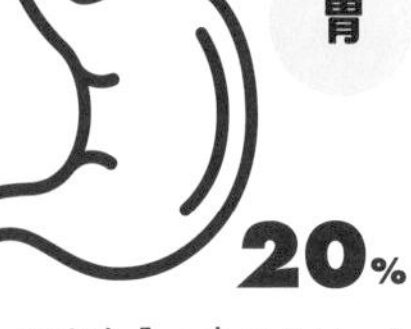

胃

20%

口から入ったアルコールの約20%が胃から吸収され、血液へ。

腎臓

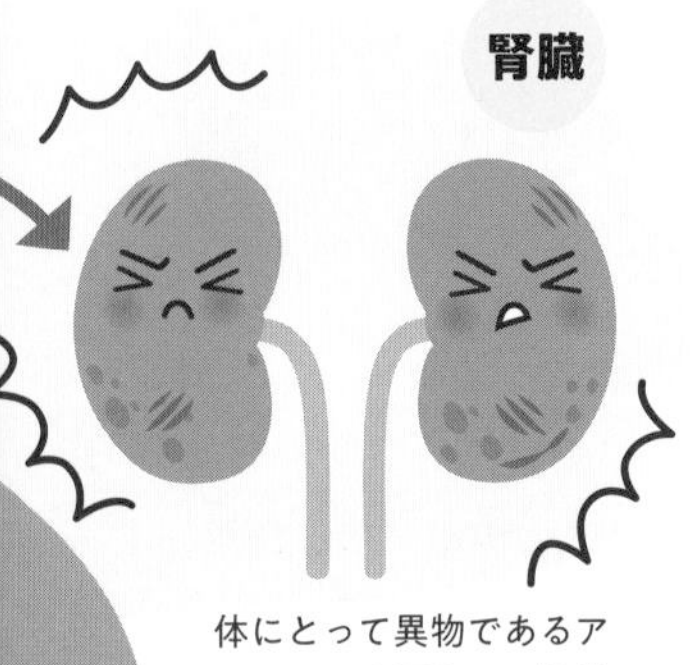

体にとって異物であるアルコールを尿として排出するために働きます。

血圧

血管が拡張するために、血圧は一度下がりますが、飲酒が続けば上昇します。

さらに定番の塩辛いつまみの塩分を処理するために、腎臓はさらに働き続けることに。余分な塩分は血管に水を誘い込み、血液ボリュームがアップし、高血圧になるのです。

血圧を上げないお酒の飲み方は、おいしく飲んだら早めにアルコールを体外に排出すること。とくに自分のアルコール分解量を超える2杯目からのお酒は、同量以上の水と合わせて飲むことで血圧上昇を避けることができます。

アルコールを飲むと体に起きること

脳

適度な量なら、ストレスホルモン・コルチゾールを抑制する効果も。

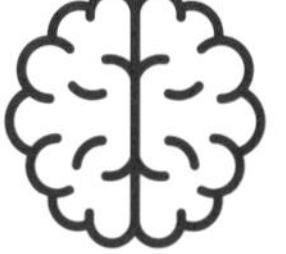

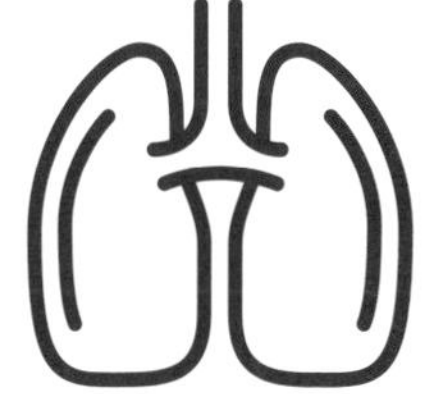

肺

拍動が速くなり、交感神経が優位になると、呼吸が浅くなります。

肝臓

アルコールを代謝。アルコールのアセトアルデヒドを酢酸に分解。

水

二酸化炭素

呼気

汗

尿

腸 **80%**

口から入ったアルコールの約80％は小腸で吸収され、血液に入ります。

あなたのアルコールデトックス力は？

体重× 0.1 ＝ 1時間に処理できるアルコール量（g）

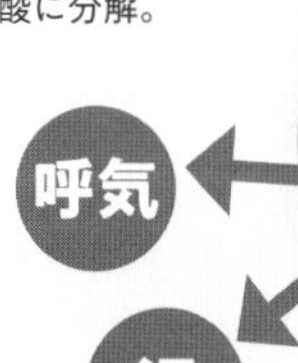

× 0.1

＝

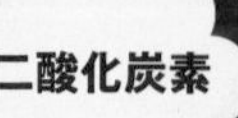

例えば体重60kgの人が1時間以内に処理できるアルコール量の目安は6g。ビール500mℓのアルコール量は約20gなので、1杯のビールを分解するには3時間強かかります。

ポイントはアルコールの吸収を遅くすること！
アルコールは"炭酸水"で血管クレンジング!!

適量のアルコールは血管を拡張させるガスNO（一酸化窒素）の産生を促します。しかし、多量の飲酒では、血中の水分量が増え、逆にNOを産生する内皮細胞を傷つける可能性も考えられるのです。お酒を飲むと、アルコールは胃から20％、小腸から80％吸収され、その後、血液にのって全身を巡ります。そしてほぼすべてのアルコールが肝臓で代謝されます。そのため、多量のお酒を一度に摂取すると肝臓や血管の損傷へとつながるのです。

飲酒量にもよりますが、例えば、ビール大瓶1杯分なら3時間強で分解排泄吸収されます。血圧の上昇を防ぐには、ゆっくり時間をかけてお酒を飲むことが大事。加えて飲酒後には、ア

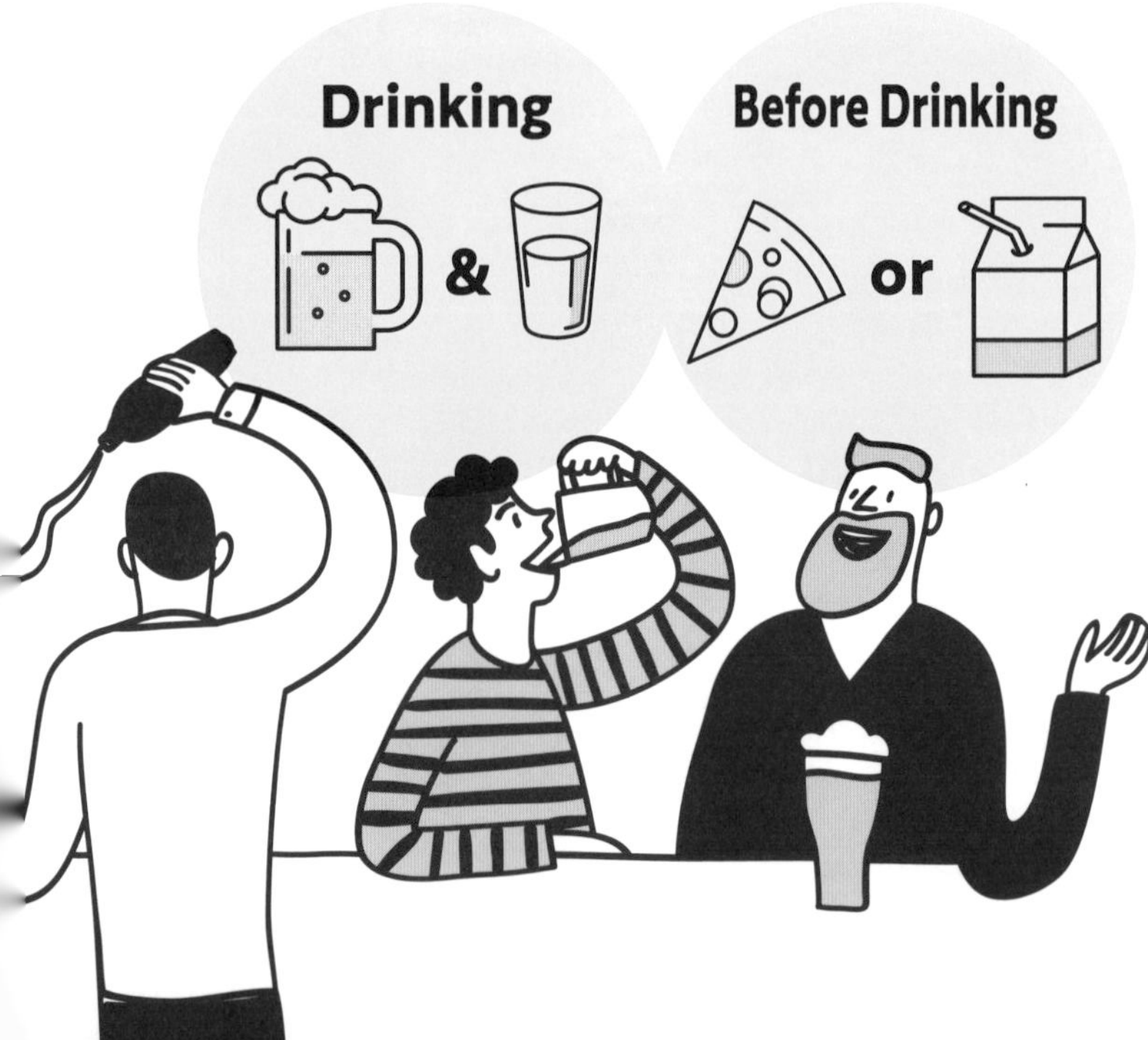

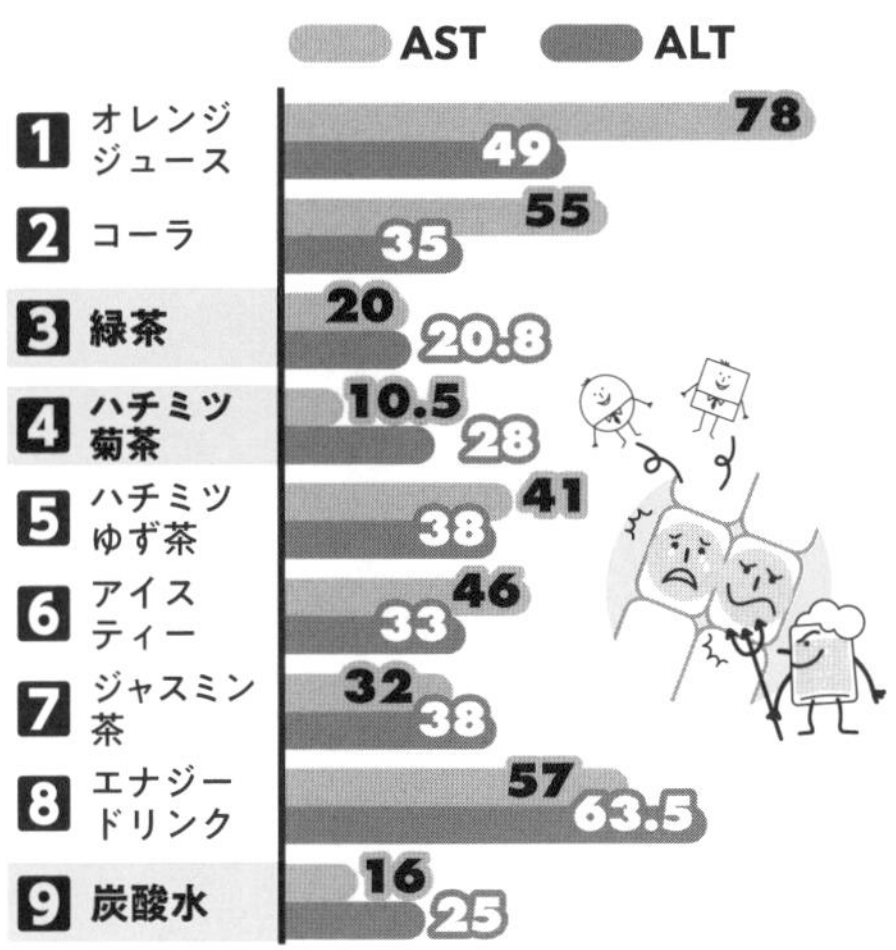

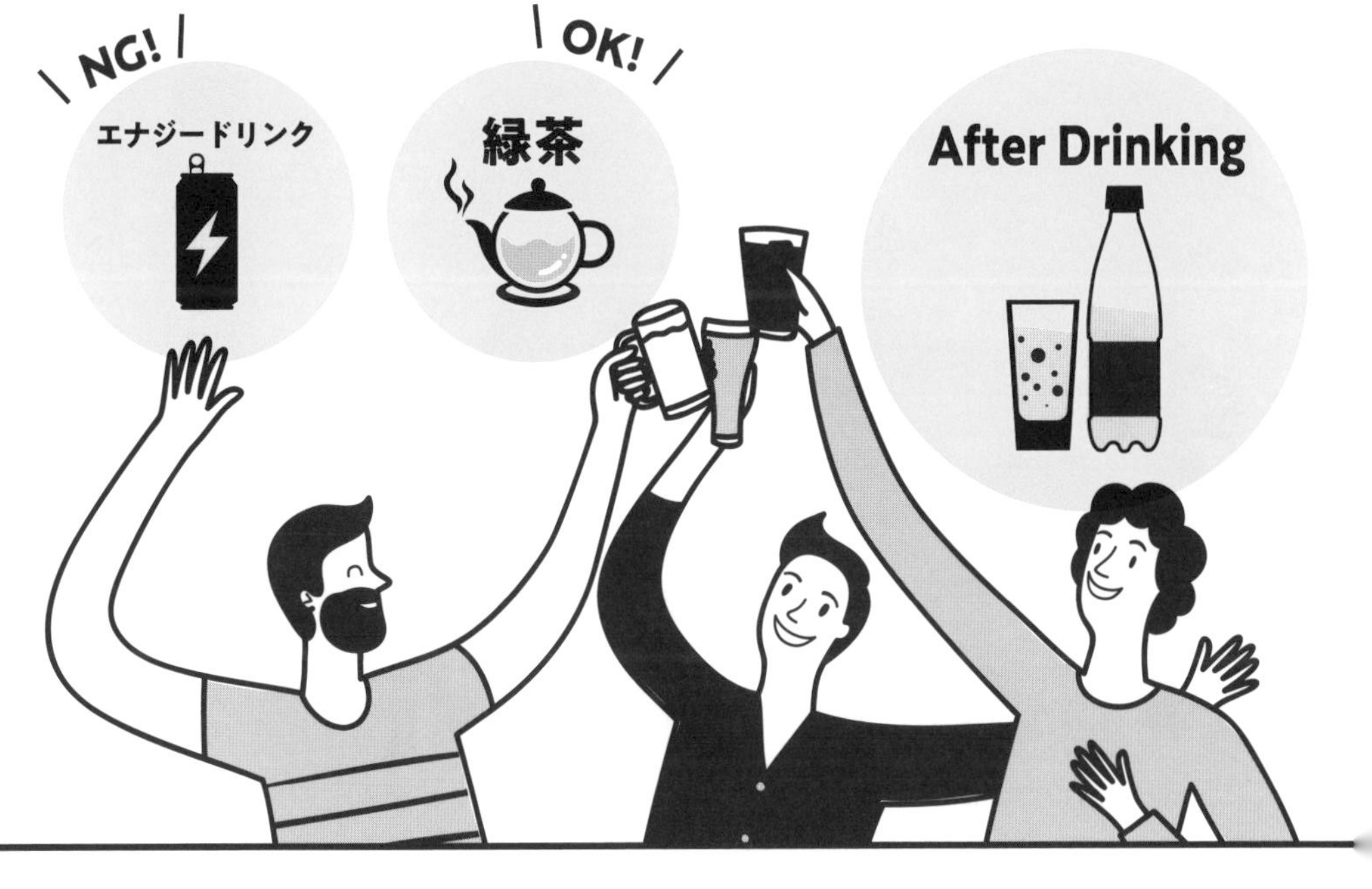

ルコールの分解を早め、肝臓が傷ついて血中に出てくる酵素・ASTとALTを抑える飲み物を一緒に飲むのことがおすすめです。左の図はアルコールを飲んだ後の飲料による血中のAST・ALTの値を示したもの。炭酸水、緑茶、ハチミツ菊茶は少ない数値を示しています。飲酒後には、炭酸水や緑茶などで肝臓や血管を守りましょう。間違ってもオレンジジュースやエナジードリンクを飲まないように気をつけて！

アフタードリンクで変わる肝臓ダメージランキング

飲酒後のアフタードリンクの違いによる、酵素・トランスアミラーゼ（AST、ALT）が血中に溶解した値の比較。主に肝細胞の傷害度がわかります。

常識が非常識!?
お酢は運動しないと血圧効果ならず！

お酢を高血圧予防に活用している人は少なくありません。しかし、せっかくお酢を摂ってもその後、運動をしないと残念ながら高血圧予防にはならないのです。

酢に含まれる酢酸は体の中で、アセチルCoA（コーエー）という物質に変わり、体のエネルギー生成や疲労回復を担う「クエン酸サイクル」というエネルギー代謝システムに取り込まれます。そして、ここで産生されるアデノシンという物質が血管を拡張する作用を持っているのです。しかし、残念ながら運動をしないと、クエン酸サイクルが効率よく作用せず、アデノシンは生まれません。そのため、お酢を飲んでも運動をしないと、血圧降下は期待できないのです。

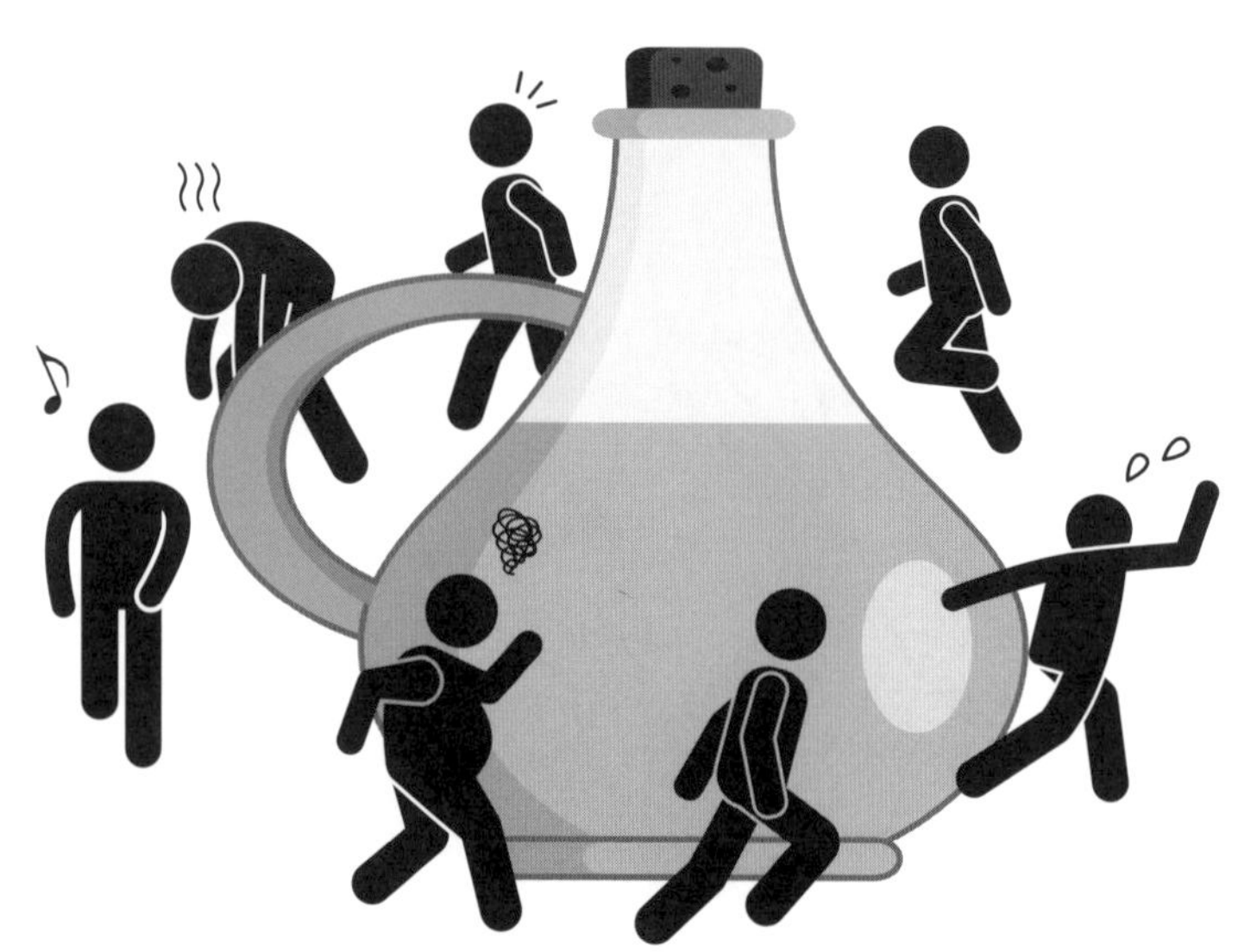

お菓子の甘くない現実！
3時のおやつ、ラベルに甘草（かんぞう）があると血圧が危ない

漢方薬としても使われる甘草は、甘じょっぱい味のお菓子やお茶漬けのりに多く含まれます。

漢方薬では胃痛や解毒に使われますが、残念ながら、血圧にとってはマイナスに働く成分です。甘草には、体の中にある塩を溜め込むホルモン・コルチゾールの分解を妨げる作用があり、塩分が体に溜まりやすくなります。2週間甘草を食べ続けると動脈硬化が起き、血管機能が悪化していました。しかも2週間食べただけで、血管機能回復に2～4カ月かかったというのです。

多くのスナック菓子に入っているので、購入前にはまずラベルをチェック。甘草という文字を見つけたら、高血圧予防のためにそのお菓子を避け、甘草抜きのお菓子を選びましょう。

〔2週間、甘草を食べた時の大動脈圧〕

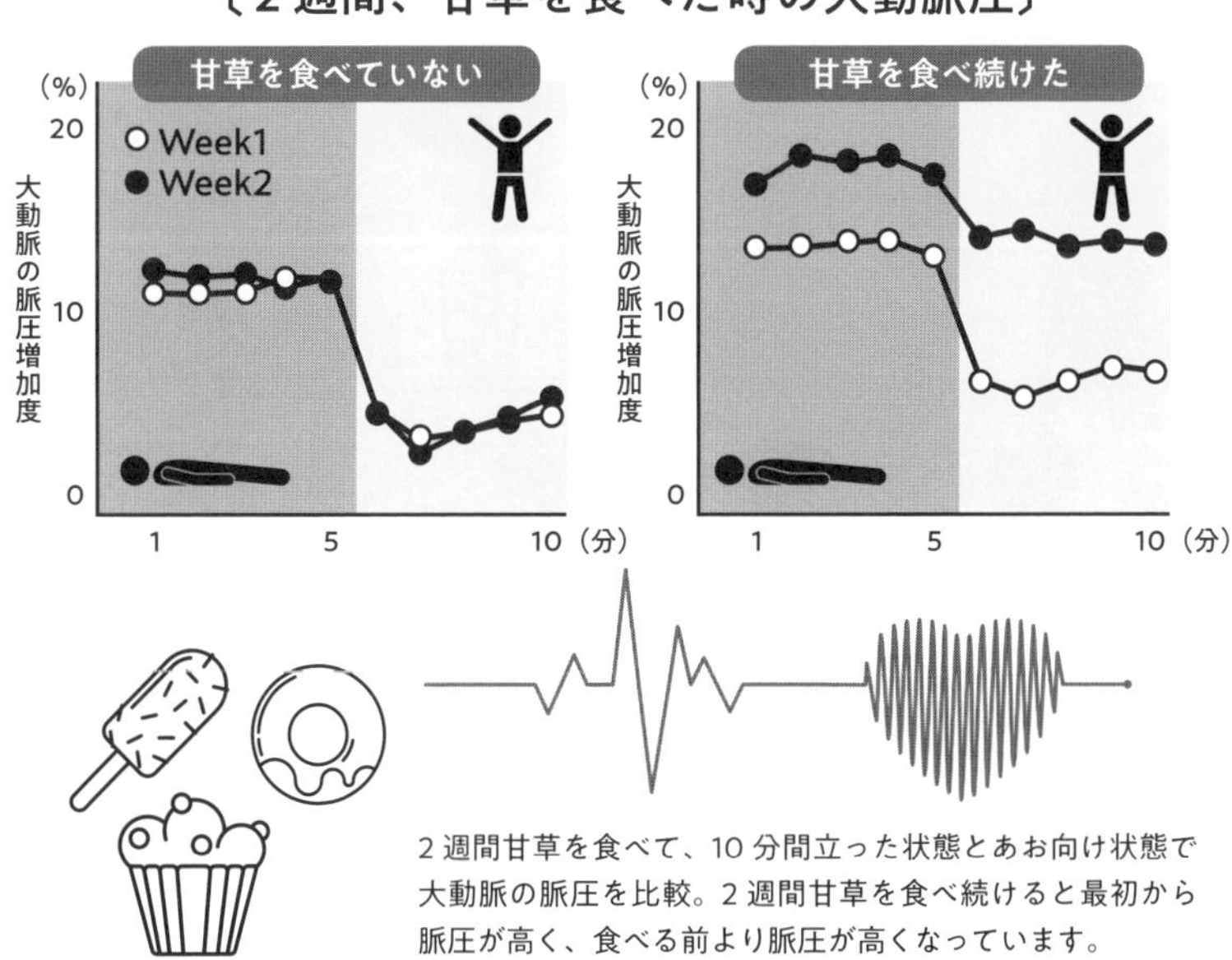

2週間甘草を食べて、10分間立った状態とあお向け状態で大動脈の脈圧を比較。2週間甘草を食べ続けると最初から脈圧が高く、食べる前より脈圧が高くなっています。

20分以上運動しないのに飲むと逆効果
スポーツドリンクは真夏でも大量飲みは危険

近年増えているのが、熱中症対策による高血圧です。患者さんの話を聞くと、運動をしていないのに熱中症予防に大量のスポーツドリンクを飲んでいるとのこと。スポーツドリンクは、運動をして大量の汗をかいた時に排出されるミネラルや塩分が多く含まれている飲料です。その量は平均でスポーツ飲料500㎖に対し約0・5g、経口補水液500㎖では約1・5gほど含まれています。そもそも人間の体には一定量の塩分があり、暑さでかいた汗程度なら普段の食事で十分にまかなえる量です。

運動をしていないなら汗をかいても、スポーツドリンクを飲む必要はありません。かいた汗の量だけ水やお茶を飲むのがおすすめです。

〔スポーツドリンク VS 水〕

7mmHg UP

1mmHg Down

	Sports Drink	Water
前	76	123
後	83	122

VS

ミネラルや塩分、糖分入りスポーツドリンクを摂取後に、7㎜Hg血圧が上がったというデータが。汗をかいたら水や、麦茶がおすすめ。

飲む回数で変わる！
コーヒー6杯以上で心血管リスクが逆転する

休憩中に飲むことの多いコーヒー。飲んだ直後はカフェインの影響で少し血圧が上がりますが、継続的に飲むと血圧を下げる効果があります。

それはコーヒー豆に含まれるポリフェノールの一種・クロロゲン酸のおかげ。ただし、血圧を下げたいからといって1日に何杯も飲むのはご法度です。カフェインの過剰摂取になり、心血管リスクが高まります。その境界線が6杯。

6杯以上飲むと、血管リスクが高まったという報告があります。そして飲むならブラックを。なぜなら、コーヒーにミルクを入れると、変化した乳たんぱく質が血圧を下げるホルモンの分泌を阻害して血圧が上昇してしまう可能性が。コーヒーは1日5杯以内で楽しんでください！

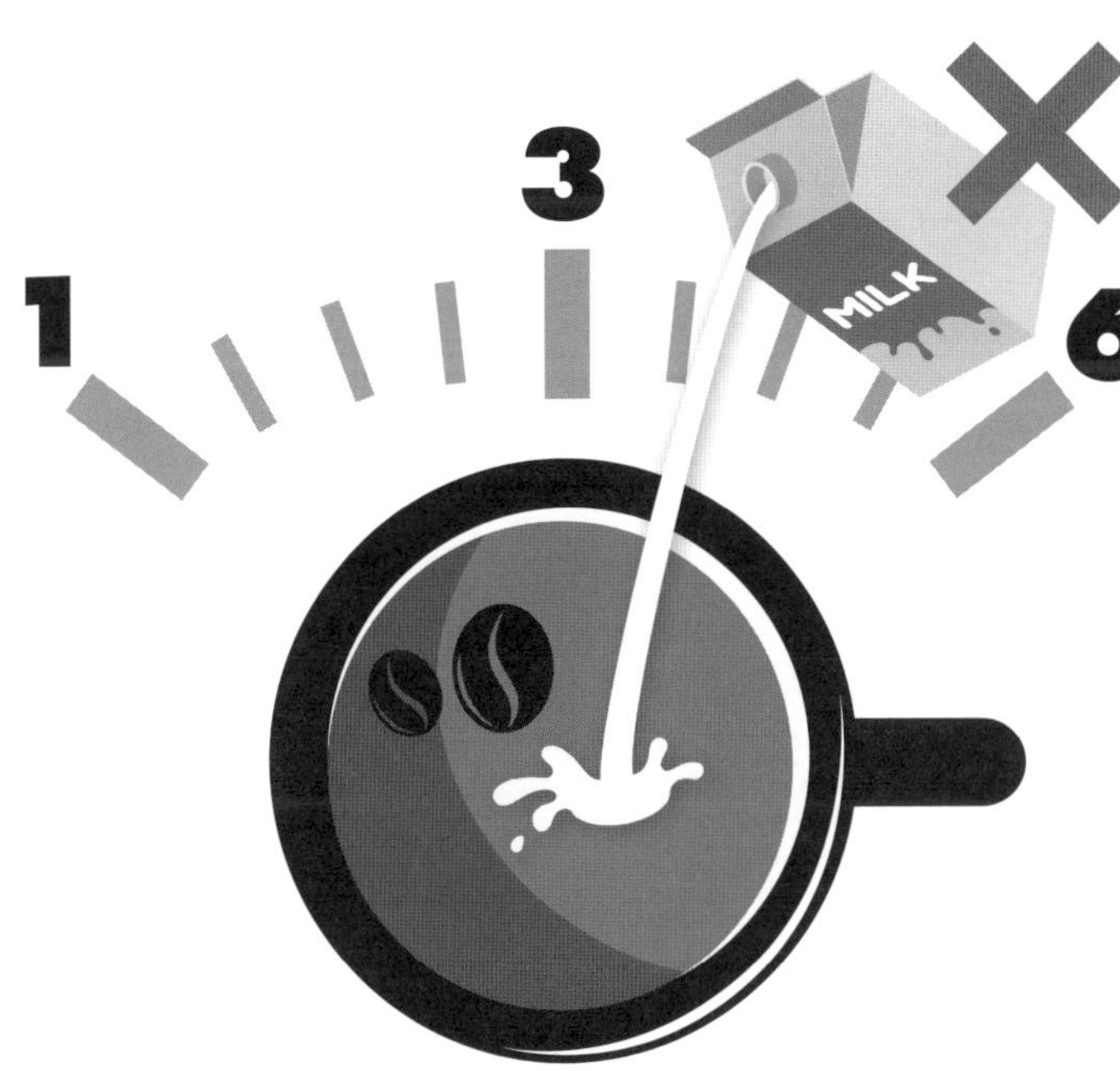

血管拡張ガス

「NO」を増やす血液の動かし方

立ち方、座り方、眠り方によっても大きく違う！

3分血圧リセット術

日常生活を少し変えるだけで、血管を柔らかくしてくれる血管拡張ガス・NOの分泌を増やすことができるんです。できることから取り入れて、血圧高めをリセット！

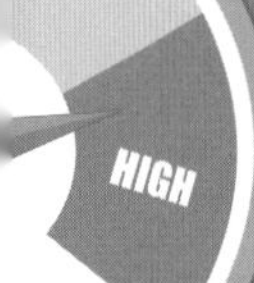

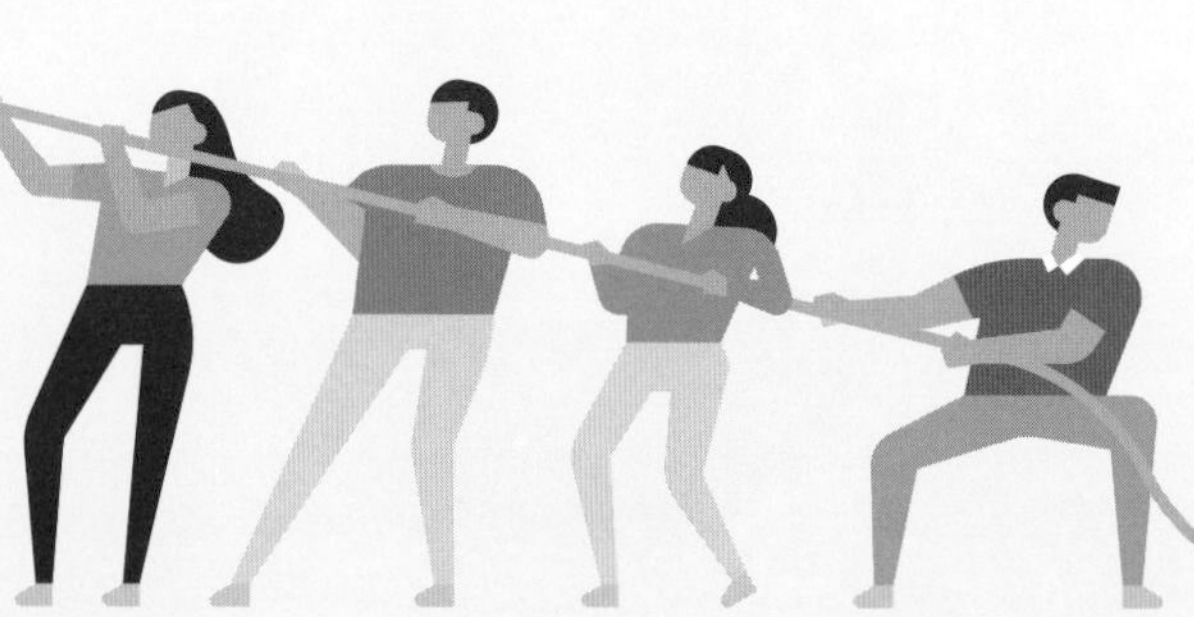

Chapter 5

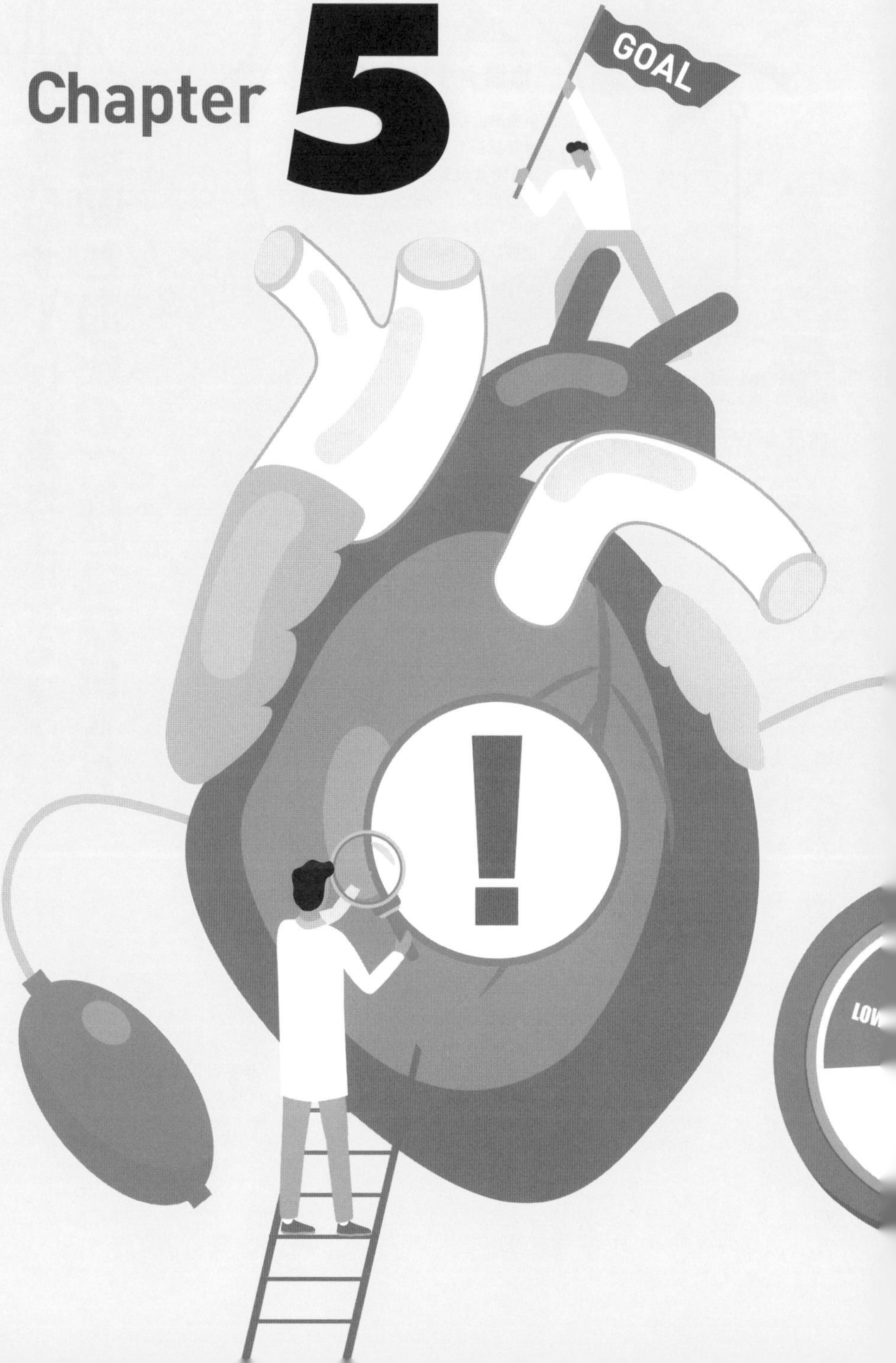

疲れやすい人ほど高血圧になるワケ
運動と血圧のごほうびMAP

2日目から
血漿タウリンが増加

栄養剤にも含まれるタウリンは、血管拡張ガス・NOの分泌を刺激する成分でもあります。運動を始めると、2日目からこの血漿タウリン濃度が増加。血管を拡張して高血圧予防に。

ここでやめると元の木阿弥

5週間目から
血圧が安定し始める

軽度の有酸素運動を続けたグループは、5週間の運動後には、ホルモンの分泌が安定、収縮期血圧と拡張期血圧の両方が下がって、血圧が低いレベルで安定したことがわかりました。

体力は20代がピークといわれています。忙しさにかまけて運動不足が続けば、年齢とともに体力は落ちる一方。「最近、疲れやすい、体調が悪い」と感じていたら、それは体力が落ちているサイン。実は体力が落ちると血圧上昇のリスクは1・5倍もアップするといわれています。

体力を向上し、体調を整える運動は、副作用なく血圧ダウンを定着化させる最良の方法。さらに、血圧を上げる要素である内臓脂肪を減らし、高脂血症予防やストレス解消など、多くの効果が期待できます。しかし、突然激しい運動を始めて三日坊主で終わってしまっては、元の木阿弥。軽い運動を長く続けて、血圧にいい影響＝ごほうびを手に入れましょう。

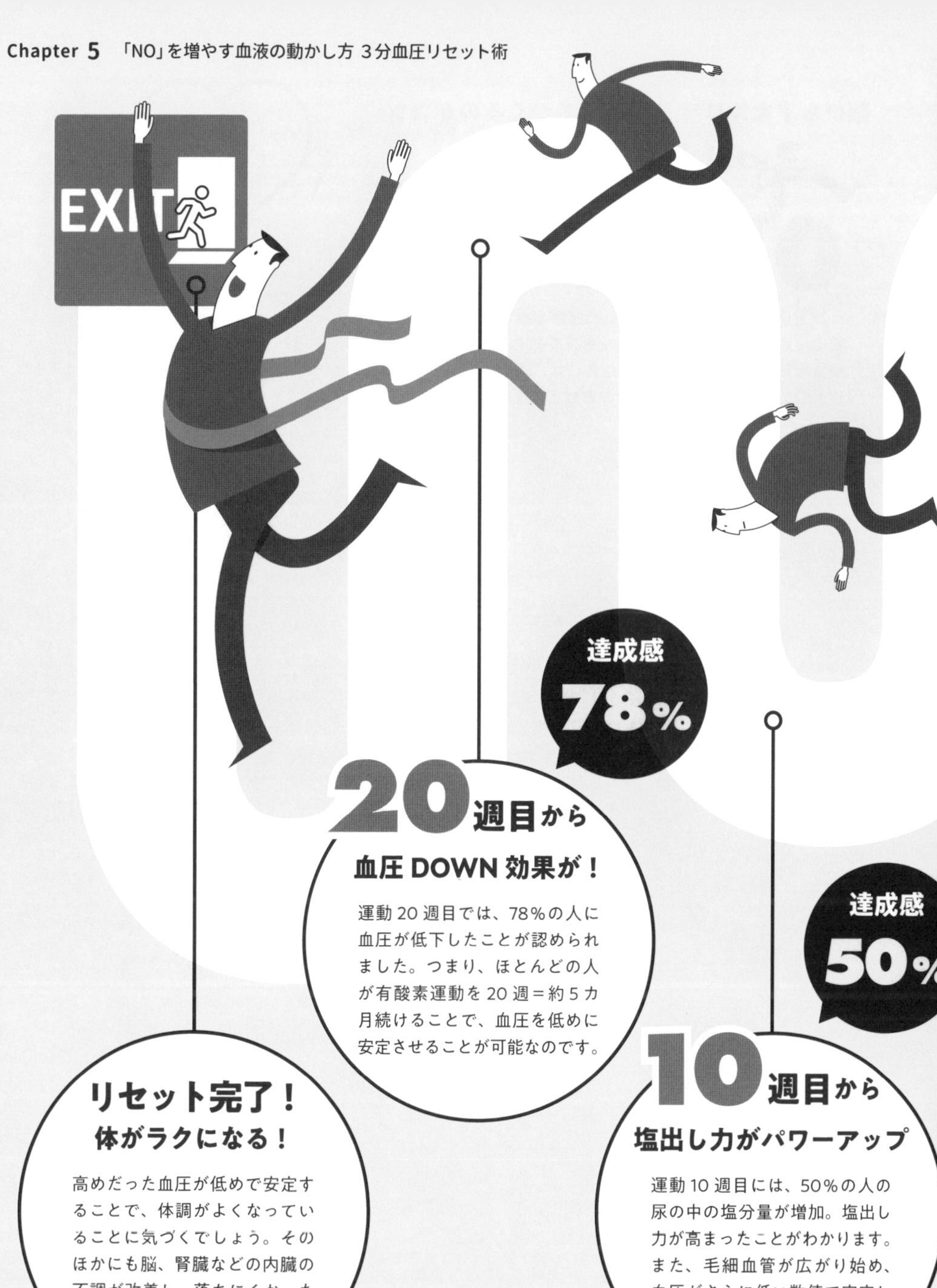

20週目から
血圧 DOWN 効果が！

運動 20 週目では、78%の人に血圧が低下したことが認められました。つまり、ほとんどの人が有酸素運動を 20 週＝約 5 カ月続けることで、血圧を低めに安定させることが可能なのです。

10週目から
塩出し力がパワーアップ

運動 10 週目には、50%の人の尿の中の塩分量が増加。塩出し力が高まったことがわかります。また、毛細血管が広がり始め、血圧がさらに低い数値で安定し始めます。

リセット完了！
体がラクになる！

高めだった血圧が低めで安定することで、体調がよくなっていることに気づくでしょう。そのほかにも脳、腎臓などの内臓の不調が改善し、落ちにくかった体重も落ちやすくなります。

血圧をリセットするなら
上半身より下半身を動かすほうが得

血圧を下げるためには運動が効果的であることは、ほとんどの人が知っているでしょう。でも続けるのはなかなか大変なこと。それならば、できる限り効率よく、継続できるように運動を行うのが断然お得です。血圧をリセットする運動のポイントを紹介します。

薬いらずな体はラクに続けてつくるのがコツ

3つのお得サイクル

01 有酸素運動は歩きも含めて1日合計30分がベスト

有酸素運動によって取り込まれた酸素が血管の内皮細胞を刺激して、血管の柔軟性を高めます。体中に酸素を巡らして血圧を下げるためには、通勤時間の歩きも含めて1日で合計30分の有酸素運動でOK。

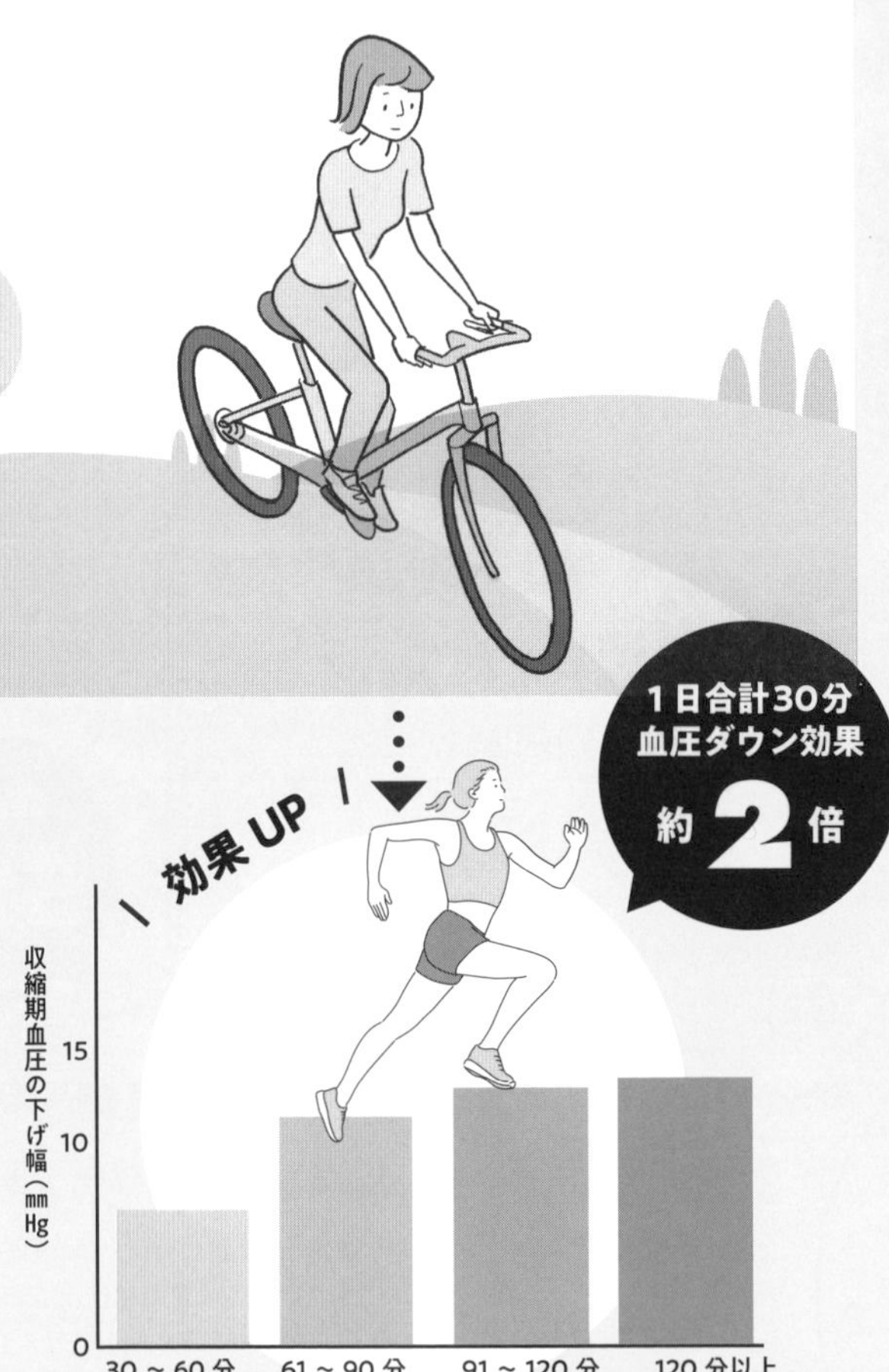

一度にまとめて運動をするよりも、小まめな運動が血圧ダウンには効果が大です。目安は最短で30分。1週間に120分有酸素運動をすれば、血圧ダウン効果は約2倍に！ まずは自分のペースで実践しましょう。

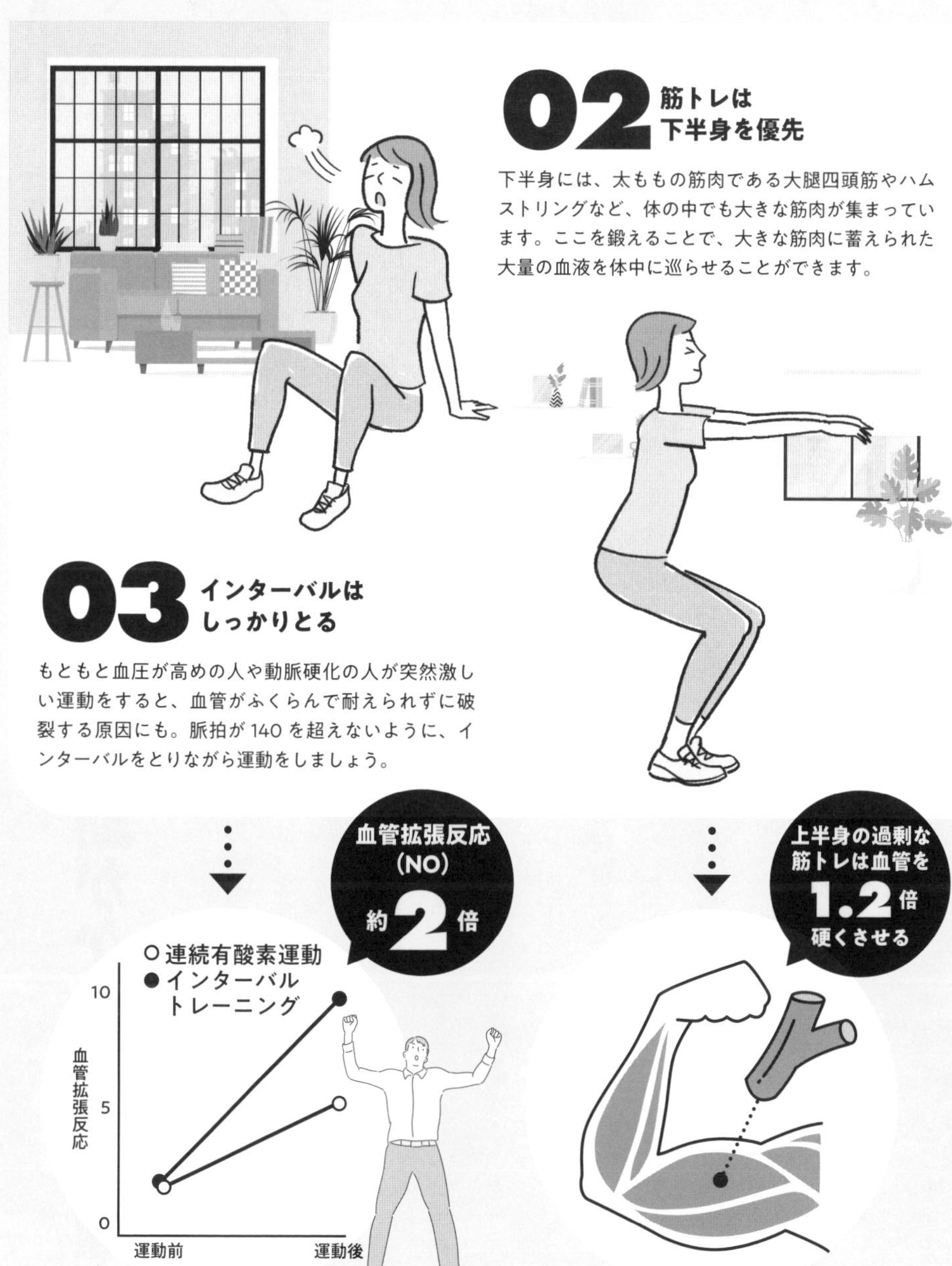

02 筋トレは下半身を優先

下半身には、太ももの筋肉である大腿四頭筋やハムストリングなど、体の中でも大きな筋肉が集まっています。ここを鍛えることで、大きな筋肉に蓄えられた大量の血液を体中に巡らせることができます。

03 インターバルはしっかりとる

もともと血圧が高めの人や動脈硬化の人が突然激しい運動をすると、血管がふくらんで耐えられずに破裂する原因にも。脈拍が 140 を超えないように、インターバルをとりながら運動をしましょう。

ジョギングなどで連続して有酸素運動を行うよりも、途中にインターバルを入れて、体を休め呼吸を整えながら運動したほうが、血管拡張ガス・NO の分泌が促され、血管拡張反応も約2倍になります。

重量の重いウエイトリフティングなどで、上半身を過剰に筋トレすると、血管を 1.2 倍硬くさせるという報告があります。血圧を下げることが目的ならば、とくに心臓に近い上半身の筋トレではなく下半身を中心に。

一点豪華主義じゃダメ！

血圧にはちょこちょこ運動がかなりイイ理由

突然、フルマラソンを始めても血圧は下がりません。本書で紹介する血圧リセットトレーニングは1セットたったの3分のトレーニング法。では、なぜ3分なのでしょうか？

血液が体を1周するのは約50秒。全身に血流を3周巡らせるためには50秒×3周＝150秒。血圧が高い人は血流に抵抗がかかることを考えると約3分ほどかかります。

また、救急医療の現場では、脳が血流不足に耐えられる時間は4分までというのが常識です。4分以内に心肺蘇生を始めれば、救急で運ばれてきた患者は脳の障害を残すことなく回復できますが、4分を超えて心肺蘇生を開始した場合、救命できても、脳に障害が残ります。

毎日が忙しく、これまで運動習慣のない人が急に運動を始めると、血流は筋肉に集中して、脳への血流が低下します。3分以内の運動であれば救急の心肺蘇生と同じように、脳の血流はすぐに回復します。また、運動時間が長いと脳は「運動ってイヤだな」と感じさせることで運動を止めさせ、脳への血流を回復させようとします。このメカニズムが働き始めるのが約3分。4分を超えるとこのメカニズムが強く働きすぎて、運動のやる気がゼロになる可能性も。ですから、1セット3分の血圧リセットトレーニングこそが、初めて運動する人でも楽しく続けられ、血流を促し血圧を下げる最良の運動法なのです。

血圧リセットトレーニングとは？

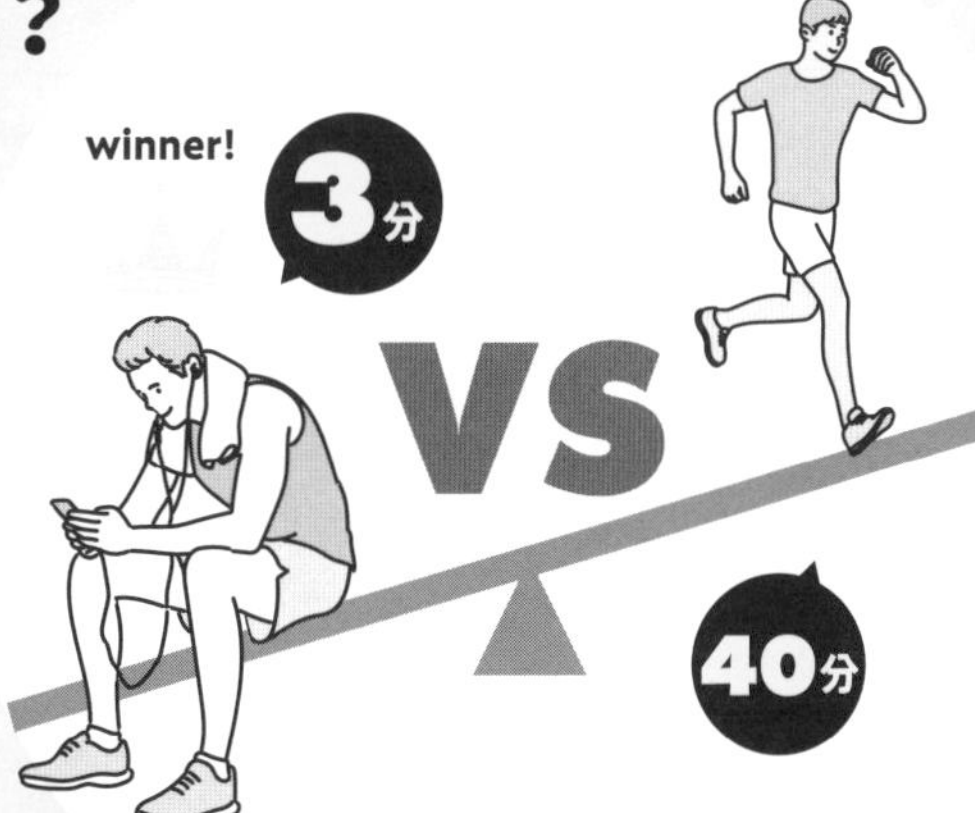

01 いつでも、どこでも あいた時間に

たたみ1畳分のスペースがあればどこでもできるので、家ではもちろん、出張先でも続けることができます。また、3分と短時間なので、思い立ったときに集中してできるのもメリット。誰でも続けやすい運動です。

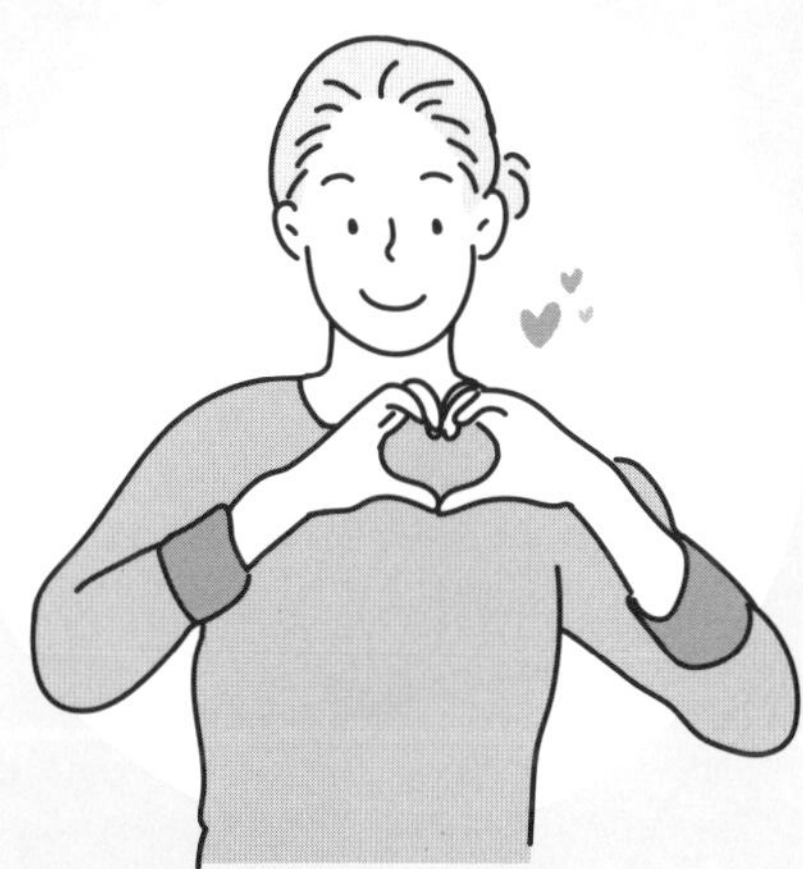

02 血管に ダイレクトに作用

血圧リセットトレーニングは息が少し上がる中強度のトレーニング。NO（一酸化窒素）の産生を促して、血管の柔軟性を取り戻します。また、利尿効果も高いので、塩出しパワーもアップ！

03 運動慣れしてなくても レベルに応じて

簡単な動きなので運動に慣れていない人でもすぐに始めることができます。それでもできない動きがあれば、まずは簡単なポーズから始めてOK。回数や時間も自分のレベルに合わせて行うことができます。

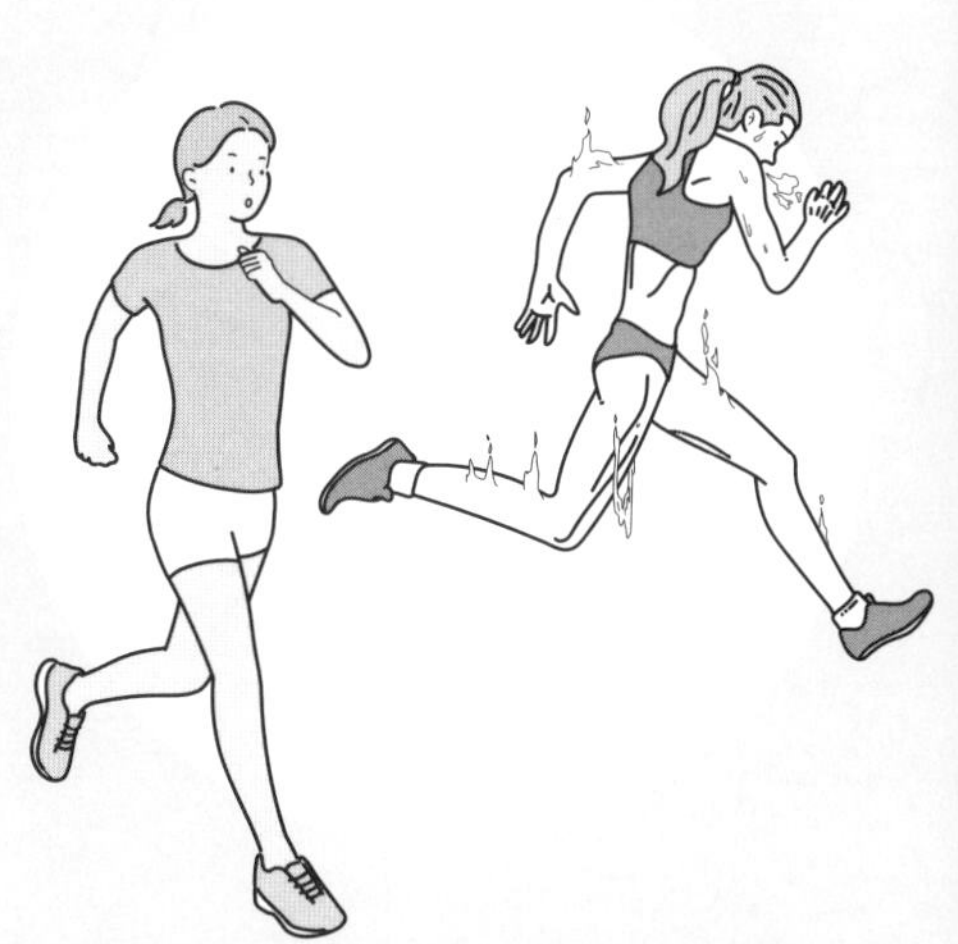

トレーニングって何？

に裏付けされたエクササイズ。血管の柔軟性を高めながら、動脈硬化や心血管のリスク
ことを実感できるでしょう。

01 時短集中型で続けられる

1回のエクササイズにかかる時間は3分。忙しいビジネスマンでも、すき間時間に集中することができます。時短集中型のエクササイズだから、誰でも継続可能！

02 20秒ごとに休みながら効率よく

ひとつの運動と運動の間に20秒ごとに短い休憩が入ります。継続運動よりもインターバルをはさむと、より血管拡張ガス・NOの産生を促し効率よく血圧を改善。

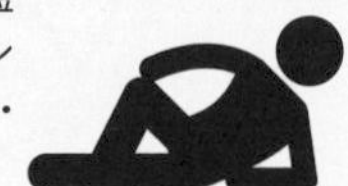

03 レベルに合わせ効果を出す

動きがキツイ人は、ゆっくりと時間を短くして行い、ラクに感じる人はスピードを上げたり、時間を長くして、自分のレベルに合わせて効果アップができます。

時短集中！ 血圧リセット

短時間で効率よく血圧にアプローチする「血圧リセットトレーニング」は、エビデンス改善も期待できます。続けることで、血圧ダウンを促すのはもちろん、体調がよくなる

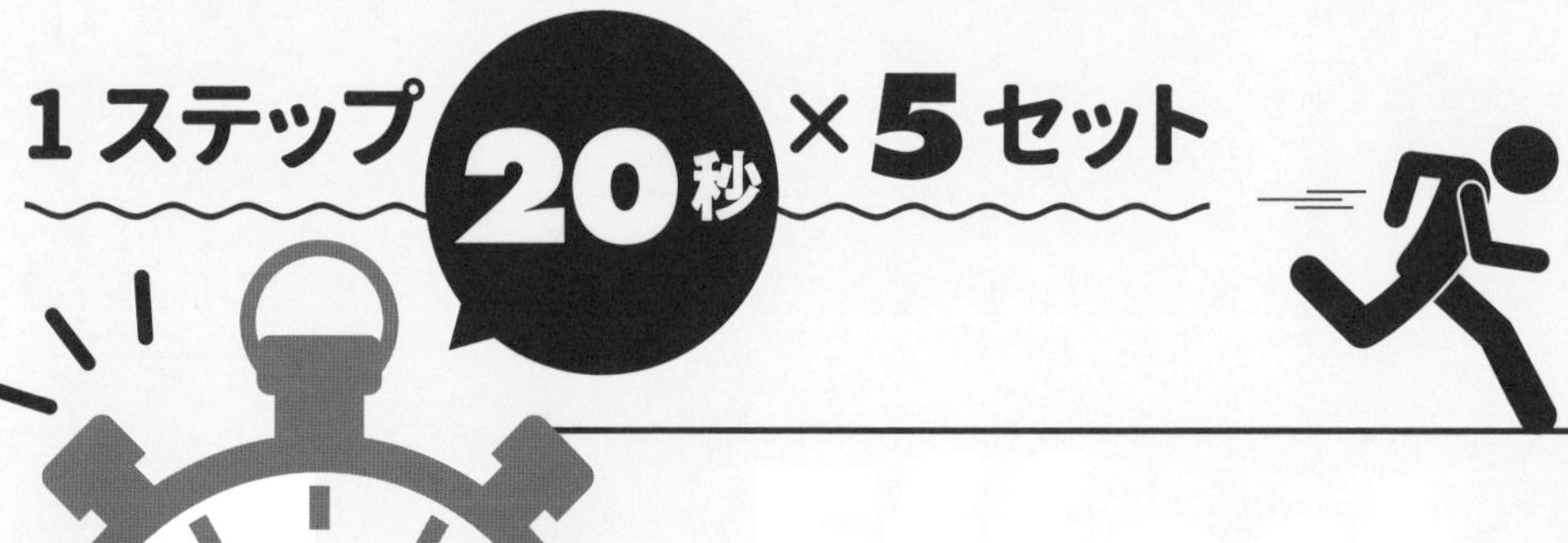

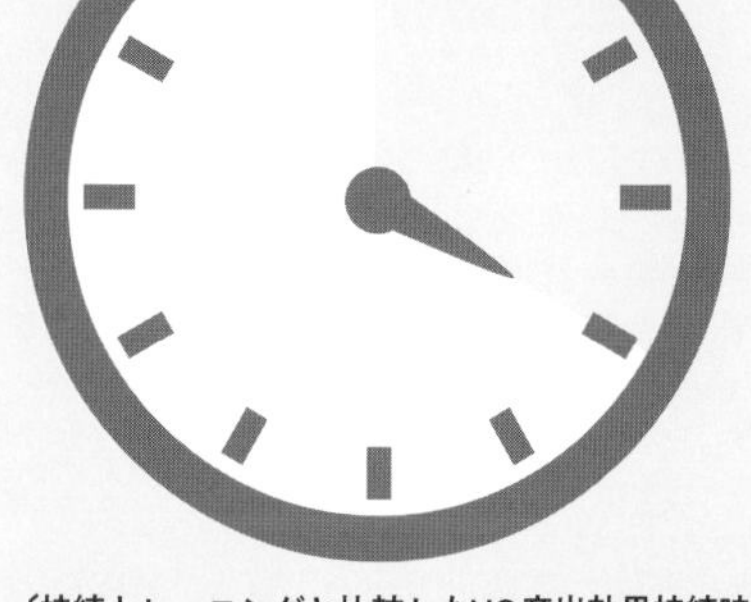

〔持続トレーニングと比較したNO産出効果持続時間〕

1分 15分 15倍

〔持続トレーニングと比較した血管柔軟性〕

2.4% 8.4% 3.5倍

〔心血管病のリスク回避率〕

0.1% 0.4% 4倍

■はインターバルトレーニング、■は持続トレーニング

1 血管拡張時間が15倍

持続運動と中強度のインターバル運動を比べると、後者は15分たってもまだ、血管拡張物質・NO（一酸化窒素）が産生され、血管拡張が見られました。

2 血管柔軟性の改善

同じ中強度の運動であっても、持続的に行う持久力トレーニングよりも、インターバルトレーニングのほうが、血管の柔軟性を改善するという報告が。

3 心血管病のリスク大幅改善

心血管病の発生率について、持続的な運動では0.1%減少しましたが、インターバルトレーニングでは0.4%減少しました。

血圧リセットトレーニングは20秒ごとに大きなメリット

高強度のインターバルトレーニングは有酸素運動に比べ、その脂肪燃焼効果は6倍もあります。健康体で行うなら体力増強や血流促進など、そのほかにもさまざまな効果が期待できますが、血圧が高めの人は要注意。高強度の運動では、血管が硬くなるリスクがあり、血圧が低くなるどころか高くなるケースもあるのです。また、高強度のインターバルトレーニングはかなりキツイため、約83％の人が脱落したというレポートもあります。

血圧を下げるためには、いかに運動を「効率」よく、「継続」し、「効果」を出すことが重要なのです。そのカギとなるのが、20秒のインターバルと中強度の運動。インターバルをはさむことで運動を続けることがラクになり、心拍数の上がりすぎを防ぎます。また、継続した中強度の運動よりも、血管拡張ガスの産生を促してくれます。

もし、紹介した血圧リセットトレーニングがキツければ、回数や時間を短くして体力に合わせて継続しましょう。たとえ低強度の運動になっても、ラジオ体操の運動強度と比べて運動終了後の血管拡張効果が高く、短い時間でも効果的です。

まずは、毎日1～2回から続けて、血圧を安定させ、短時間で効率よくNOを増産させるのが血圧リセットトレーニングです。楽しく続けて、血圧高めな体から抜け出しましょう。

忙しい！ ツライのはイヤ、面倒くさい人でも大丈夫!!

血圧リセットトレーニングは、1セット3分で完了。時間や体力に余裕があれば、2～3セット行ってもいいし、逆にツラければ1セットでもOK。運動が苦手でも、忙しくても、誰でも簡単に続けられます。

リセットトレーニング　ルーティン早見表

20秒
時間がない時でも1セットでOK

01 適した運動強度で20秒有酸素運動

軽く息が上がる程度が最適な強度。ツライ、キツイと感じたら、少し強度をゆるめましょう。そうすることで交感神経を刺激しすぎずに運動を続けられます。

20秒

1set
=
3min

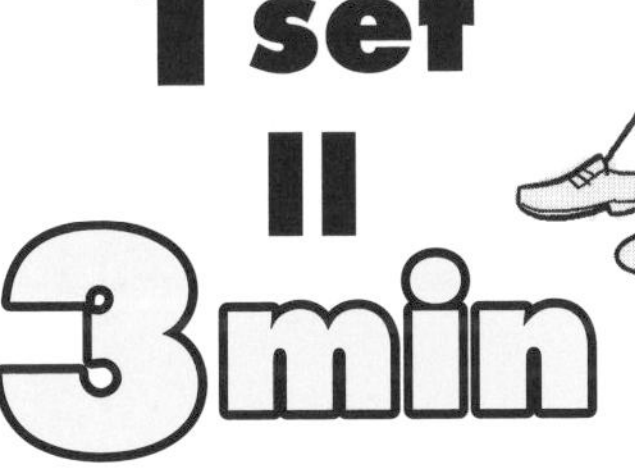

03 動かない自重トレーニング

自分の体重で負荷をかける自重トレーニングを行う場合は、どこに効いているのかをしっかり意識しましょう。意識することで、その部位の筋肉強化につながります。

02 20秒のインターバル

血液が肺を巡るのに必要な時間は20秒。この20秒のインターバル時間に、血液は酸素を取り入れて、血管拡張ガス・NOの産生を促します。この間に呼吸を整えて、次の運動の準備をしましょう。

20秒

トレーニングガイド

運動強度によって、効果はどんどん変わる

本書で紹介する血圧リセットトレーニングは、体力のレベルに合わせて、強度を自分で変えることができます。

強度は、1分間の心拍数が、年齢の½を138から引いた数が目安です。例えば50歳なら、138−（50÷2）＝1分間の心拍数が113になる強度を目指しましょう。ちょうど息が少し上がる程度です。

運動経験が少なく、運動が苦手な人は、まずラクに感じる強度から始めて、続けていくうちに回数を増やしたり、スピードを上げていきます。

やるなら得したい！と無理に高強度にすると、特に30代の若い世代では、

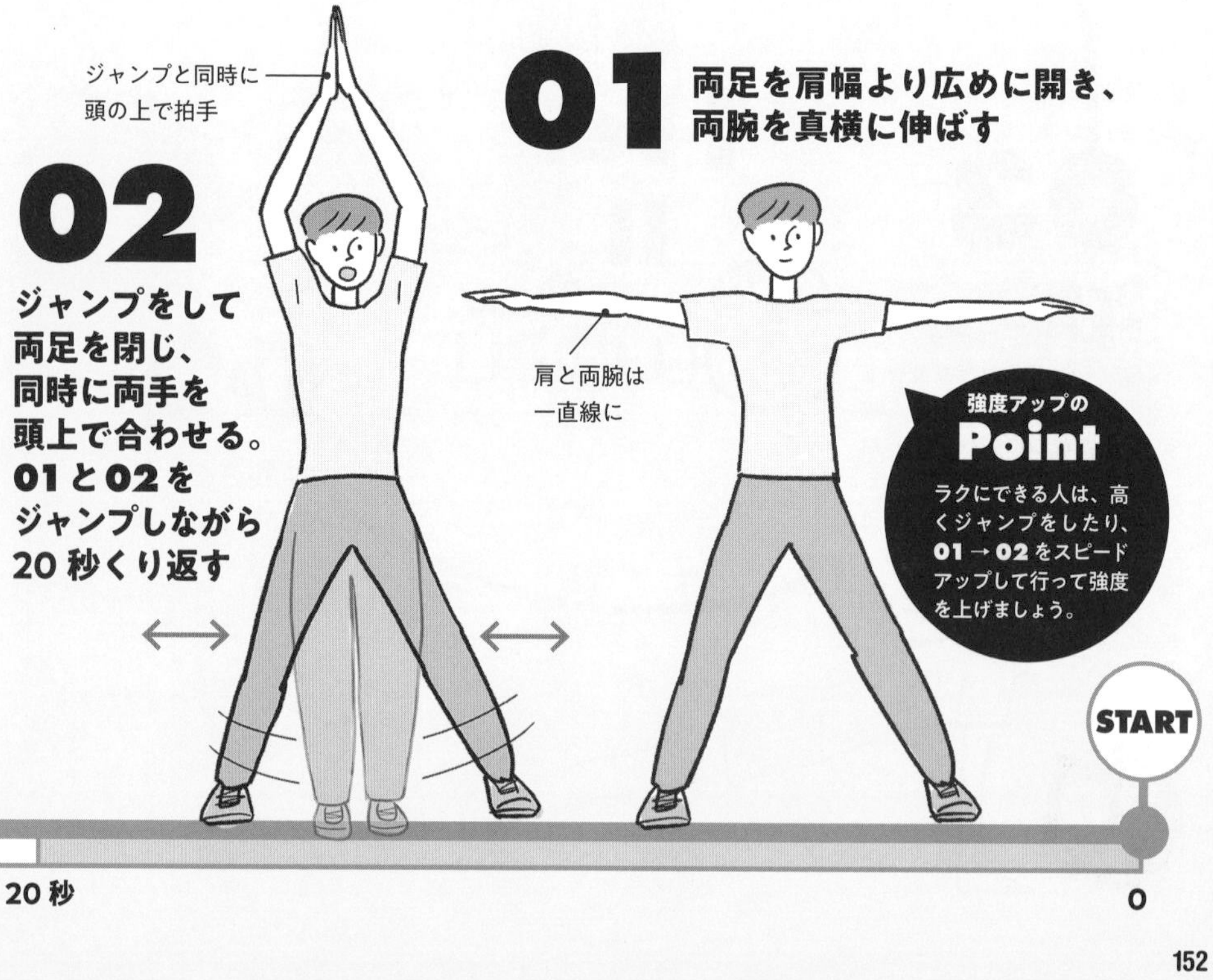

01 両足を肩幅より広めに開き、両腕を真横に伸ばす

肩と両腕は一直線に

02 ジャンプをして両足を閉じ、同時に両手を頭上で合わせる。01と02をジャンプしながら20秒くり返す

ジャンプと同時に頭の上で拍手

強度アップの**Point**

ラクにできる人は、高くジャンプをしたり、01→02をスピードアップして行って強度を上げましょう。

START

20秒

0

気持ちよく、血圧を下げる 血圧リセット

ZONE 4	ZONE 3	ZONE 2.5	ZONE 2	ZONE 1
80～90%	70～80%	60～75%	60～70%	50～60%
目標 無酸素運動能力の向上	目標 最大酸素摂取量の向上	目標 血圧の恒常的安定	目標 心肺機能の向上	目標 脂肪燃焼
アスリートトレーニング	インターバルトレーニング	血圧リセットトレーニング	ジョギング	ウォーキング

逆に動脈硬化を招くことも。痩せるのではなく、血圧を下げたり、体調を整えたりが目的なら中強度が最適です。

また、持病や服薬がある場合には、始める前にかかりつけ医にご相談を。

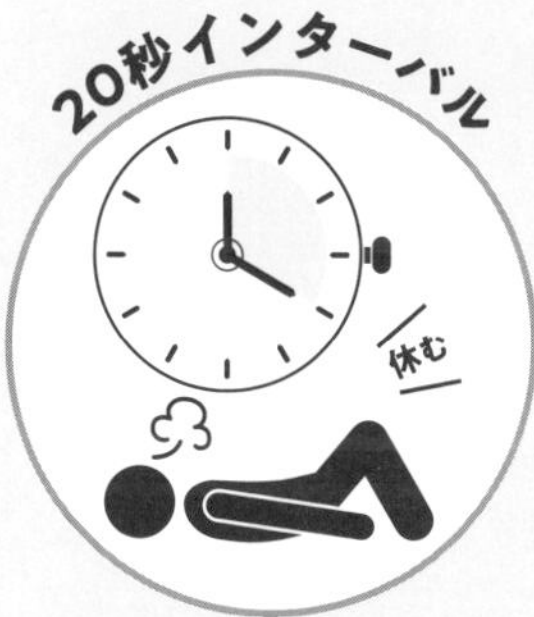

03 両足は肩幅に開く。両腕を肩の高さで前に出し、お尻を突き出しながら腰を落とす

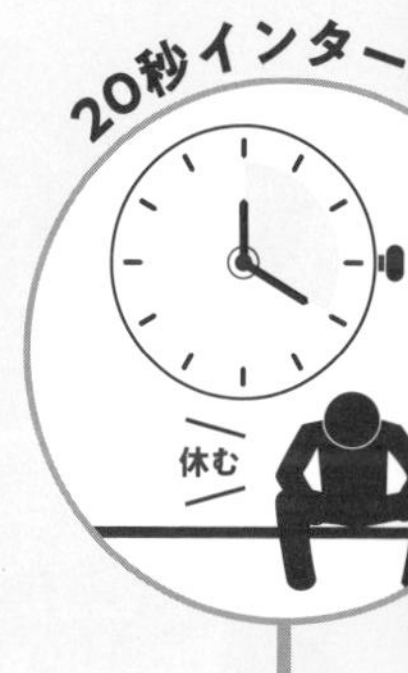

両腕は前に出して、下がらないように

ひざはつま先より前に出さないように注意

強度アップのPoint

腰を落とすのがキツイ人は、少し落とすところから始めましょう。簡単にできた人は太ももが床と平行になるまで腰を落とし20秒キープ。できるだけゆっくりと腰を落とすのが強度アップのコツ。

1分　　40秒

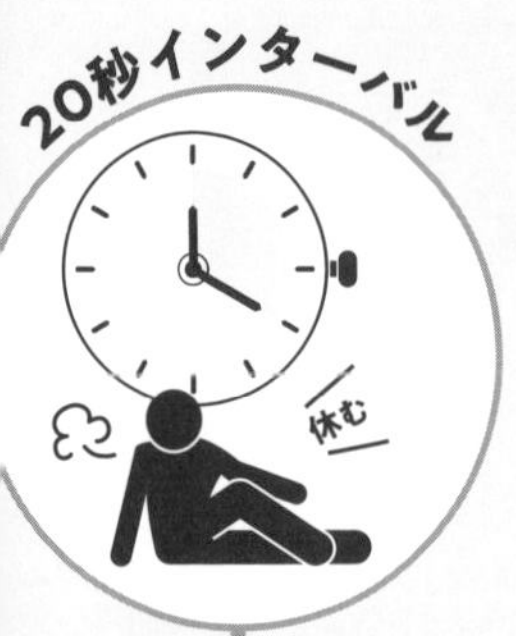

04

腰に両手を添え、左右交互に太ももを股関節の高さまで上げる

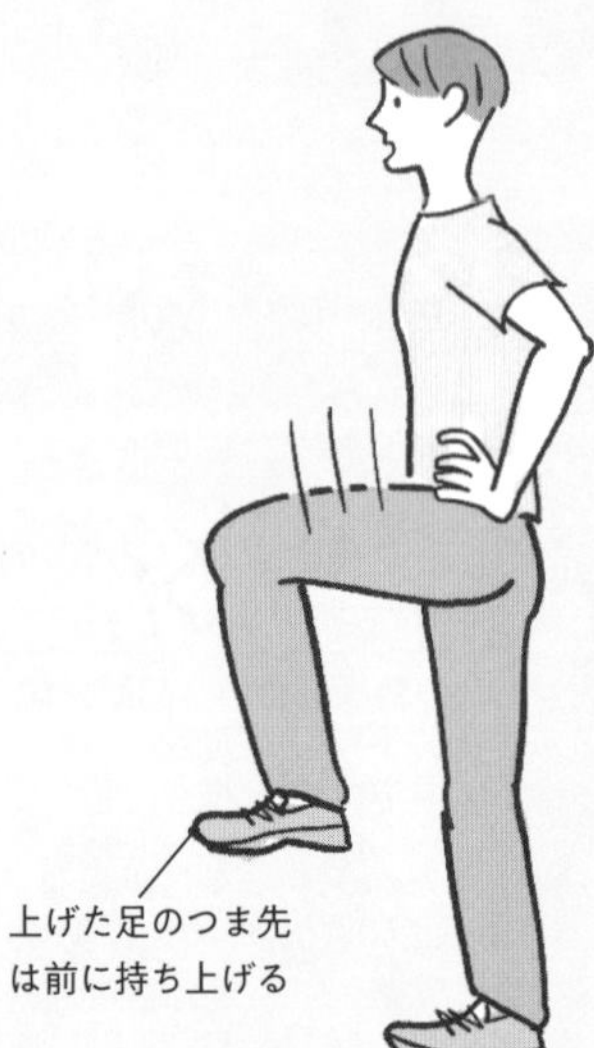

強度アップの
Point

足を上げづらい人は上げられる高さから始めましょう。簡単にできた人は、少しジャンプするようにスピーディーに左右交互に20秒もも上げを行います。

1分40秒

1分20秒

06

ひじとひざをつけてよつんばいになり、ひざを床から離してつま先で体を支える

＼できない人は／

ひざをついてひじで上体を支えて頭とお尻が一直線になるようにキープ。

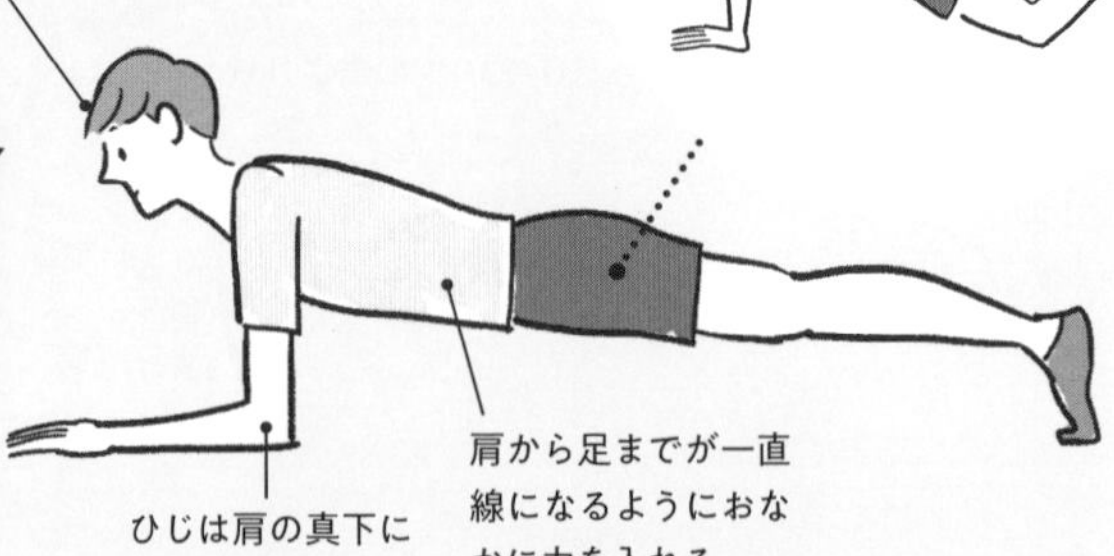

強度アップの
Point

完成ポーズができない人はひざをついてキープ。できるけど20秒持たない人は、途中ひざを1度ついて、また続けます。20秒キープできてまだ余裕があれば、**01**に戻ってもう1セット行いましょう。

2分40秒

20秒インターバル

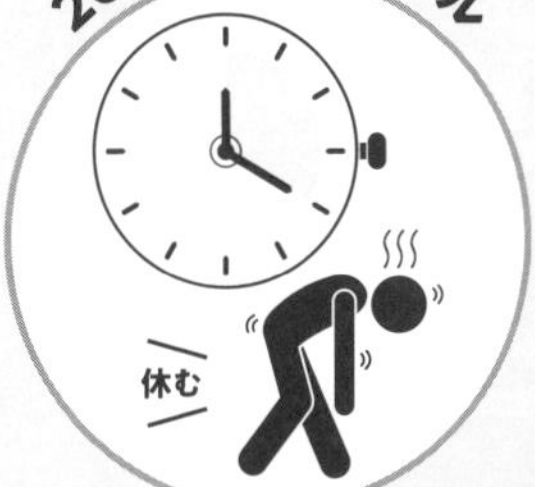

休む

05 スケートで滑るように両腕を左横に振り、右足を左斜め後ろに滑らせる。次に両腕を右横に振り、左足を斜め右後ろに滑らせる

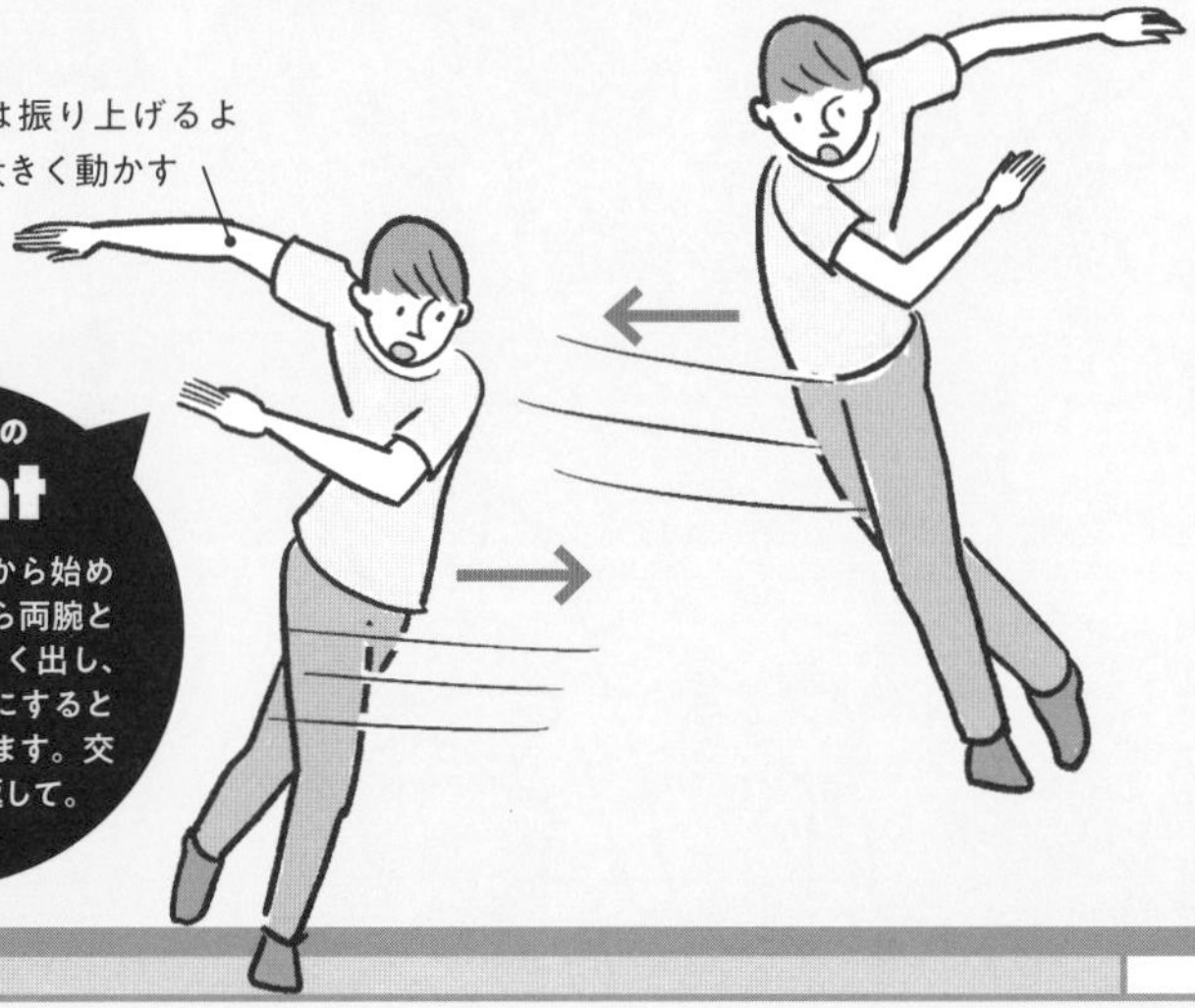

両腕は振り上げるように大きく動かす

強度アップのPoint

初めはゆっくりから始めて、慣れてきたら両腕と両足を横に大きく出し、素早く動くようにすると強度がアップします。交互に20秒くり返して。

2分20秒

2分

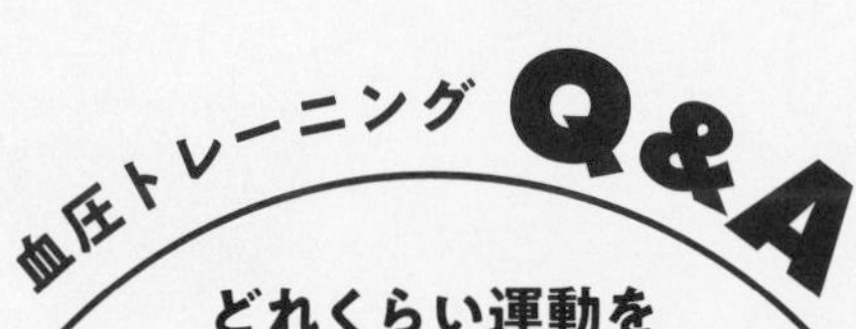

血圧トレーニングQ&A

どれくらい運動を続ければいいの？

運動習慣のない人が運動を始めると、脳への血流が低下するため、1セット3分以内のトレーニングが血圧には有効です。しかし、運動に体が慣れ始めると、筋肉に血流を送りながら、脳にも十分な血流が届けられるようになります。血圧リセットトレーニングが楽しい、ラクだなと感じたら体が順応し始めたサイン。休んだ日があっても、また続けてやればOK。止めると再び血圧も高くなることが多いので、まずは、継続することが大事です。

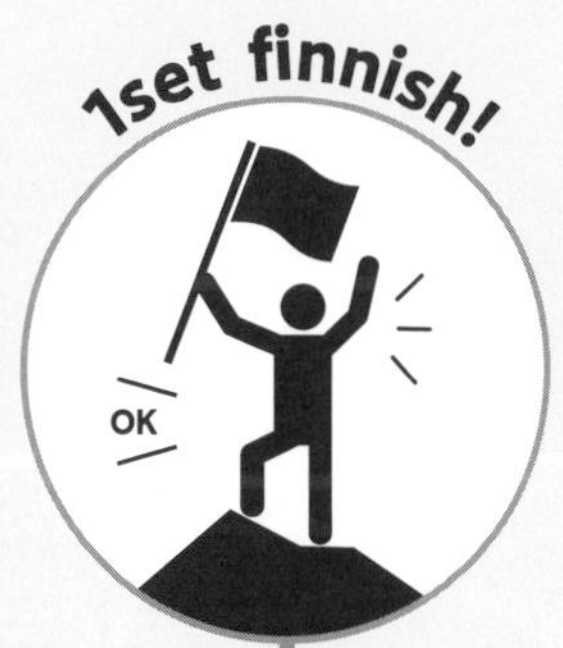

余力があるなら、もう1セット行いましょう。でも無理は禁物。続けて行わなくても、時間を空けたり、朝と晩行うなど、生活に合わせて取り入れましょう。

3分

血圧アップ・負のスパイラルに陥らないために
今日からやめる心得5

心得01

上半身の筋トレ

強度の高い筋トレは、血圧を上げる原因になります。とくに、心臓に近い上半身の筋トレは、即、その影響が血圧に反映。胸や背中、心臓まわりの筋肉に急激に力が入り、その力が抜けた後、一気に血液が心臓や脳に流れるため、とくに、血圧が高めの人や動脈硬化がある人は、心筋梗塞や脳卒中のリスクが急上昇。バーベル、エキスパンダーなど、上半身の筋トレは避けて。

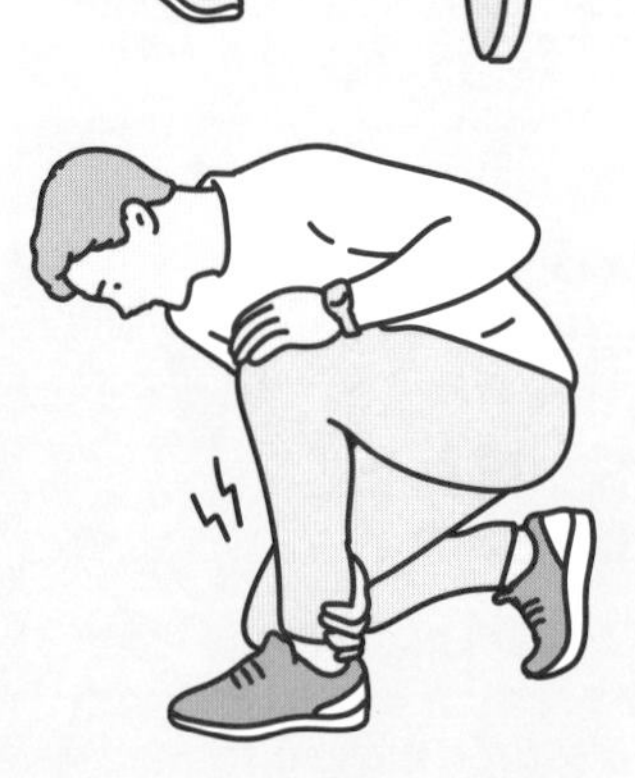

心得02

我慢と無理

メタボ腹解消など、脂肪燃焼のための運動は少しキツイ強度が効果的かもしれません。でも、血圧を整えるための運動に無理は禁物。キツイと感じただけで、交感神経が高ぶり、血圧も上がります。行っていて気持ちいい、スッキリする、など、心と体に負担のない運動が血圧リセットには最適です。我慢をして、強度の高い運動をしても、かえって血圧が上がると心して。

心得 03

いっきに取り返す

運動はたとえ1日1回でも、続けることが何より大事。もし3日間休んでしまっても、4日目にまた続ければいいのです。その時、3日分を取り返そうと、いつもの3倍行っても効果ナシ。残念ながら血管拡張ガス・NOは運動を継続しないと増産されません。休んだ分を1日では取り返せないのですから、今日から心機一転、楽しく続けられる運動を始めましょう。

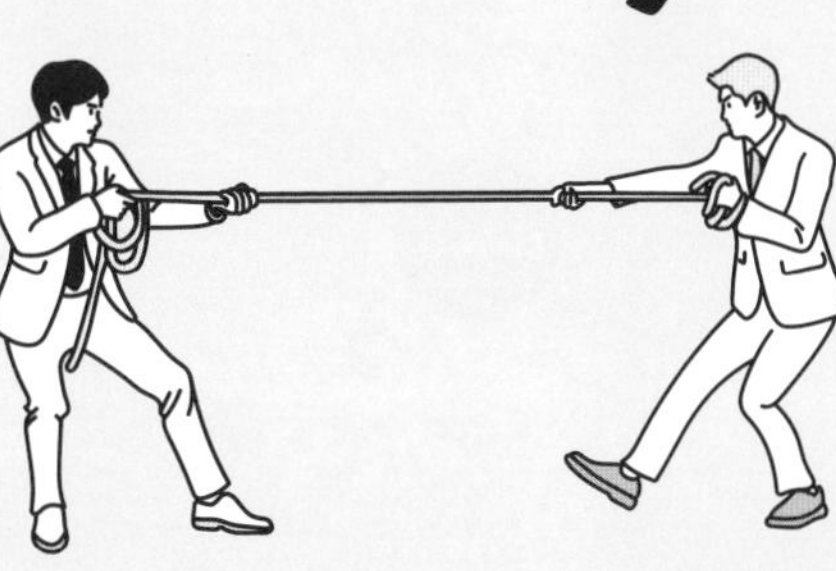

心得 04

ながら運動!!

脳と血圧は密接に関係しています。例えば、スマホを見ながら運動をすると脳に負担がかかり交感神経が優位に。そのため血圧が上がります。また、運動中にSNSを行うと、メールをした場合は45%、電話だと19%神経バランスを崩すという結果が。怪我や事故につながり血圧も上がるので、運動時は集中して行って。

〔運動中の神経バランス〕

メール&SNSウォッチ

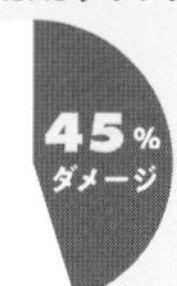

電話

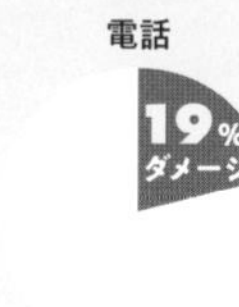

心得 05

負けず嫌いダッシュ!

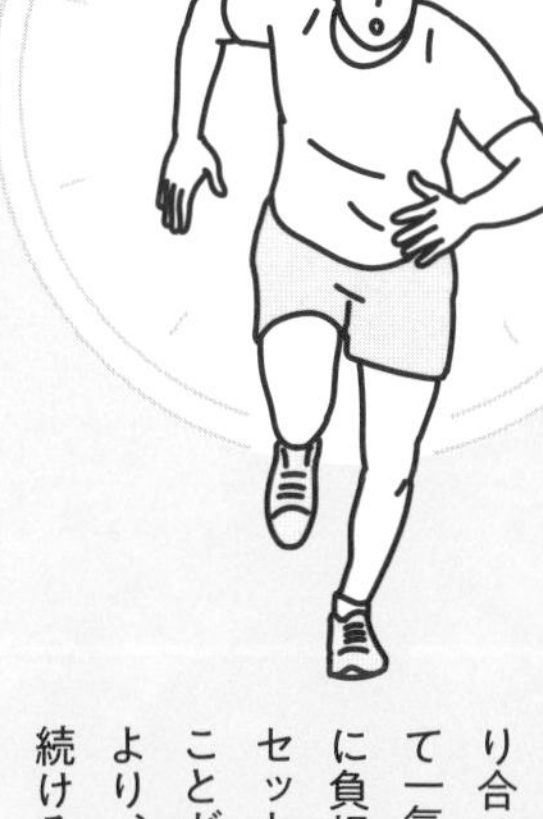

ジムで隣のランニングマシンの人と張り合って、ダッシュしてもダメ。張り切って一気に心拍数を上げても、血管や心臓に負担がかかるだけなのです。血圧をリセットするためには、血液に酸素を送ることが大事。ですから、短距離のダッシュより、長くゆったりとした有酸素運動を続けるほうがより効果的です。

お疲れ血圧リセット

体の疲れは、血圧と深い関係にあります。血圧が不安定だと、体内の消化器などの内臓の修復が後回しになり、疲れが抜けません。自律神経の通る背骨を動かして、血流を促進。自律神経のバランスを整えて内臓の疲れをとります。

あおむけになり両手を頭上に上げる

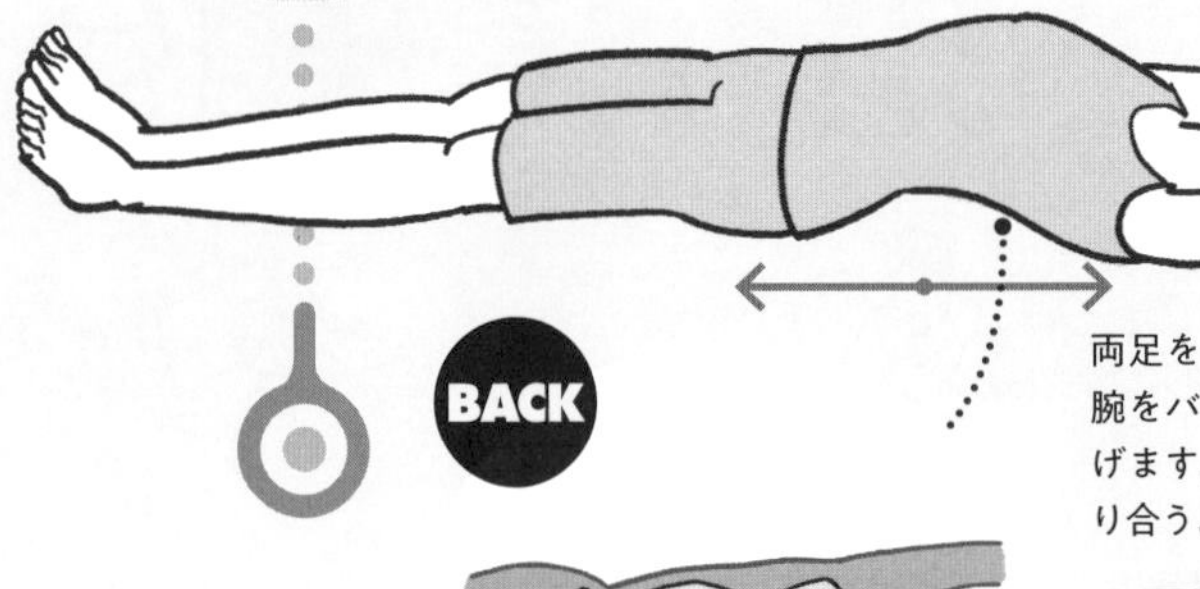

両足をそろえてあおむけになり、両腕をバンザイをするように頭上に上げます。そのまま、手と足で引っ張り合うように、腰をのばしましょう。

BACK

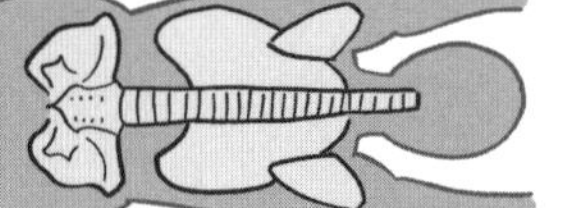

◀ 肩甲骨の間を意識

肋骨を持ち上げるように両腕を上げると、肩甲骨が内側に寄ります。背骨の間隔をあけるようなイメージで、背中をのばしましょう。

腕を上に引っ張りながら体を右に曲げる

左手首を右手でつかんだら、頭上にひっぱるようにしながら、体をできるところまで右に曲げます。曲がりきったところで10秒キープ。

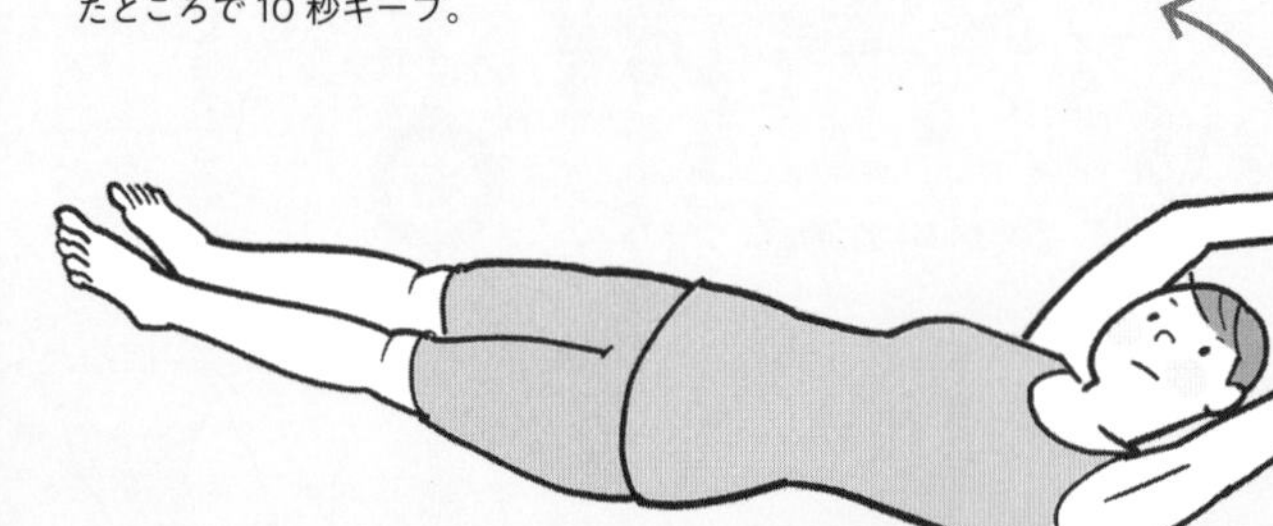

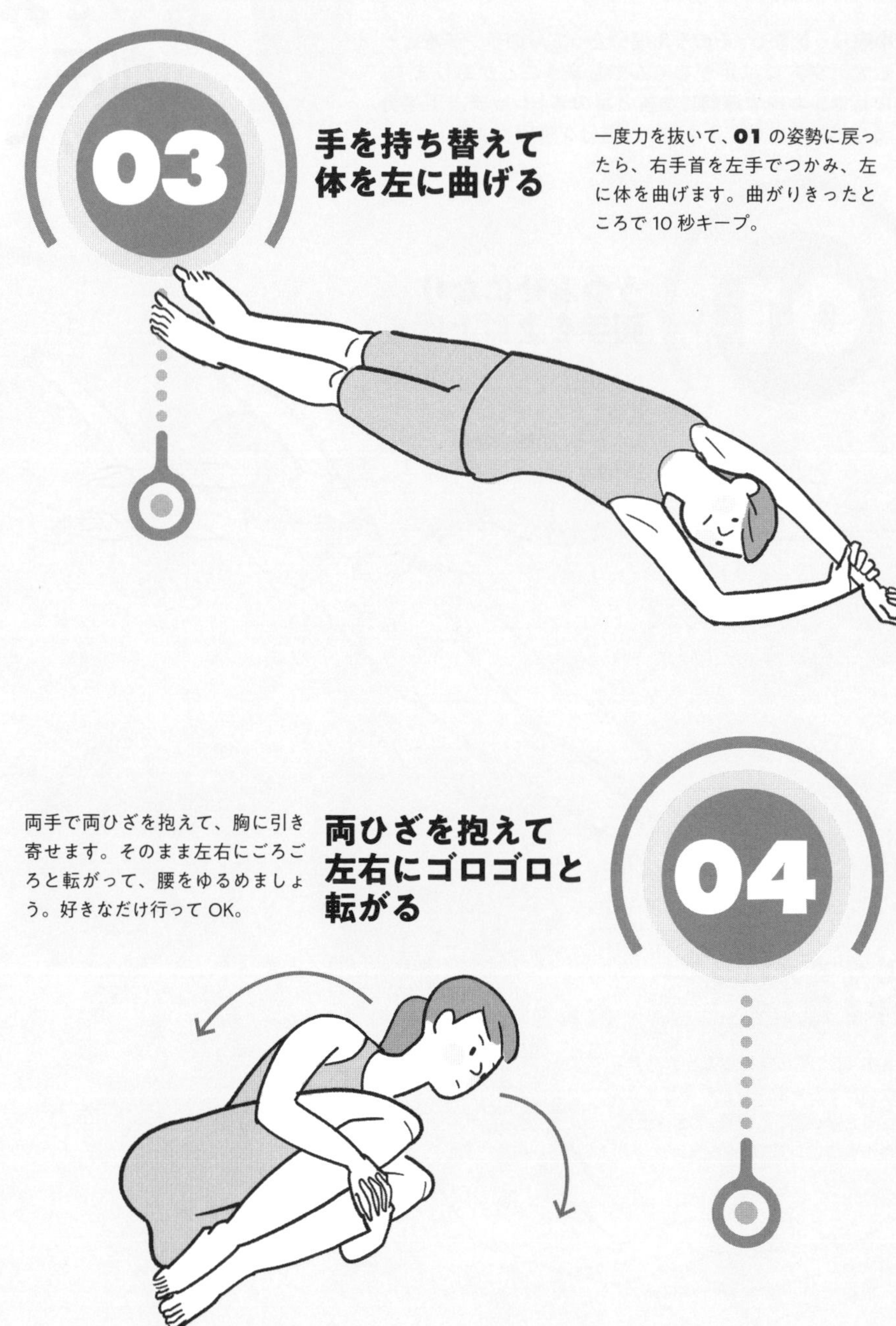

手を持ち替えて体を左に曲げる

一度力を抜いて、01 の姿勢に戻ったら、右手首を左手でつかみ、左に体を曲げます。曲がりきったところで 10 秒キープ。

両ひざを抱えて左右にゴロゴロと転がる

両手で両ひざを抱えて、胸に引き寄せます。そのまま左右にごろごろと転がって、腰をゆるめましょう。好きなだけ行って OK。

おやすみ 血圧リセット

一日中座りっぱなし、そのうえ塩分たっぷりのランチをとったりして、夕方には足がむくんでしまうことがあります。そんな時は、おやすみ前にお尻と足のストレッチ。下半身の血流を促して、むくみをとり、塩分を排出します。

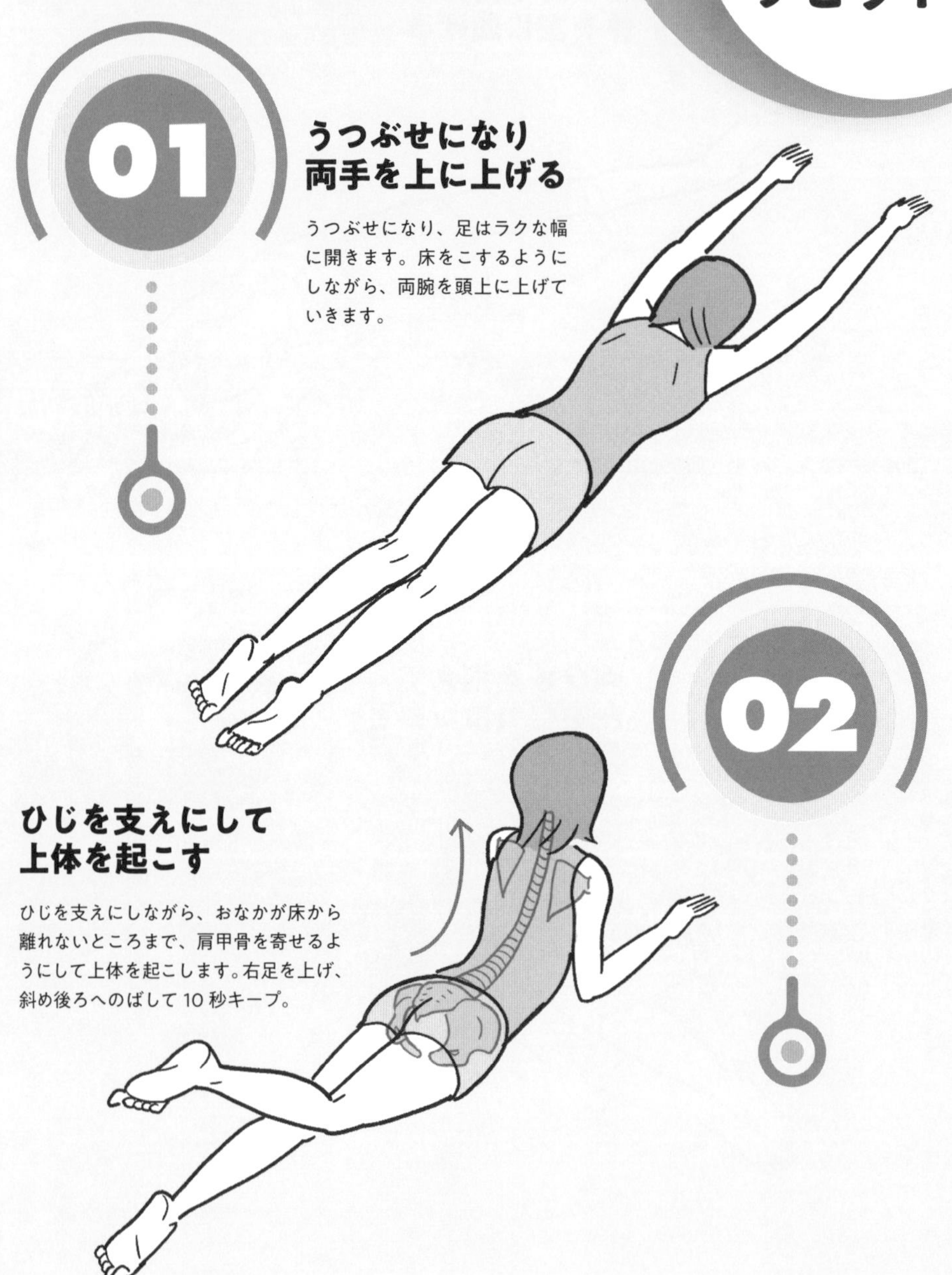

01 うつぶせになり両手を上に上げる

うつぶせになり、足はラクな幅に開きます。床をこするようにしながら、両腕を頭上に上げていきます。

02 ひじを支えにして上体を起こす

ひじを支えにしながら、おなかが床から離れないところまで、肩甲骨を寄せるようにして上体を起こします。右足を上げ、斜め後ろへのばして 10 秒キープ。

03 足を下ろして息を吐き出す

息を吐き出しながら、足をゆっくり下げます。ひと息ついたら、反対側も同様に。

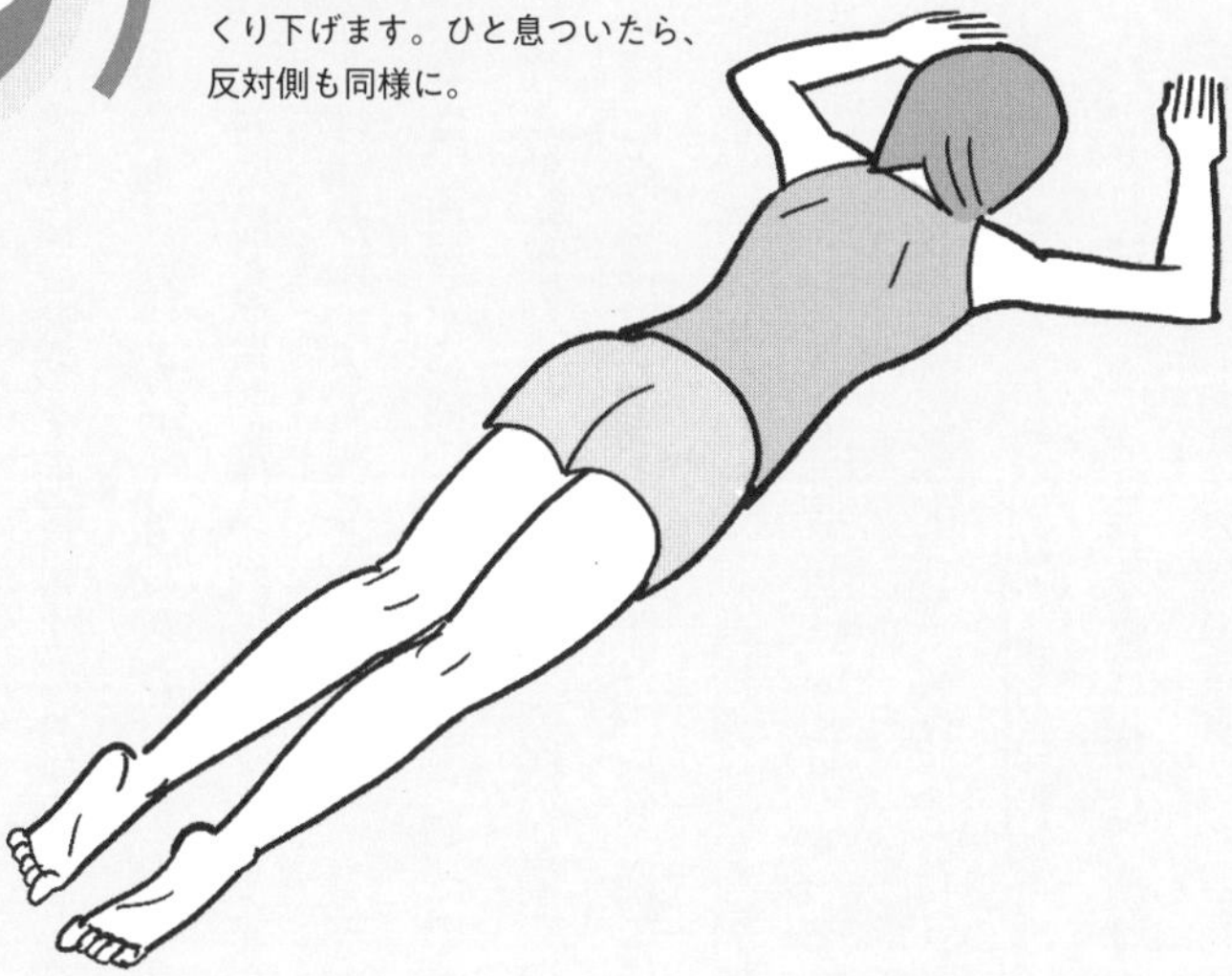

いらないものはスムーズに OUT！

脊髄を刺激して、塩分を溜めさせない

排尿と蓄尿（尿を膀胱に溜めること）は、中枢神経、末梢神経によって精密にコントロールされています。特に血圧リセットで注目したいのが、スムーズな排尿。尿が膀胱に溜まると脊髄を通って、脳に情報が伝わります。そして、脳から再び脊髄を通って排尿のサインが送られ、自律神経をコントロール。膀胱を強く収縮させて排尿します。排尿のサインが行き来する脊髄の動きをよくしておけば、尿の排出がスムーズになり、塩分の排出も活性化。背中は常に柔らかくほぐしましょう。

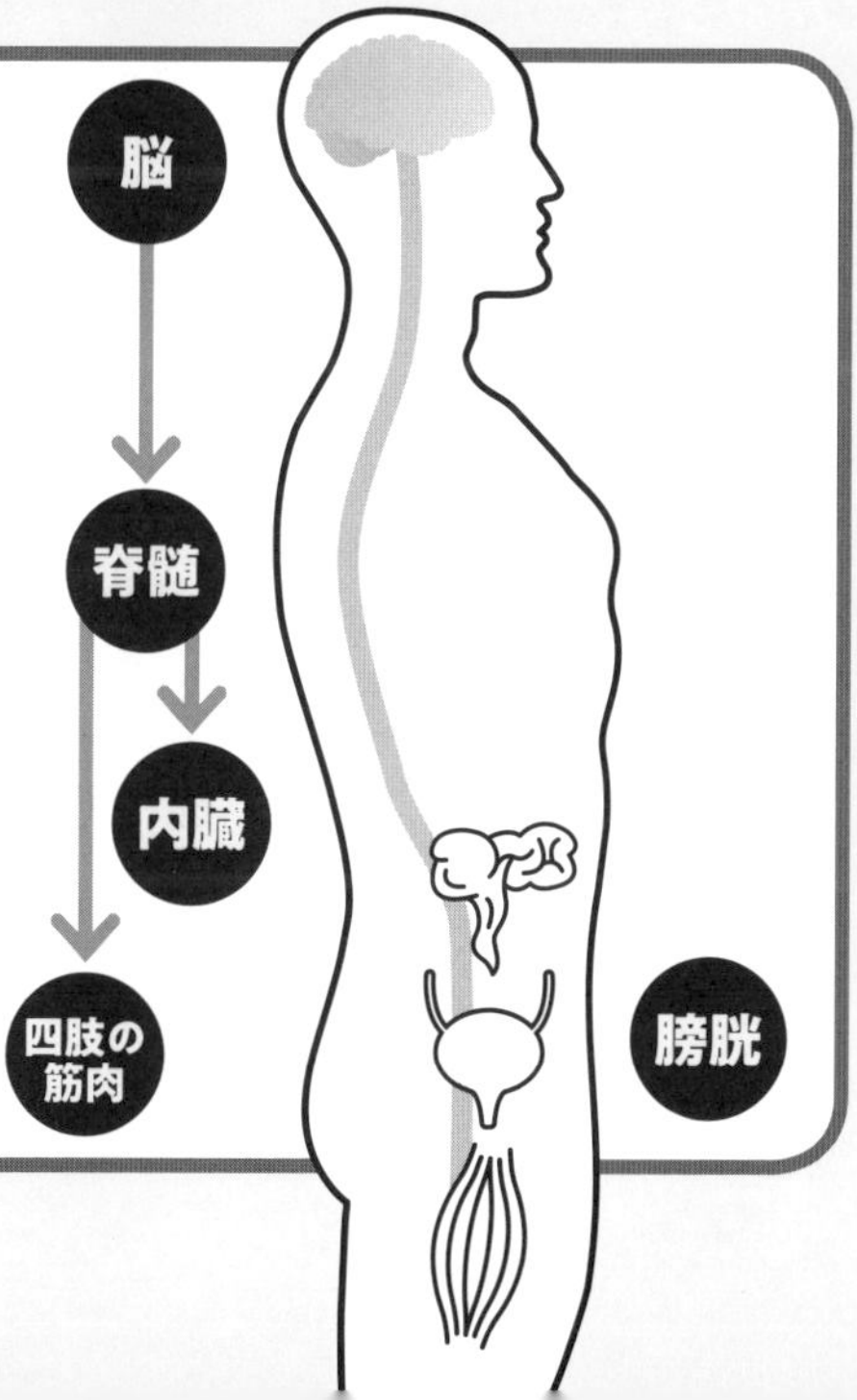

血圧行動学 01

STOP! 高血圧まっしぐら! 日常動作で弱った血圧をよみがえらせる

日常の動作ひとつで血圧は上がり下がりします。最も血圧が上がりやすいのが、しゃがむ動作。反対に最も低い動作が横になることです。

血圧は体が圧迫されると上がります。しゃがむ姿勢は、自重で足が圧迫され、さらにその不安定な姿勢を維持しようとして、筋肉が働くのと同時に交感神経も働いて血圧が上昇。逆に横になると、筋肉が使われず、末梢の血管も開いたままになるので、血圧が上がりません。立ったり、座ったりする姿勢も寝る姿勢よりは、血圧は上がりますが、しゃがむよりは低めです。ただし、それは正しい姿勢が条件。猫背で座りっぱなしでは血圧が上昇。姿勢の見直しと、同じ姿勢をとり続けないなどを意識しましょう。

〔動作の違いで起きる血圧の変化〕

姿勢によって血圧は変化します。一番血圧が高くなるのが、しゃがむ動作。足に体重がかかるので下半身の血流が悪くなり血圧が上昇。座り姿勢も足を組むと、血圧が上がるきっかけに。立つ動作は全身の筋肉をバランスよく使い、寝ている場合より血圧が上がります。

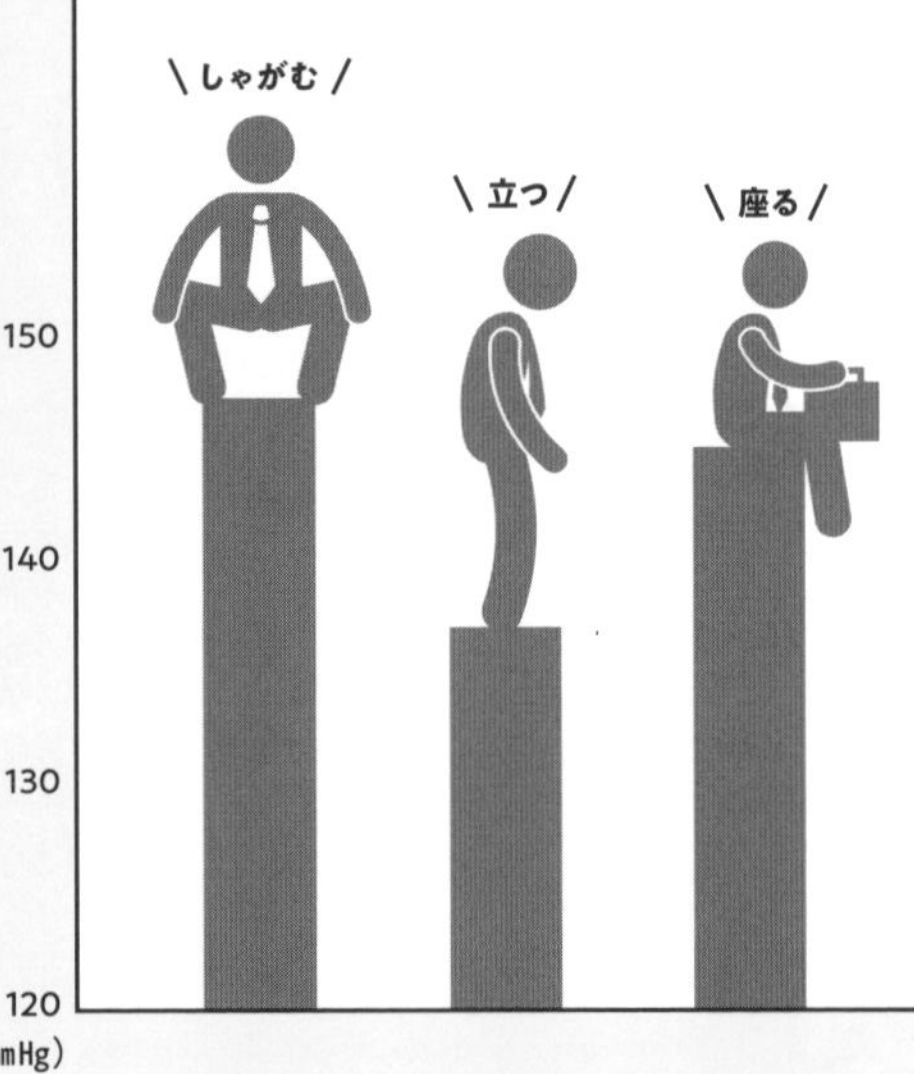

首猫背にならないようにする

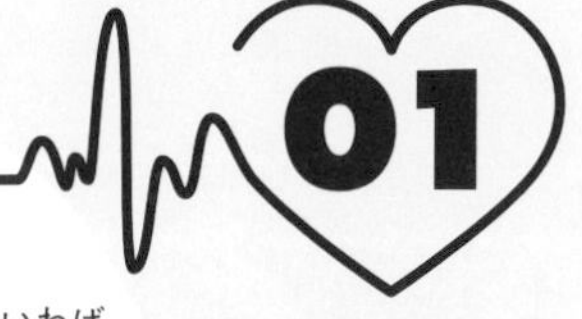

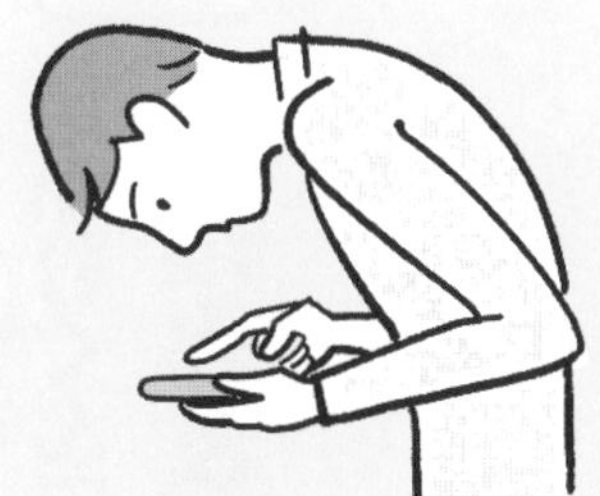

首には太い動脈が通っています。いわばここは血圧センサー。スマホやパソコン作業が多いと首が前に出る“首猫背”になり、動脈を圧迫して血流を悪化。さらに、猫背により呼吸が浅くなるので交感神経が刺激され、腹部では内臓が圧迫されて血圧が上がります。

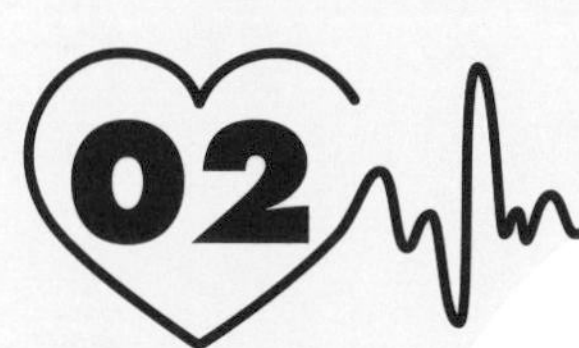

足に血が溜まらないようにする

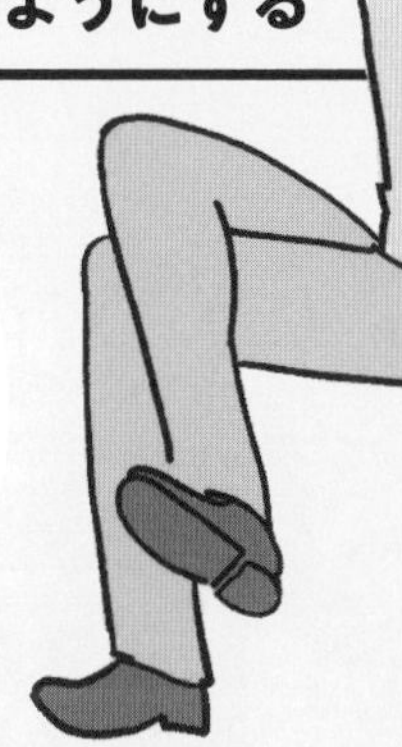

足を組んで座ると、ひざや股関節で血液が溜まり、血流が悪くなります。血液の滞留が起きると、血管拡張ガス・NOが発生しなくなり、血管が硬くなる原因に。また、塩分の排出もスムーズにいかなくなります。足に血が溜まらないよう、30分に1度は体を動かして。

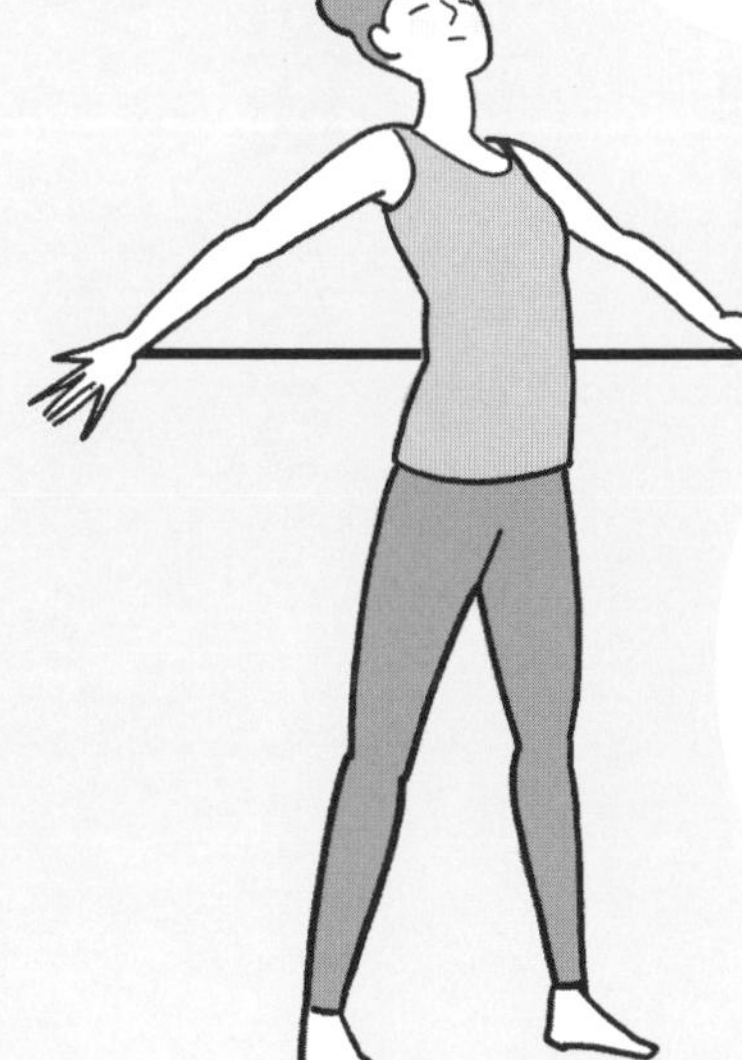

酸素を取り入れてストレスを溜めない

03

ストレスを感じると交感神経が優位になり、血圧が上がります。血圧を下げるためには、副交感神経を働かせることが大切。仕事でイライラしたら、胸にたっぷり酸素を取り入れて副交感神経を働かせましょう。ストレスを溜め込まないことが血圧リセットにつながります。

血圧行動学 02

足がむくんできたらイエローカード
足踏み＆かかとの上げ下げで血圧を救う

夕方になると、ふくらはぎがむくんでパンパンになっていませんか？

私たちの体には、常に重力がかかっています。その重力のおかげで、寝た姿勢では頭から足までほぼ均一に血液が流れ、立位や座位では、体の下部にある足に血液が溜まります。溜まった水分は静脈にのって心臓に戻りますが、同じ姿勢が続くと筋肉が動かないため、水分が足に溜まったままに。すると交感神経が刺激され、血圧が上がるのです。また、塩分を摂りすぎても、血液に水分を溜め込み、むくみが発生します。塩分を外に排出する機能も落ち、ますます血圧が上がるのです。"むくんできたら、血圧がイエローカード状態"と考えてください。

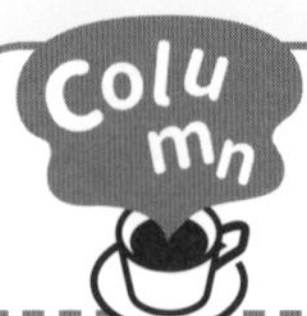

加圧スパッツ×弾性ストッキングに注意

むくみ対策やダイエット目的で加圧スパッツや弾性ストッキングを活用している人は少なくありません。弾性ストッキングや加圧スパッツは、体に圧力をかけて静脈血やリンパ液を心臓に戻しやすくする工夫がされています。しかし、強すぎる圧が１カ所にかかると、血流が悪化したり、交感神経が刺激され、血圧が上がる可能性があります。血圧が高い場合には、キツイ締め付けには注意が必要です。

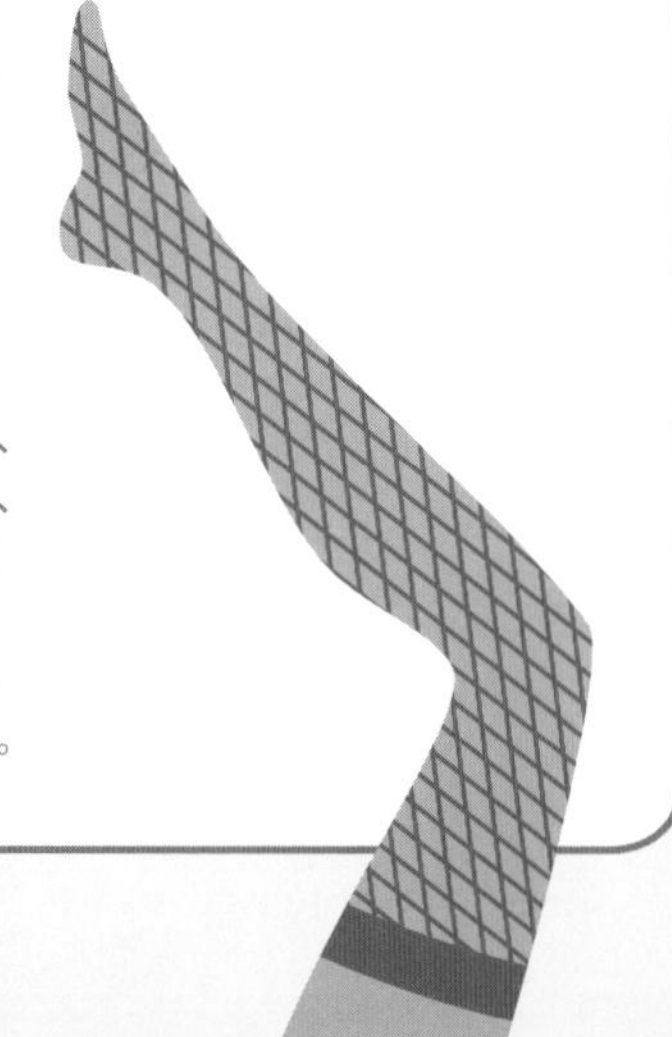

姿勢が悪いとなぜ血圧にダメージ？

NG
猫背姿勢

＼ダメージ関所／

猫背の姿勢で、肺や心臓が圧迫され、呼吸が浅くなります。また、血液の心臓への戻りも悪くなります。

＼ダメージ関所／

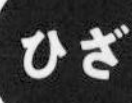

体重がひざにかかり、ひざが常に曲がった状態に。血流の戻りが悪くなるため血圧が上がりやすくなります。

＼ダメージ関所／

首が前に出る姿勢は交感神経を刺激。背中が丸く縮むので、呼吸が浅くなり、体は常に酸素不足。

＼ダメージ関所／

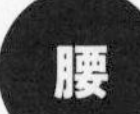

骨盤が後傾し、腰に常に負担がかかっています。すると、腰から背骨へとつながる交感神経が刺激され、常に血圧が上がりやすい状態に。

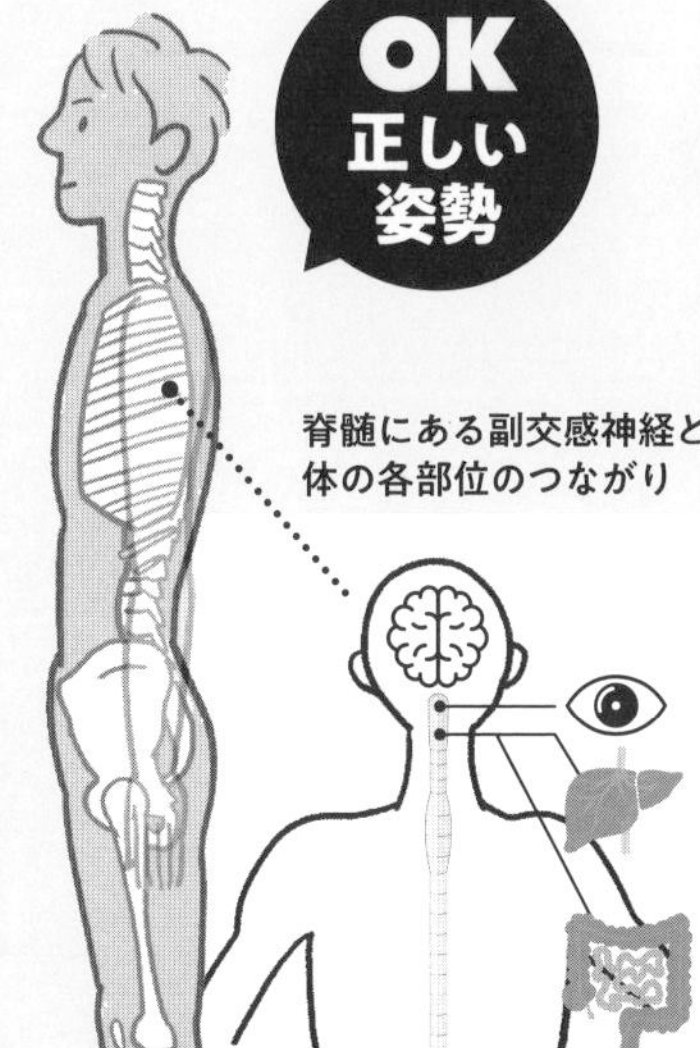

立ちっぱなし血圧上昇に効く！
足踏み＆かかと上げ下げ

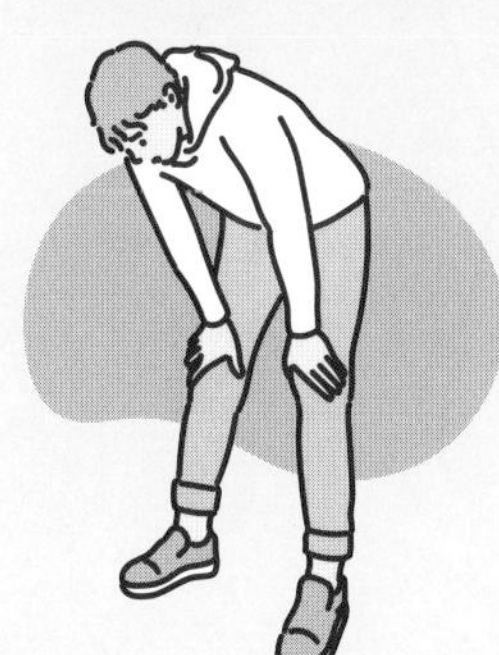

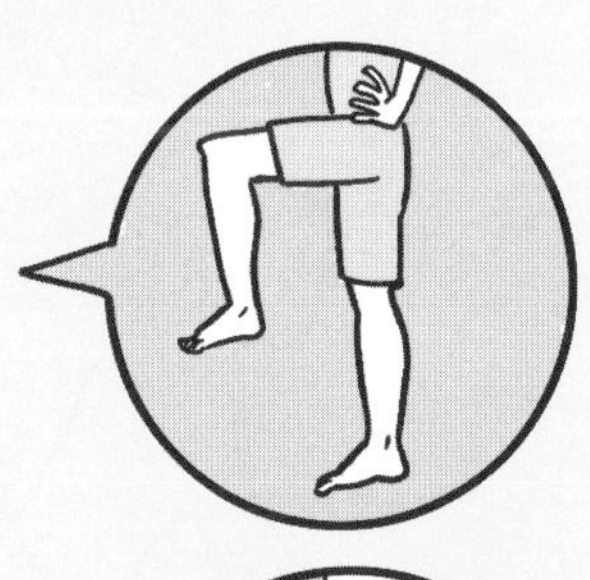

同じ姿勢が続いたら、少し体を動かして、足に溜まった血液を心臓に押し戻して、水分と塩分の排出を促しましょう。おすすめは、太ももが床と平行になるくらい足を交互に上げる足踏みと、かかとの上げ下げ。むくんできたら、10 ～ 20 回続けてみましょう。

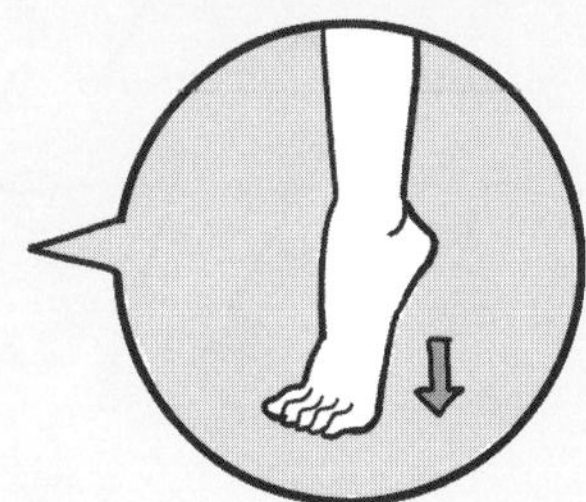

血圧行動学
03

急荷物持ち上げ、急Uターン、スピード追い越し

OK×NG？ 血圧が変わる姿勢マニュアル

立つ、座る、寝る姿勢によって、心臓と脳の位置関係が変わるので、姿勢によって血圧調整機能が働き、血圧が変わります。とくに急に重い物を持ち上げたり、急にUターンをしたり、スピードを上げて前の人を追い抜こうとするなど、突然の行動の変化は血圧を上げるきっかけになります。急な動きや姿勢の変化は、交感神経を刺激し、心拍数と血圧が上がりやすくなるのです。ゆったり行動する人より、せっかちな人のほうが血圧は高めです。早歩きでいつも急いでいる人は、交感神経が刺激され続け、高血圧が常態化している可能性があります。

行動を起こす前に、まずはひと呼吸。このひと呼吸が血圧の急上昇を防ぎます。

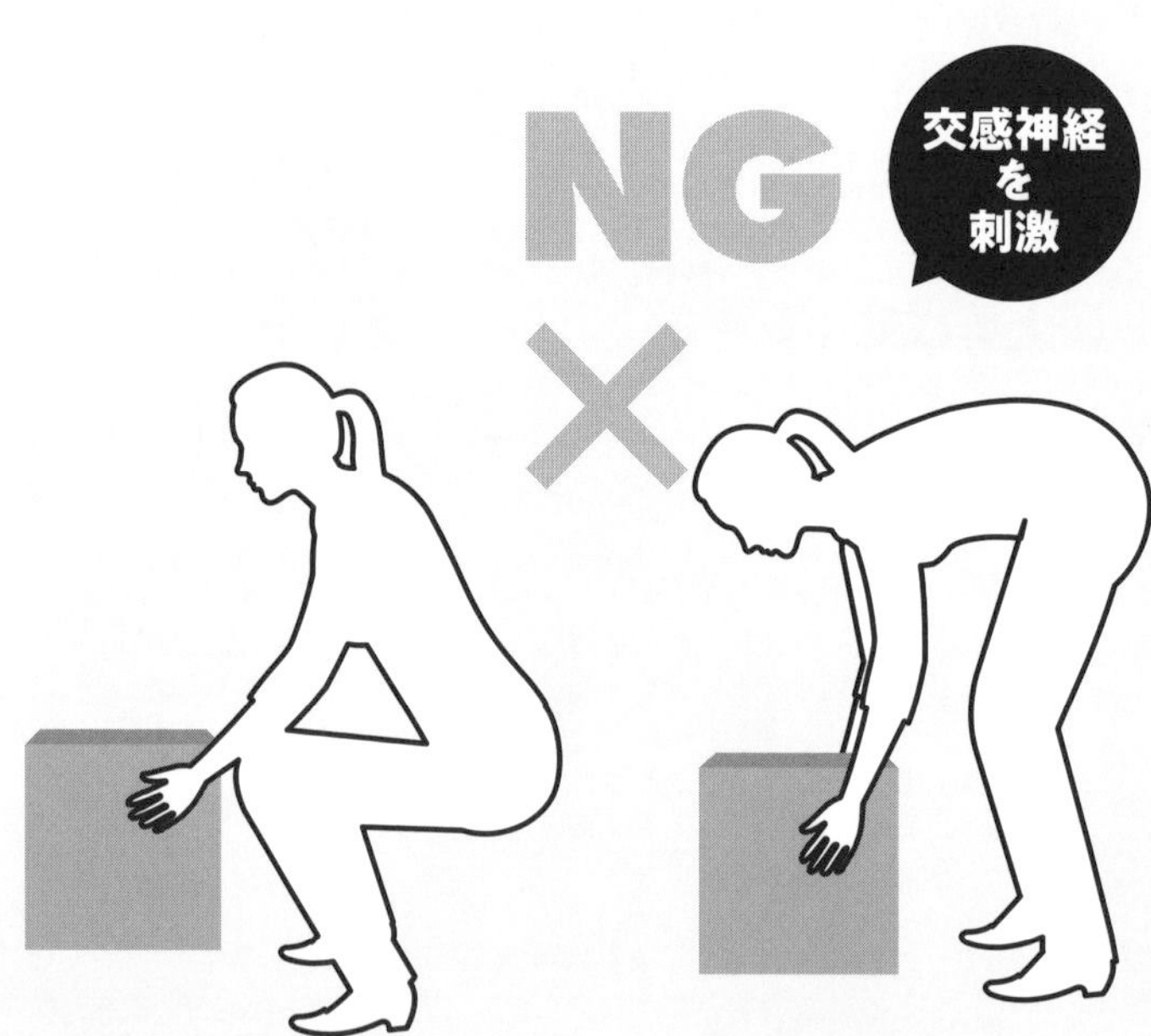

追い越し歩きは自律神経を上げるので
1人分あけて歩く

立っているだけなら歩いたほうが血圧には◎！

急な方向転換は心拍数を上げるため心臓への負担も。また股関節も痛めるので急激なUターンではなく、ゆっくりターンで。

猫背になると肺や心臓を圧迫、呼吸が浅くなり血圧が上がるので
下は向かないで

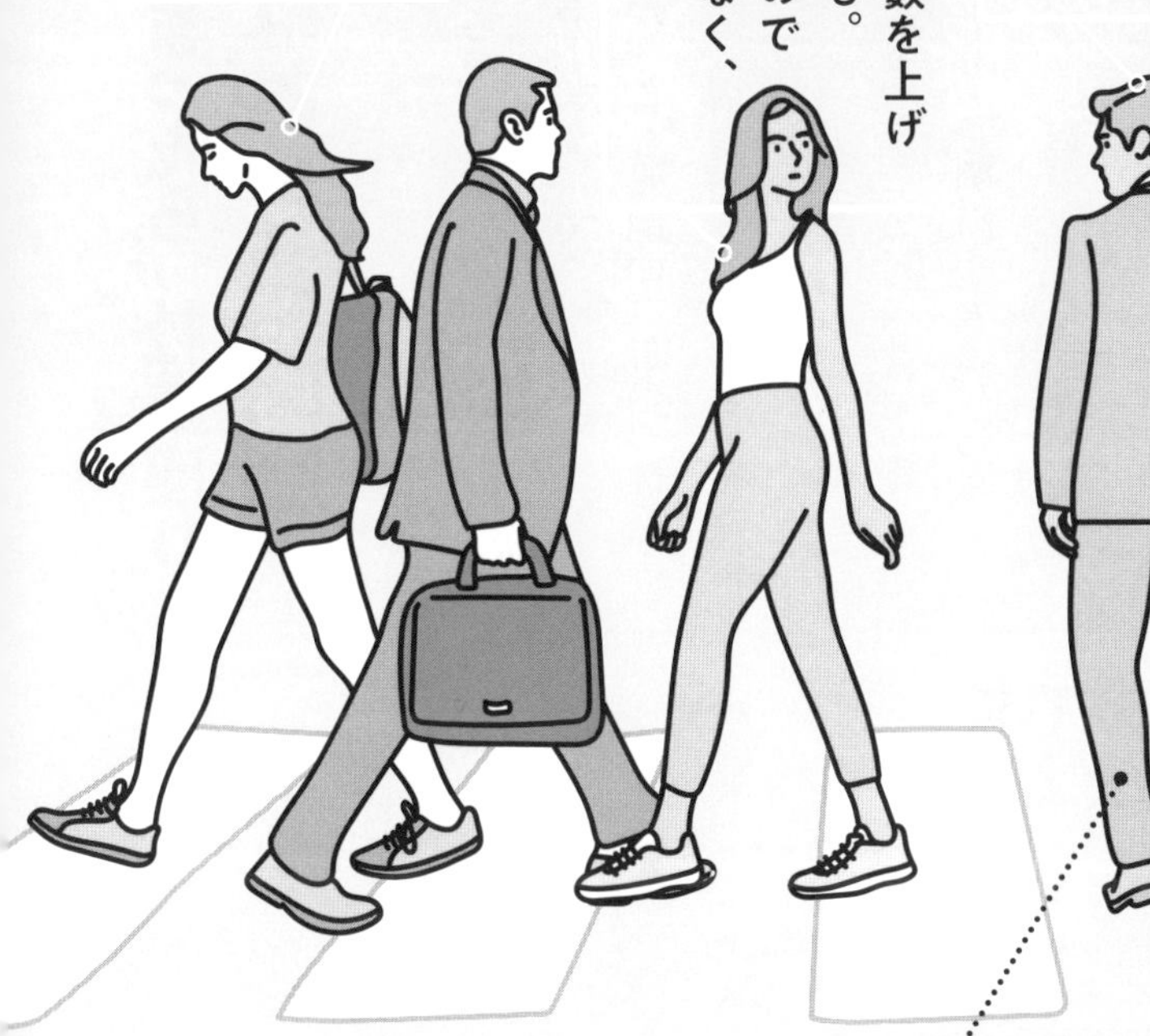

〔歩くスピードで変わる副交感神経活動の変化〕

歩行速度を変えたときの副交感神経活動を表したグラフを見ると、ただ立っているよりも、歩いているほうが副交感神経の働きが活発に。また、ゆっくり歩きは早歩きの２倍以上、副交感神経が働くため、血圧が上がりづらいことがわかります。

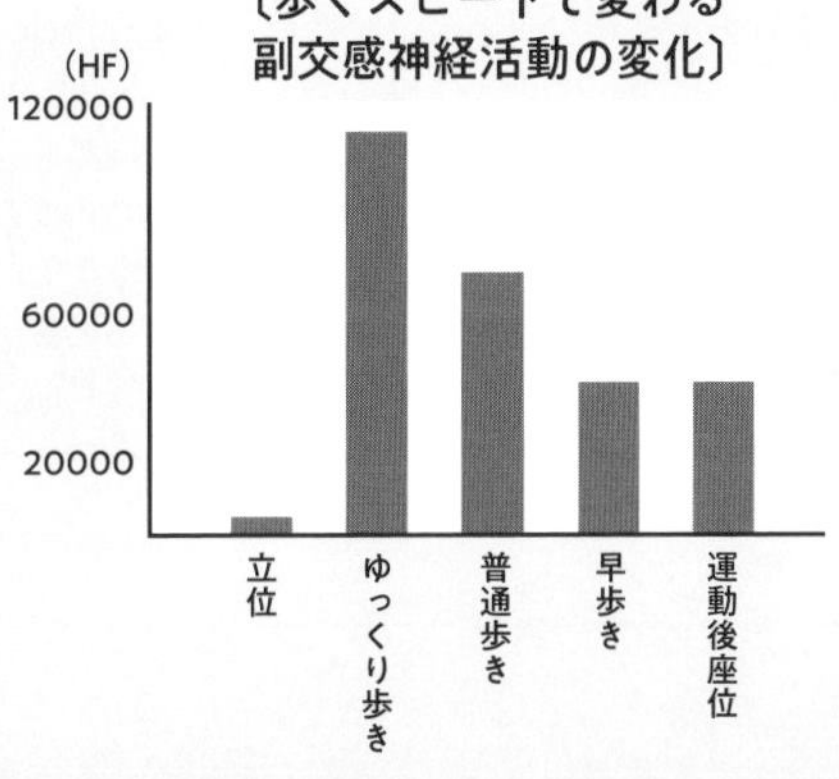

血圧行動学 04

座り疲れが始まったら〝社長座り〟に!!ポイントは首と股関節

パソコンやスマホをのぞき込む時間が長いほど、血圧が上がる可能性が高くなります。

そのカギになるのが、首と股関節。首のつけ根の延髄(えんずい)には血圧調節機構があり、下向きの姿勢が続くとここが刺激され、交感神経が優位になり、血圧が上がります。

もうひとつのポイント・股関節は大きな動脈、静脈が通るところ。座りっぱなしでは、常にこの太い血管が圧迫されて、血流が悪くなります。血圧上昇を防ぐため、1時間に1度は体を動かしたいものです。それができない場合は、〝社長座り〟を。首からひざが135度になるように足を投げ出して座ると、血液をせき止めていた場所が解放され、血流がよくなります。

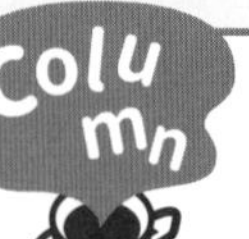

脳の疲れは血圧を上げる

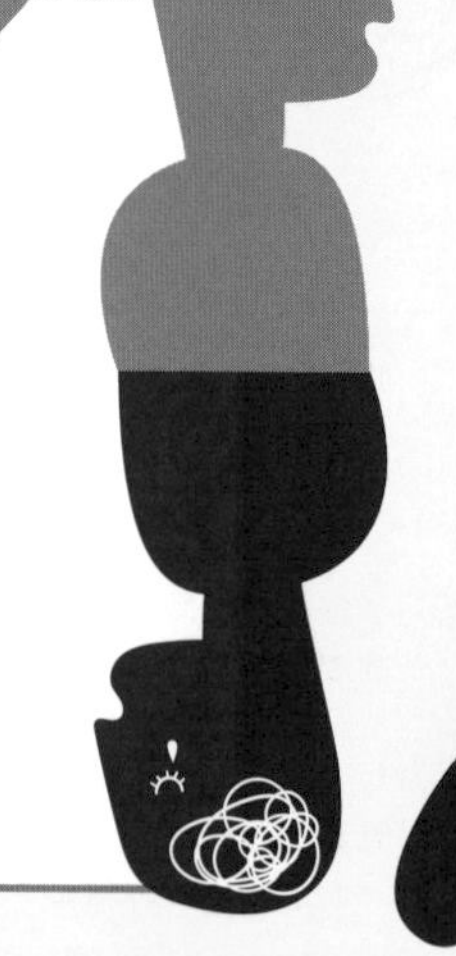

仕事や家事が忙しく、やらなければならないことが多すぎて思考がパンク状態。そんなときは脳がとても疲れています。脳が疲れると血圧も上がります。アメリカ、カリフォルニア大学サンディエゴ校とホノルル大学は共同で、脳と疲労の関係を研究しました。それによると、142人の被験者のうち、疲労感の強い人、中程度の人など何らかの疲労を感じている人のうち約33%の人が高血圧の数値を示したのに対し、ほとんど疲労を感じていない人のうち高血圧は15%と、疲労を感じると高血圧リスクが2倍になる可能性を示しました。脳が疲れるようなストレスを受けたときは、血圧を上げないためにも、早め早めに休憩をとりましょう。

3つのBODY関所をあけよう！ 社長座りで血圧を変える

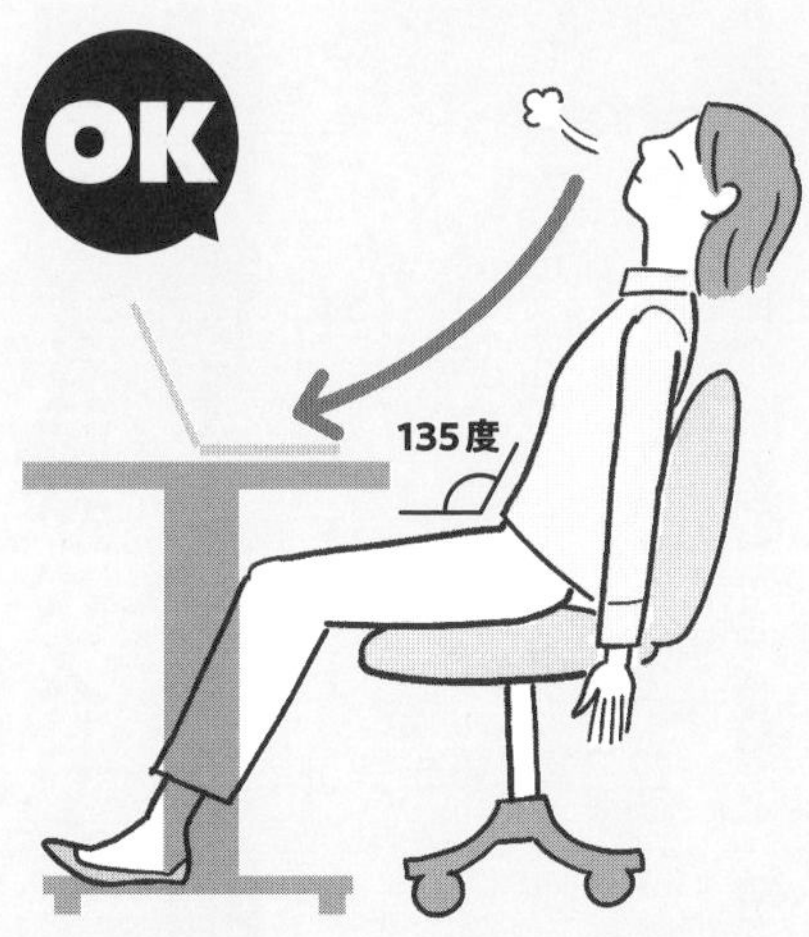

疲れを感じたら、首からひざをなるべく135度に傾むけて足を投げ出します。"社長座り"になってひと呼吸。血液が全身を巡り、リラックスできて副交感神経が活発になり、血圧をダウン。

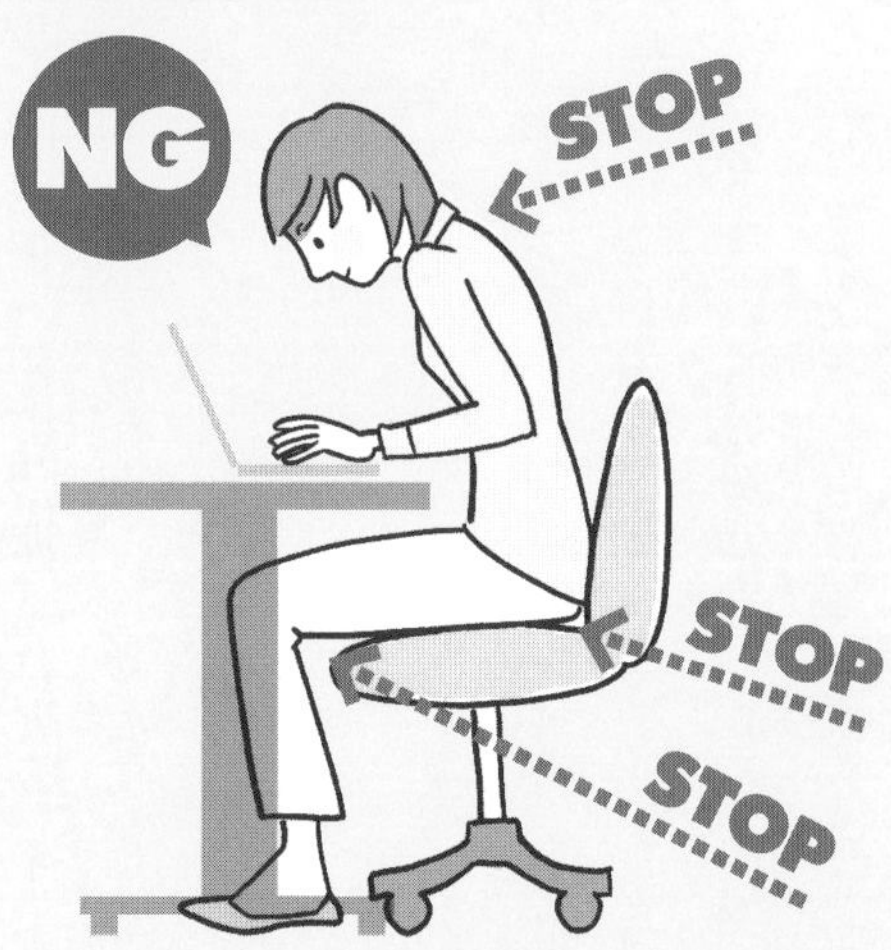

猫背姿勢では心臓と肺を圧迫して、呼吸が浅くなります。首猫背で首まわりの血流が悪くなり、股関節が曲がった状態が続けば、全身の血流が悪くなり、時間が経つほど血圧が上がる可能性大。

座りっぱなし〃リセット〃アクション

01

イスに座り、両足をそろえます。背すじを伸ばして、肩は力を抜いてリラックス。

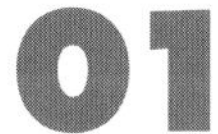

02

首と頭の間のつけ根あたりに指の腹を押し込みます。息を吸いながら、あごを上げ、首の後ろ側を刺激しましょう。

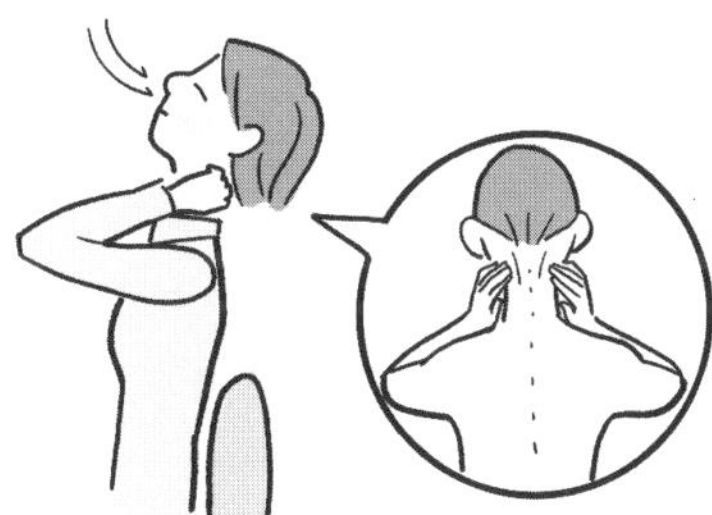

03

両手を首に押し込んだまま、息をふーっと吐きながら、首を前に倒します。**02**、**03** の動きをゆっくりと10回くり返しましょう。

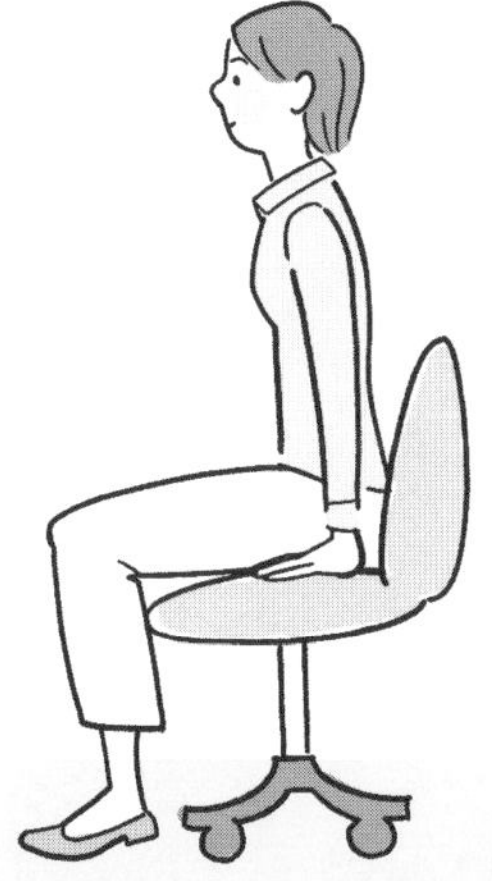

血圧行動学 05

朝の7〜8時がベスト！ 起床後1・5〜2時間以内の歩きが効く‼

健康のために1日1万歩がいいといわれますが、歩数を気にするより、速く歩くほうが効果的です。連続30分以上でなくても10分を3回でも歩けばOK。早歩きの合計が1日で30分以上を目指すと、血圧降下に役立ちます。ただし、交感神経が活発になるほどスピードを上げる必要はありません。いつもより少し速い程度、1・4m／秒、1kmを12分で歩くくらいのスピードがベストです。

ほかにも、血圧を下げることを目的としたウォーキングにも得するルールが。まず時間は、起床後1・5〜2時間、朝の7〜8時がベストです。また正しい姿勢で歩くことも大切。歩くことと血圧は切っても切れない関係なのです。

〔歩くと平均で上の血圧はこう変わる〕

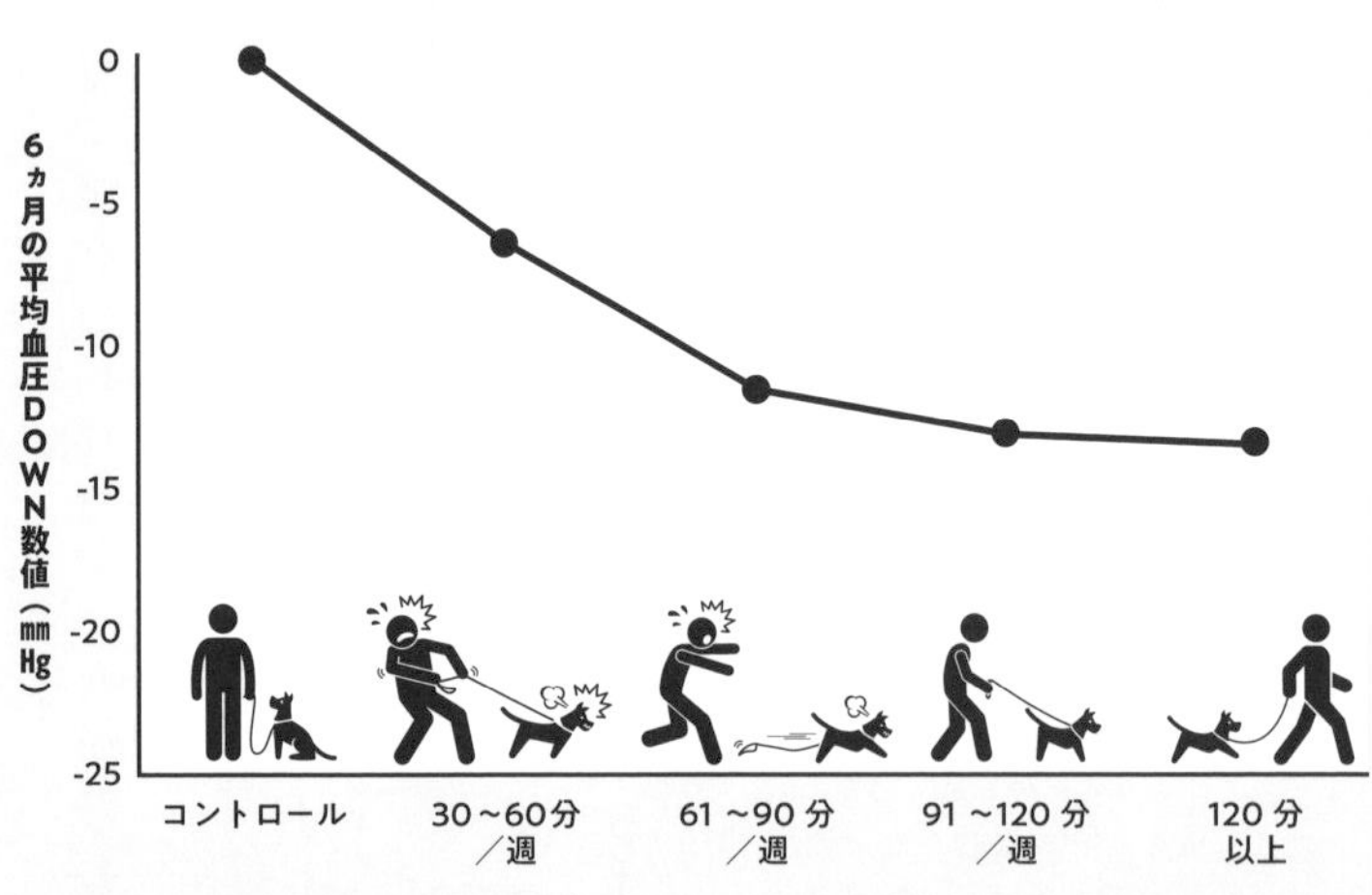

週に歩いた時間別の6カ月後の平均血圧降下を表したグラフです。1週間に90分以上運動すると、30〜60分の運動した人に比べて、2倍近く血圧が下がっています。毎日30分、犬の散歩などライフスタイルに合わせて歩くことから始めましょう。

血圧㊢WALKING ルール

あごをひく
視線は前へ
腕はリラックスして大きめにふる
1秒に
かかと着地つま先でけり出す
普段より10cm広げて
1.4m
1
2
3

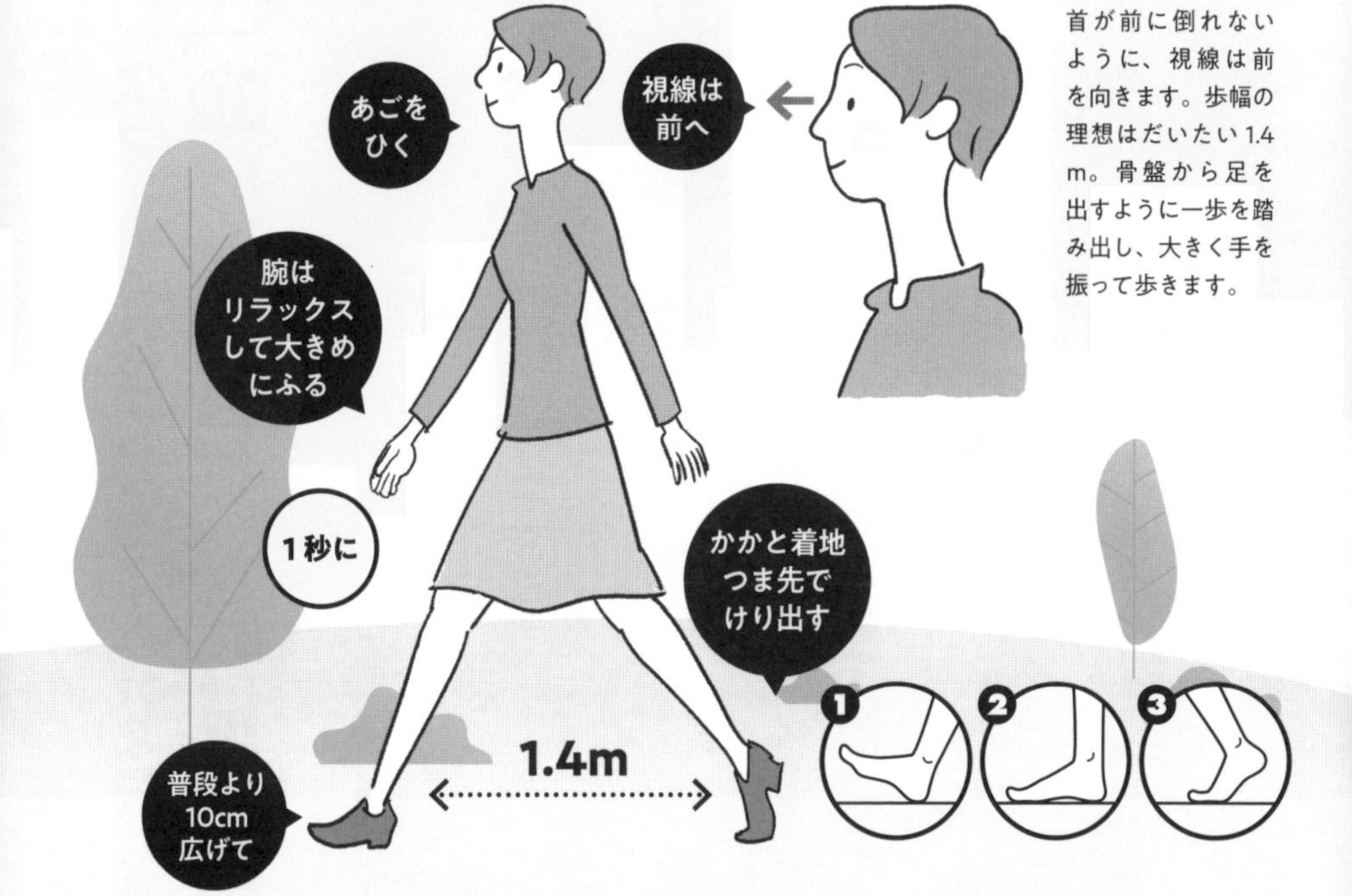

首が前に倒れないように、視線は前を向きます。歩幅の理想はだいたい1.4m。骨盤から足を出すように一歩を踏み出し、大きく手を振って歩きます。

〔血圧が高い人は歩くときにボトムにスパッツやデニムはNG!〕

服の違いによる歩行時の交感神経の変化
(交感神経活動)
1.6
1.4
1.2
1
0.8
0.6
0.4
0.2
0
立ち
歩行
あお向け
短パン
スパッツ
ジャージ
デニム

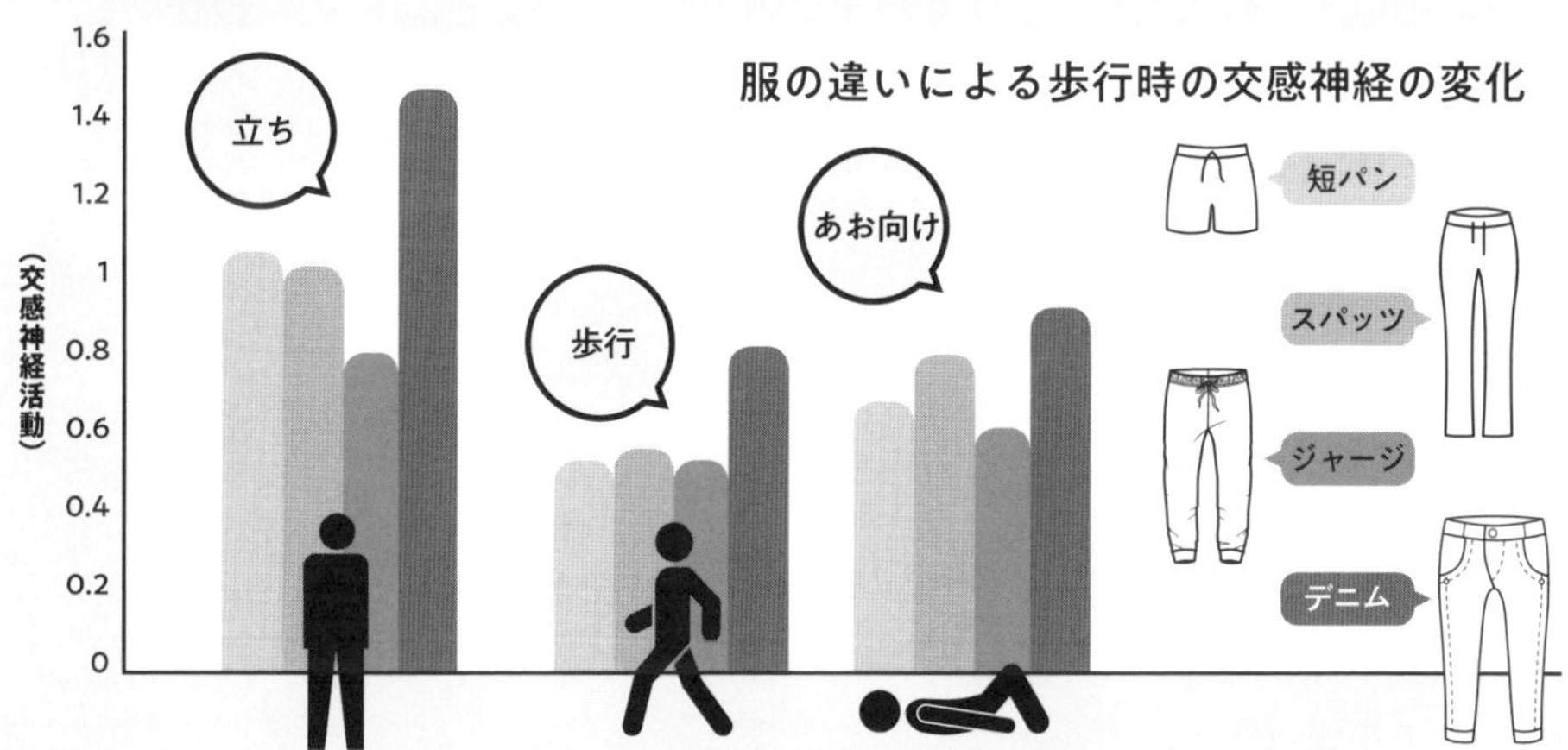

ショートパンツ、スパッツ、ジャージ、ジーンズをはいて行動した時の、交感神経活動を表したもの。デニムをはいて立った姿勢が最も高く、歩いたり、寝転んだりしたときも一番。ウォーキングにはできるだけジャージなど伸縮性のある布地のものがオススメ。きつめのスパッツなども立ち姿勢が続くときには避けたほうが○。

血圧
行動学
06

スマホ首には子ども1人分と同じ重さが60分以上の長電話は高血圧リスク4倍

スマホを見る時、ゆるやかに湾曲している首の骨は前に倒れます。これが慢性化すると「スマホ首」に。肩こりや首こりだけでなく、高血圧を引き起こす可能性があります。

スマホ首は頸動脈や延髄にある血管運動中枢を圧迫するため、血圧が上昇します。大人の頭の重さは約5～6kg。その角度が深くなるほど負荷が大きく、血圧リスクが上昇します。

その上、携帯電話を8年以上使用している人は、使用していない人の6倍以上血圧リスクが高く、さらに60分以上通話をすると4倍高い血圧リスクになる可能性があります。また、立った姿勢より座って使うほうが首に負担がかかるため、スマホ時の姿勢を見直すことも大事。

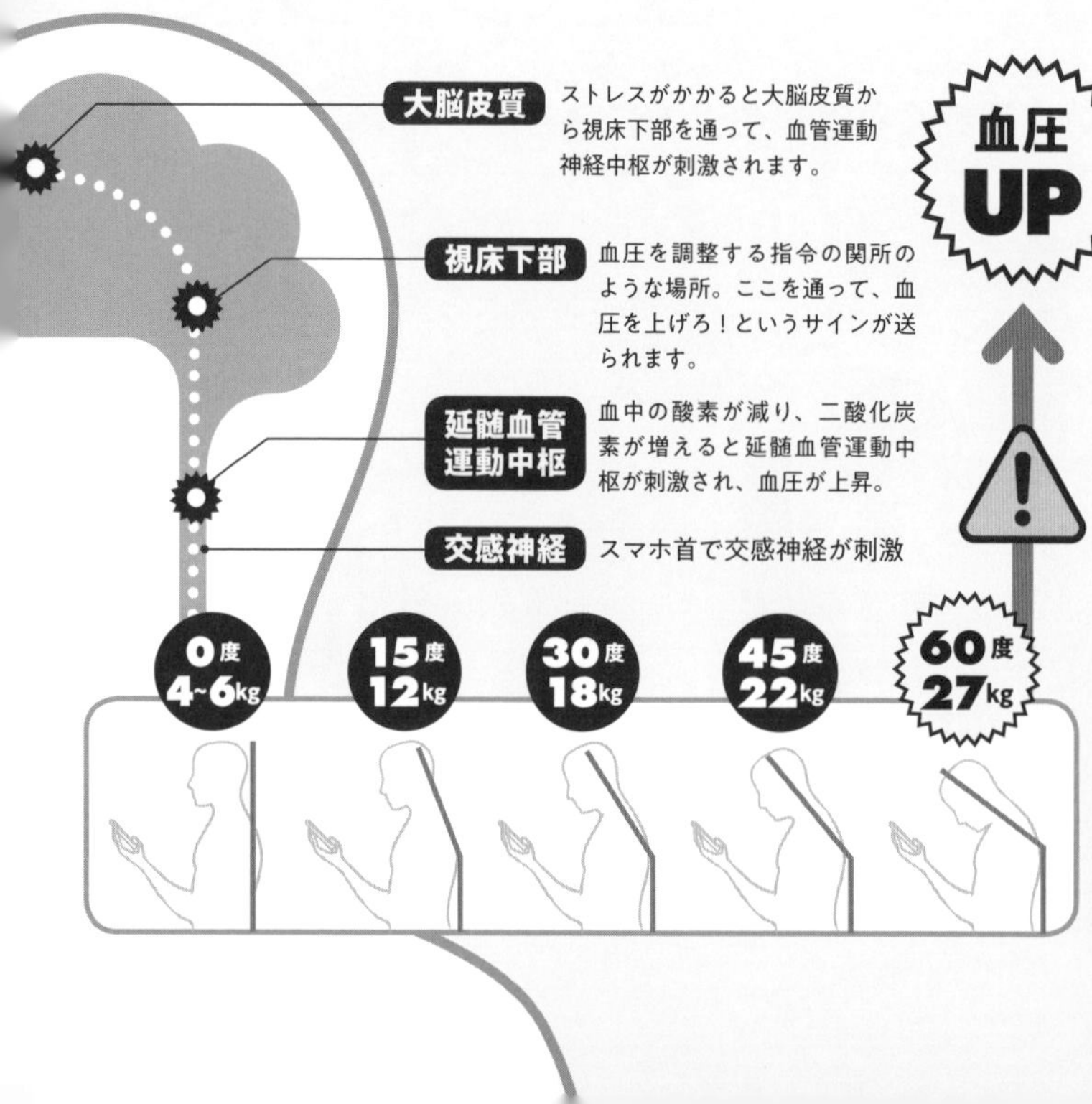

体重の10％が頭部の重さ。それが首にかかるだけでも、ストレートネックになる可能性が。首の角度が深くなるほど、首にかかる負担も増大します。

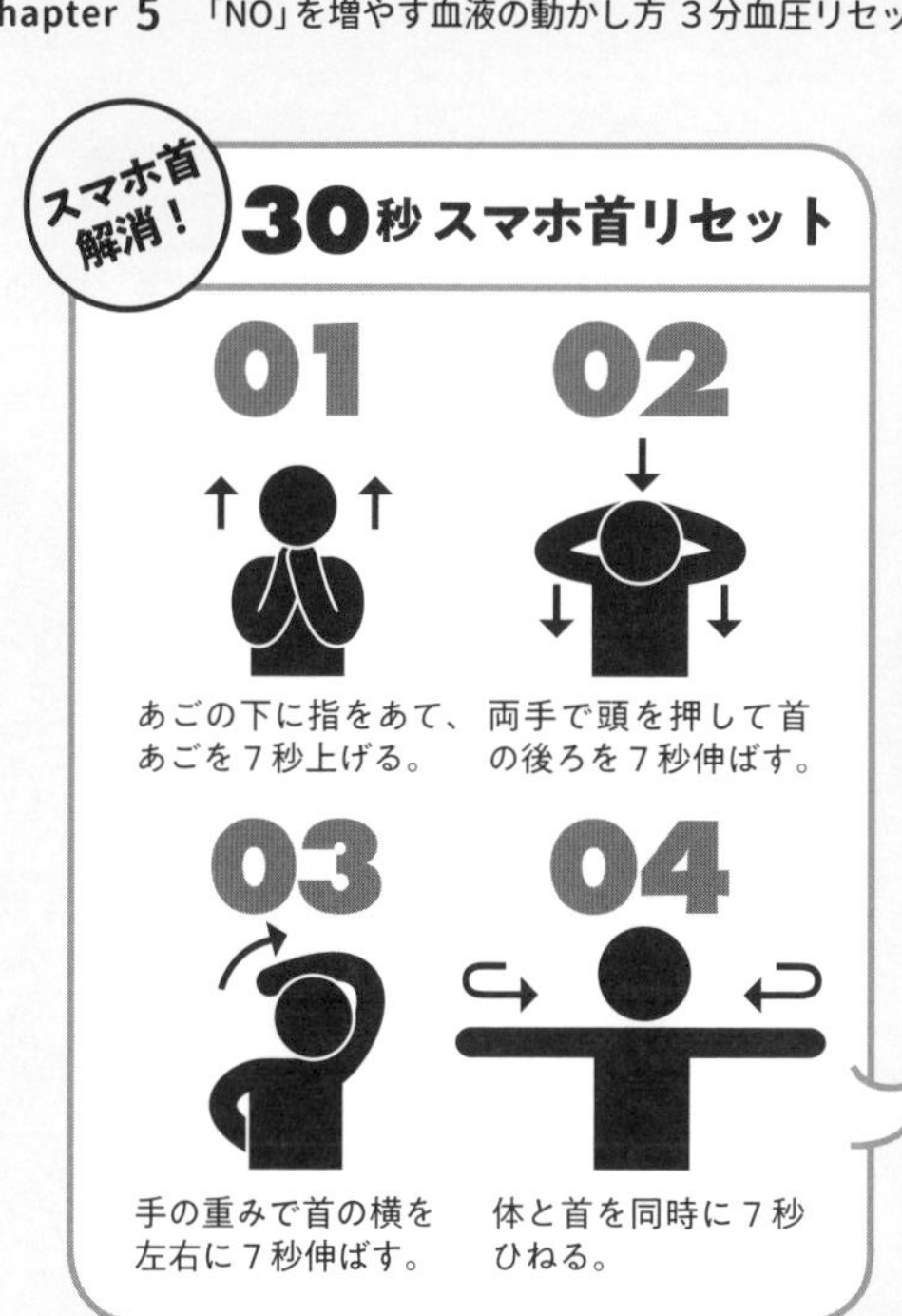

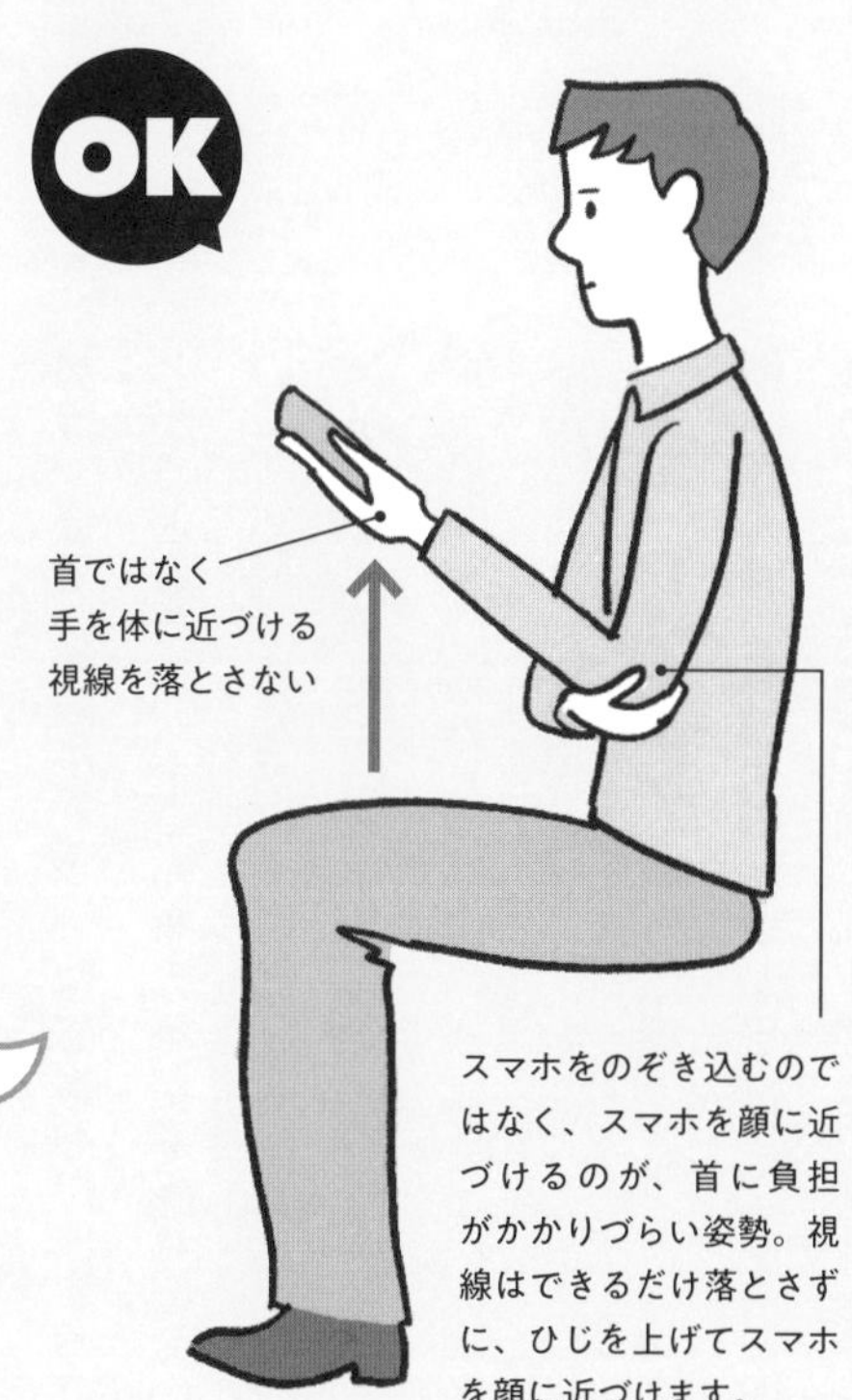

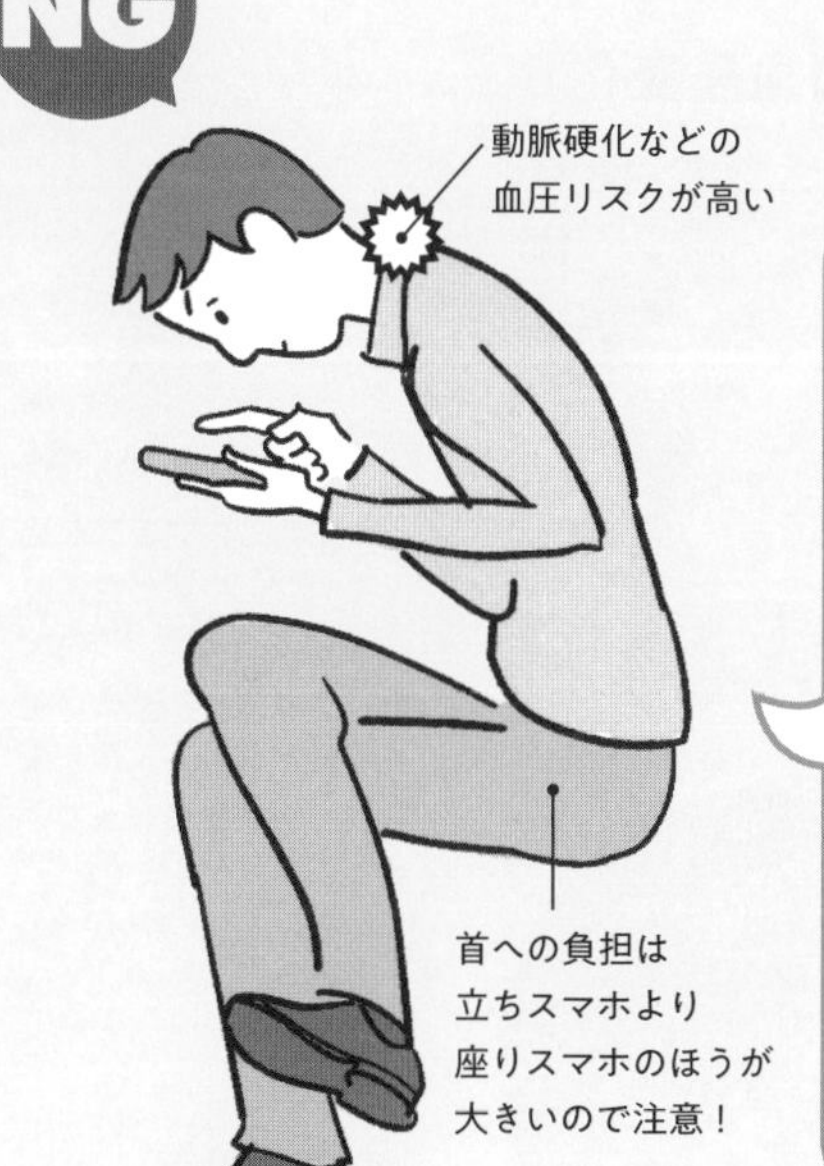

とくに首の太さ32cm以上足組みスマホの人は注意！

立ち姿勢より、座ってスマホを見るほうが、より首への負担がかかります。さらに足を組めば、下半身の血流が悪化し、血圧リスクが大きくなります。また、首の太さが32cm以上の人ではさらに血圧リスクが上がります。スマホを見る時の姿勢を改めて見直しましょう。

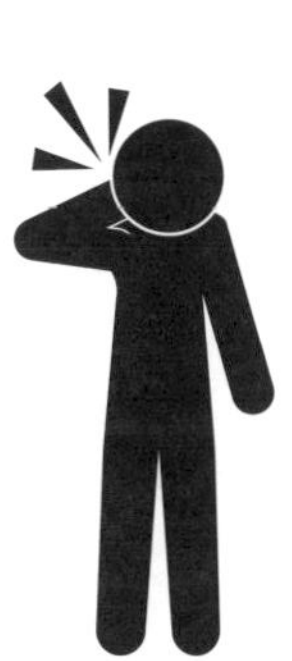

血圧行動学 07

血圧ダウンの寝方は"横向き姿勢"が正解

睡眠中、あお向け、うつぶせ、横向き…血圧抑制を考えたら横向きの寝姿勢がおすすめ！

横向き寝は気道を確保できる寝方です。そのため、無呼吸症候群の症状を持つ人などは特に横向き寝がすすめられます。つまり、横向き姿勢は、寝ている間にも十分な酸素を摂取することができるため、全身が酸素不足に陥りにくいのです。酸素不足になると脳の血圧上昇のエンジンがかかり、血圧が上がりやすい状態になります。横向きで寝ると、日中の血圧が平均15㎜Hg下がったという報告も。

また、枕はあごが上がったり下がったりせず、横向きの時に鼻から胸までが平行になる高さのものにし、気道を狭める高い枕は避けましょう。

〔寝姿勢による睡眠中の血圧変化〕

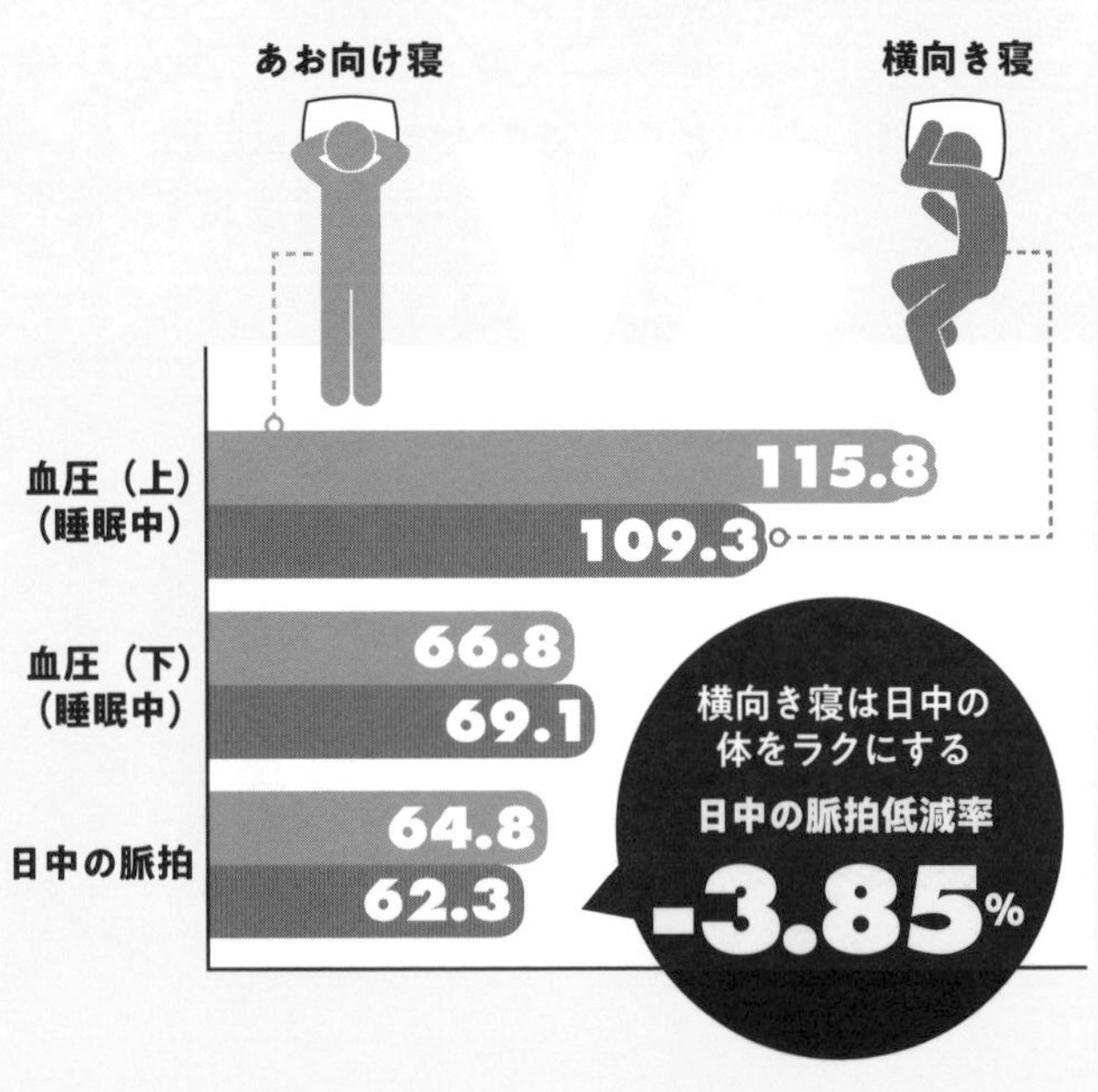

あお向けと横向き寝を比べた場合、血圧と脈拍の数値変動を示すグラフ。横向き寝ではとくに日中の脈拍が低減し、体が疲れにくい状態になっていることがわかります。

睡眠時の姿勢のちがいと変化

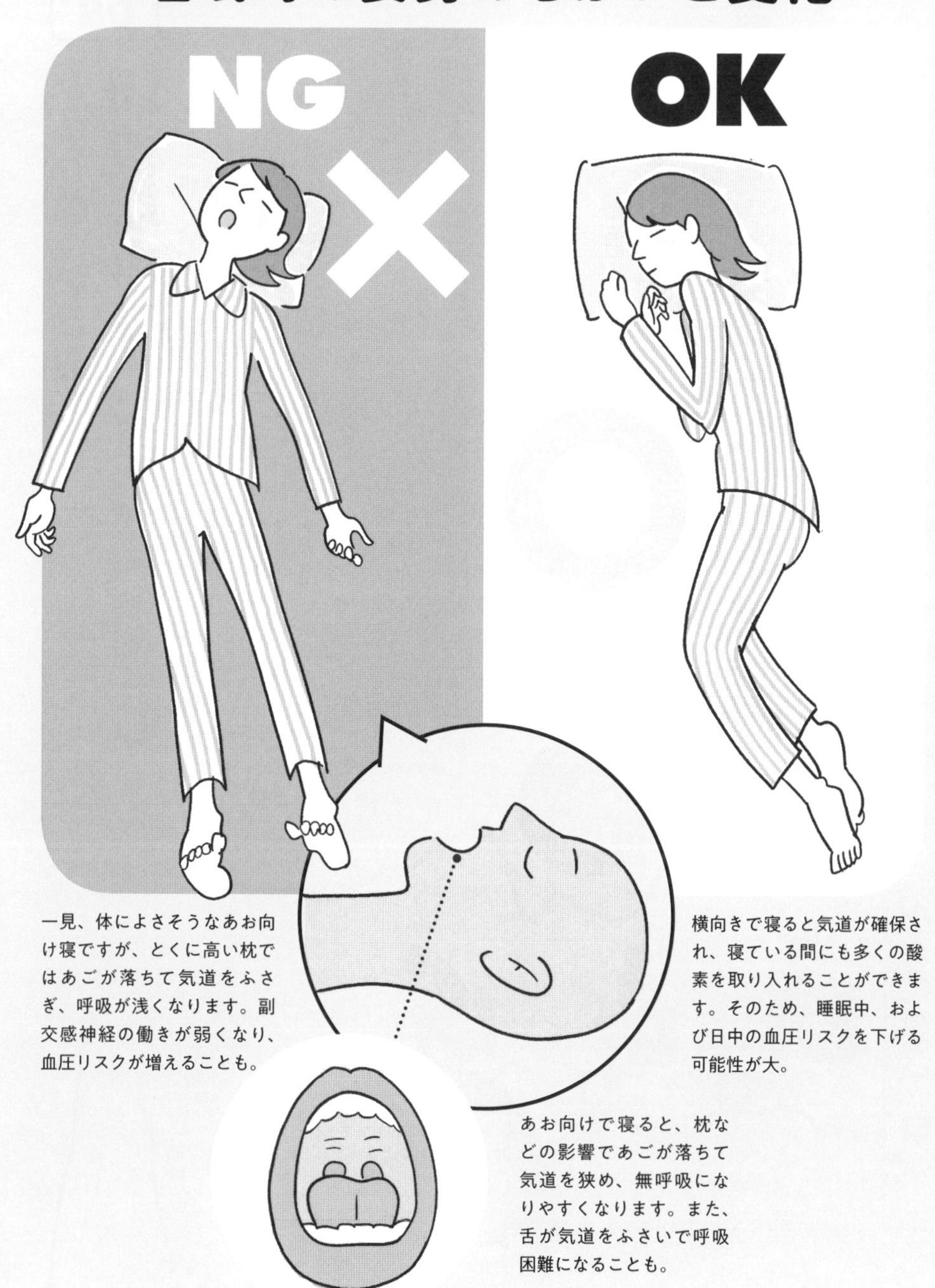

一見、体によさそうなあお向け寝ですが、とくに高い枕ではあごが落ちて気道をふさぎ、呼吸が浅くなります。副交感神経の働きが弱くなり、血圧リスクが増えることも。

横向きで寝ると気道が確保され、寝ている間にも多くの酸素を取り入れることができます。そのため、睡眠中、および日中の血圧リスクを下げる可能性が大。

あお向けで寝ると、枕などの影響であごが落ちて気道を狭め、無呼吸になりやすくなります。また、舌が気道をふさいで呼吸困難になることも。

血圧行動学 08

トイレの"いきみ"は10秒以内でこまめにいきむ

トイレでいきんだことがきっかけで、脳血管障害を起こすことは少なくありません。トイレでいきむと平均20㎜Hgほど血圧が上がるという報告があります。しかし、おなかに力を入れていきまないことには、便を押し出すことはできません。ポイントは"いきみ"を10秒以内におさめること。10秒以内と10秒以上いきむのとではリスクが変わります。長くいきめばいきむほど、交感神経の活動が活発になり、心拍数も上昇。よって血圧が上昇するというメカニズム。できればいきむのは10秒以内にとどめ、一度息を吐いて落ち着くのをおすすめします。とはいえ、最もよいのは、いきむ必要がないように普段から便秘対策を徹底することです。

〔いきむと起こる血圧と胸腔内血液量の変化〕

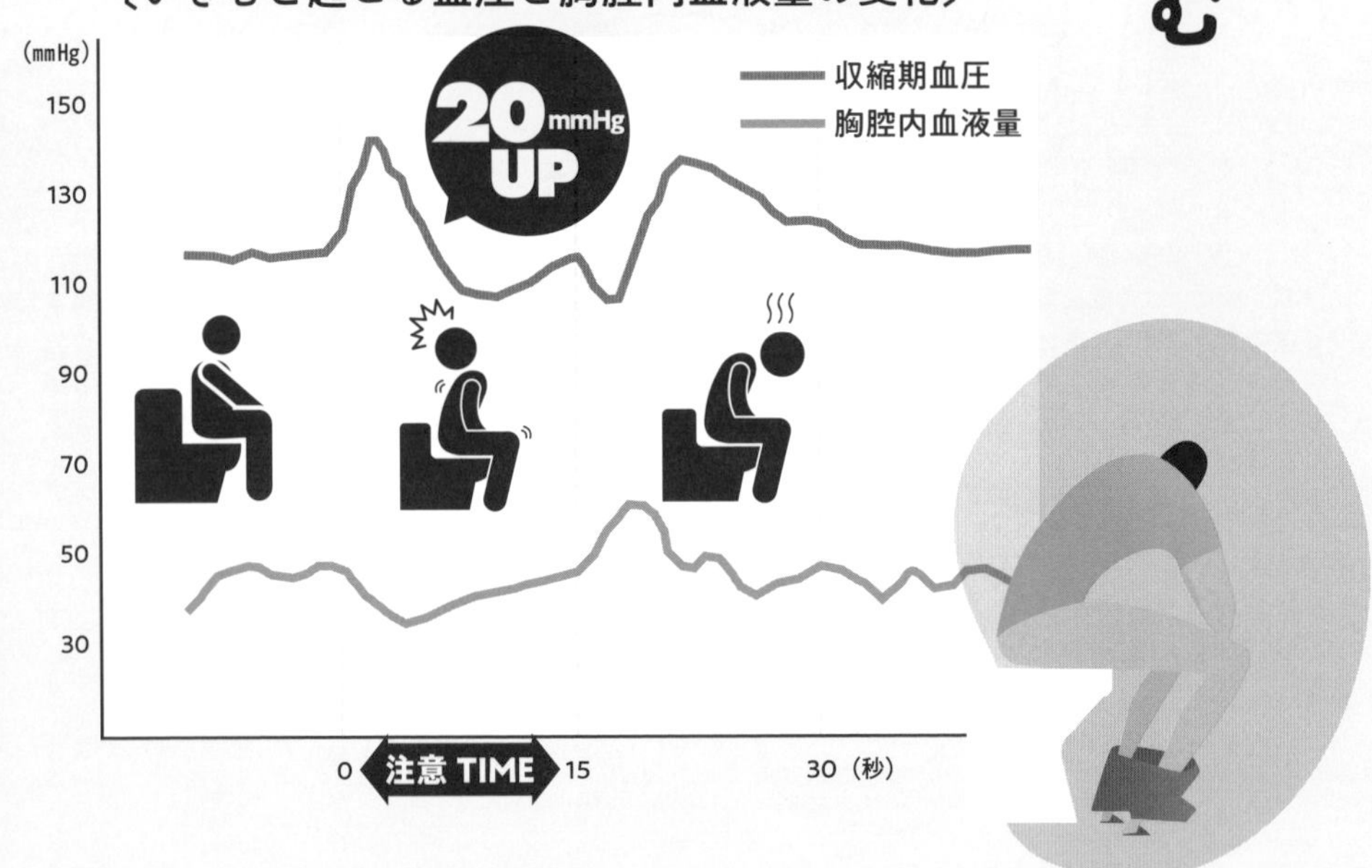

血圧にやさしいトイレ姿勢

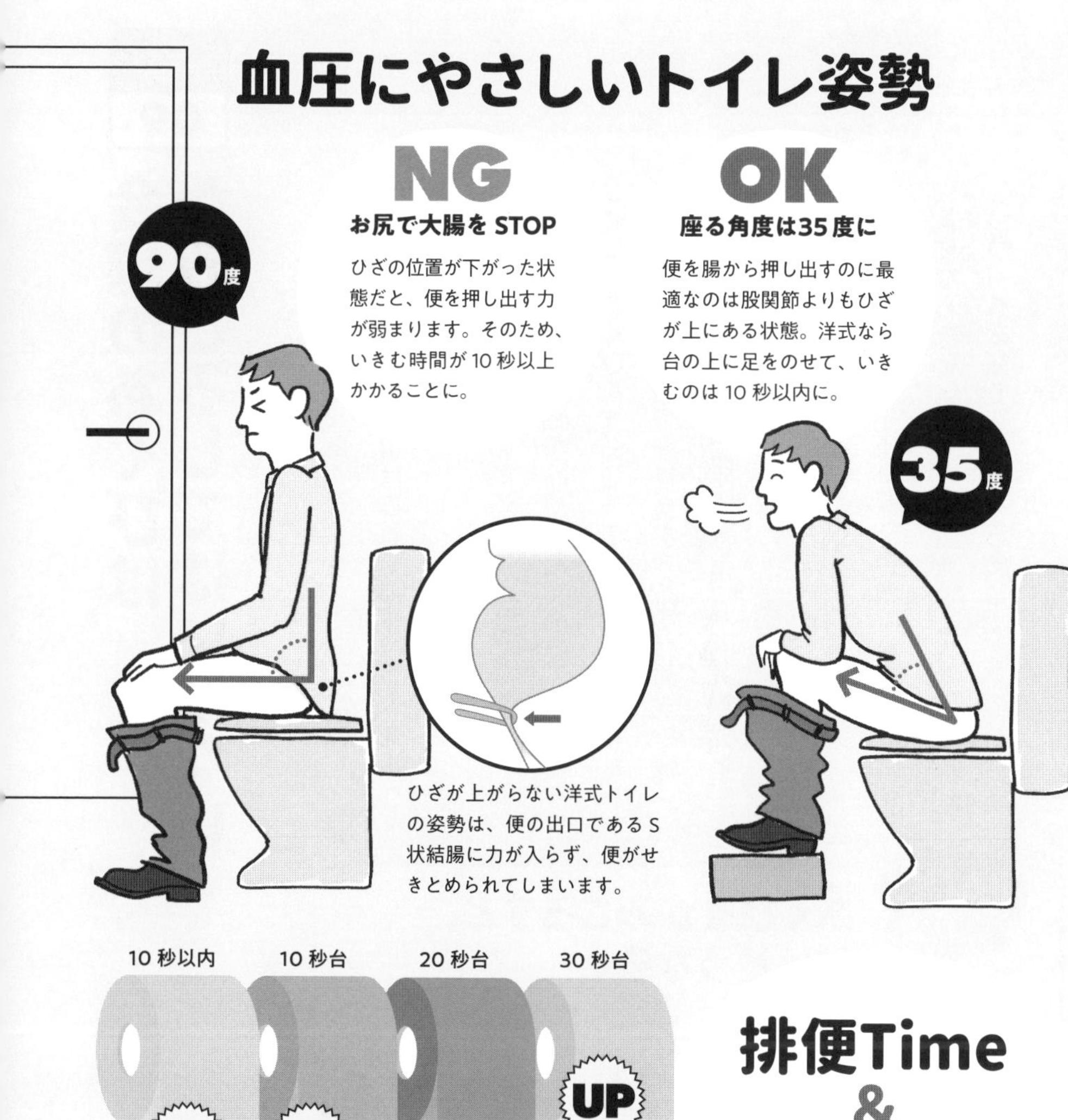

NG
お尻で大腸を STOP
ひざの位置が下がった状態だと、便を押し出す力が弱まります。そのため、いきむ時間が 10 秒以上かかることに。
90度
OK
座る角度は35度に
便を腸から押し出すのに最適なのは股関節よりもひざが上にある状態。洋式なら台の上に足をのせて、いきむのは 10 秒以内に。
35度
ひざが上がらない洋式トイレの姿勢は、便の出口であるS状結腸に力が入らず、便がせきとめられてしまいます。

10 秒以内 UP 1.21 mmHg
10 秒台 UP 1.22 mmHg
20 秒台 UP 1.43 mmHg
30 秒台 UP 1.14 mmHg

排便Time & Blood pressure

いきむ時間と血圧の相関関係は、ほぼ比例します。10 秒以内ならば 1.21㎜Hgの上昇が倍の 20 秒台になると 1.43㎜Hgに上昇。いきむのは、短時間でこまめにしたほうがよいことがわかります。

血圧行動学
09

会議のあくびはかみころしてはいけない

退屈な会議中に、あくびをかみころしてはいないでしょうか？　実はこれも血圧リスクを上げる行為のひとつ。

マイナスイメージのある、あくびやため息は、実は呼吸と同じで脳を冷やすための自然現象のひとつ。あくびをすることで静脈の血流が増加し、交感神経が抑制されます。あくびの5秒後には上の血圧も下の血圧も平均5〜8㎜Hg下がったという報告があります。

いわばあくびの欲求は、脳から送られる"血圧を下げろ"というサイン。会議中なら周りに失礼にならないように、せきをするふりなどをしつつ、あくびで脳を冷やしましょう。

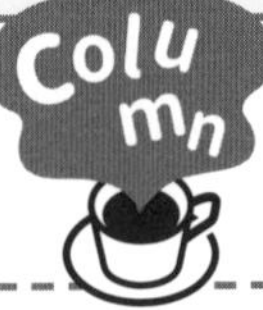

あくびをかみころすと、脳はどうなる？

眠くなったり、退屈になるとあくびが出ます。このようにあくびは誰にでも起こる生理現象のひとつです。人間の新生児は誕生して、20週くらいからあくびを始めます。生物にとって一番大事な脳の温度を下げるために欠かせない行動なのです。脳の温度が0.1℃上がるとあくびをしたくなり、あくびをすると脳の温度は-0.4℃下がります。あくびをがまんすると脳の温度を下げるきっかけがなくなり、少しずつ脳の温度が上昇し、結果、血圧上昇へとつながるのです。

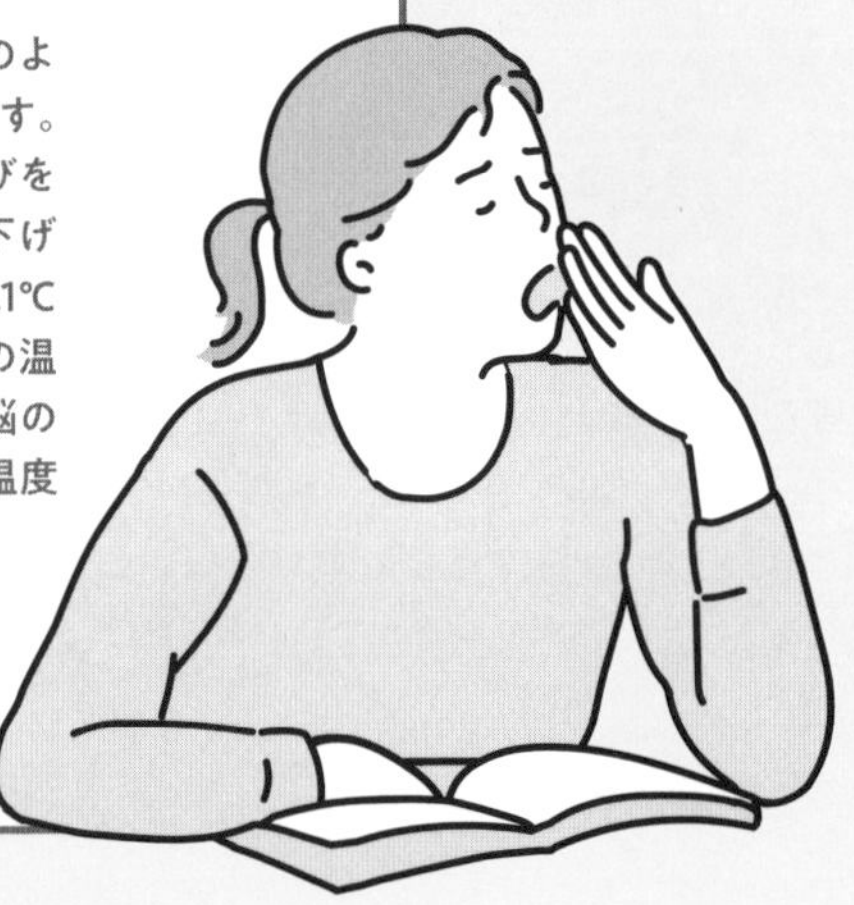

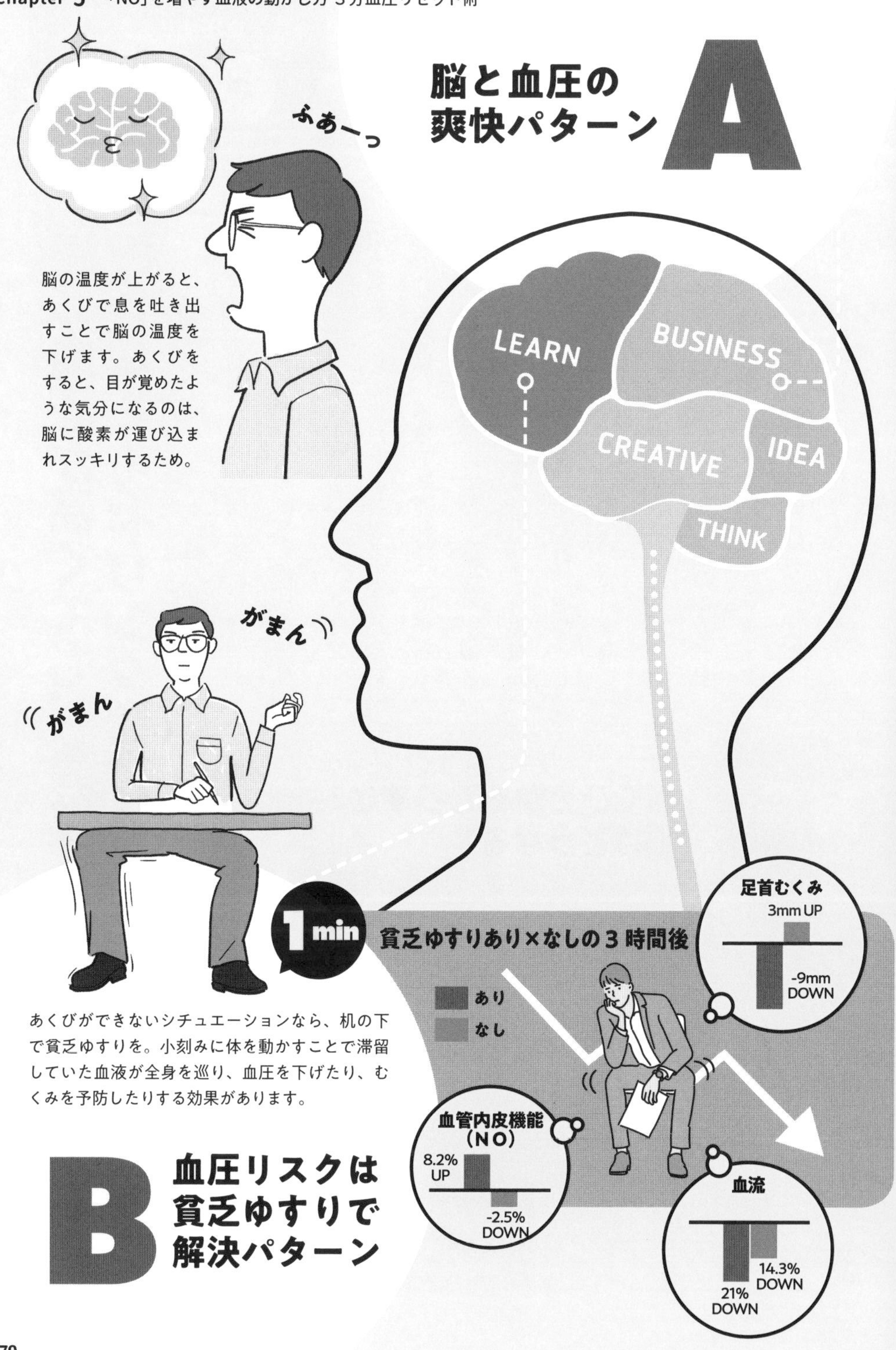
脳と血圧の
爽快パターン
A
ふあーっ
脳の温度が上がると、あくびで息を吐き出すことで脳の温度を下げます。あくびをすると、目が覚めたような気分になるのは、脳に酸素が運び込まれスッキリするため。
LEARN
BUSINESS
CREATIVE
IDEA
THINK
がまん
がまん
1 min
貧乏ゆすりあり×なしの3時間後
足首むくみ
3mm UP
-9mm DOWN
あり
なし
あくびができないシチュエーションなら、机の下で貧乏ゆすりを。小刻みに体を動かすことで滞留していた血液が全身を巡り、血圧を下げたり、むくみを予防したりする効果があります。
血管内皮機能（NO）
8.2% UP
-2.5% DOWN
B
血圧リスクは
貧乏ゆすりで
解決パターン
血流
14.3% DOWN
21% DOWN

血圧リセット

Q&A

Q 「血圧が高くても、夏はしっかり塩あめやスポーツドリンクを摂る」は間違っている

夏の終わり、順調だった血圧の数値が突然上がり始める患者さんがいます。話を聞いてみると、熱中症対策のためにスポーツドリンクを摂り、塩あめをなめていたとのこと。塩あめやスポーツドリンクは、積極的に運動をしている人がとるもの。本来人体には必要な塩分が備えられているので、夏場に軽く汗をかく程度なら、水やお茶など無糖の水分を補給すれば熱中症は防げます。また、冷房の効いた部屋で一日中過ごしていれば、思ったほど汗は出ていません。それなのに塩分や糖分の多いスポーツドリンクや塩あめをとれば、排出されない塩分が体にたまって血圧は上昇します。運動していなければ、スポーツドリンクや塩あめを摂る必要はありません。

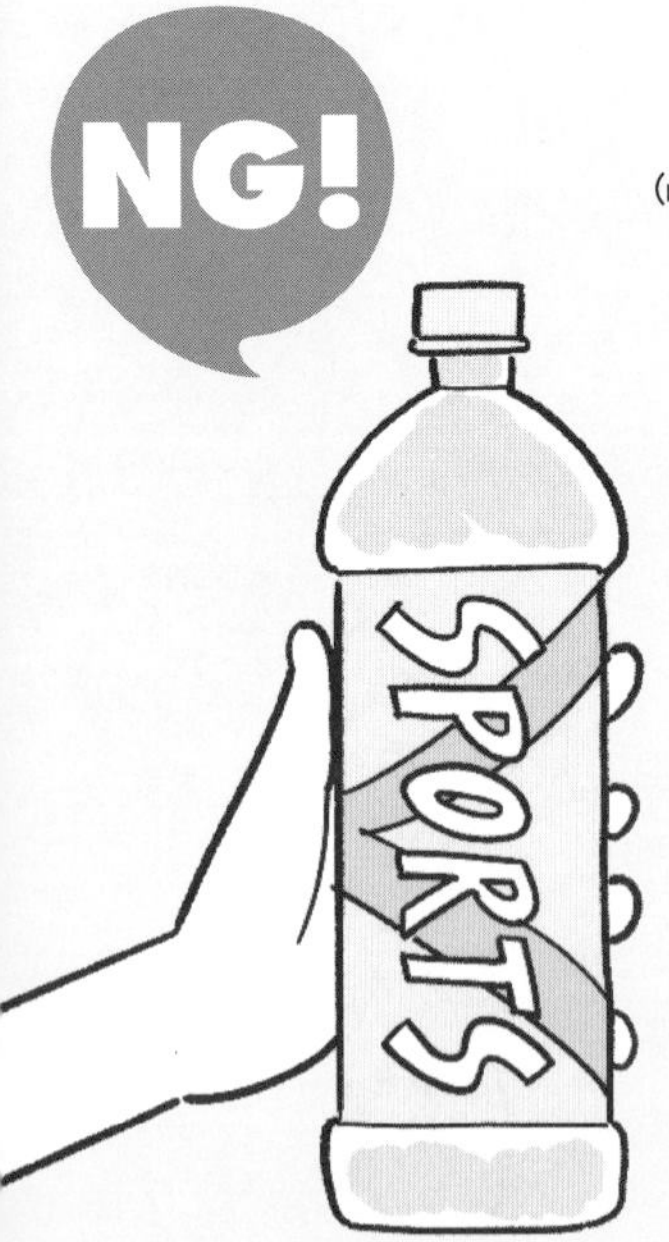

NG!

SPORTS

スポーツドリンク（エナジードリンク）を飲んだ時の収縮期血圧の変化

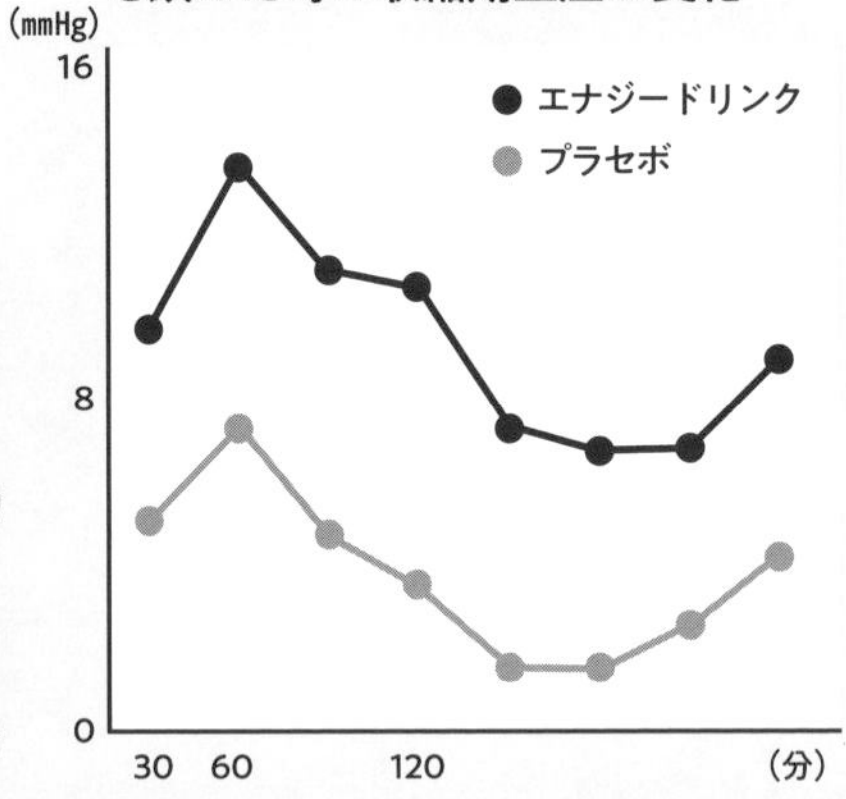

(mmHg)
16
8
0
30 60 120 (分)
● エナジードリンク
● プラセボ

実験では、プラセボの飲みものとエナジードリンクを飲んだ後に、収縮期の血圧を測ったところ、エナジードリンクは、60分でプラセボの約2倍の上昇値に。

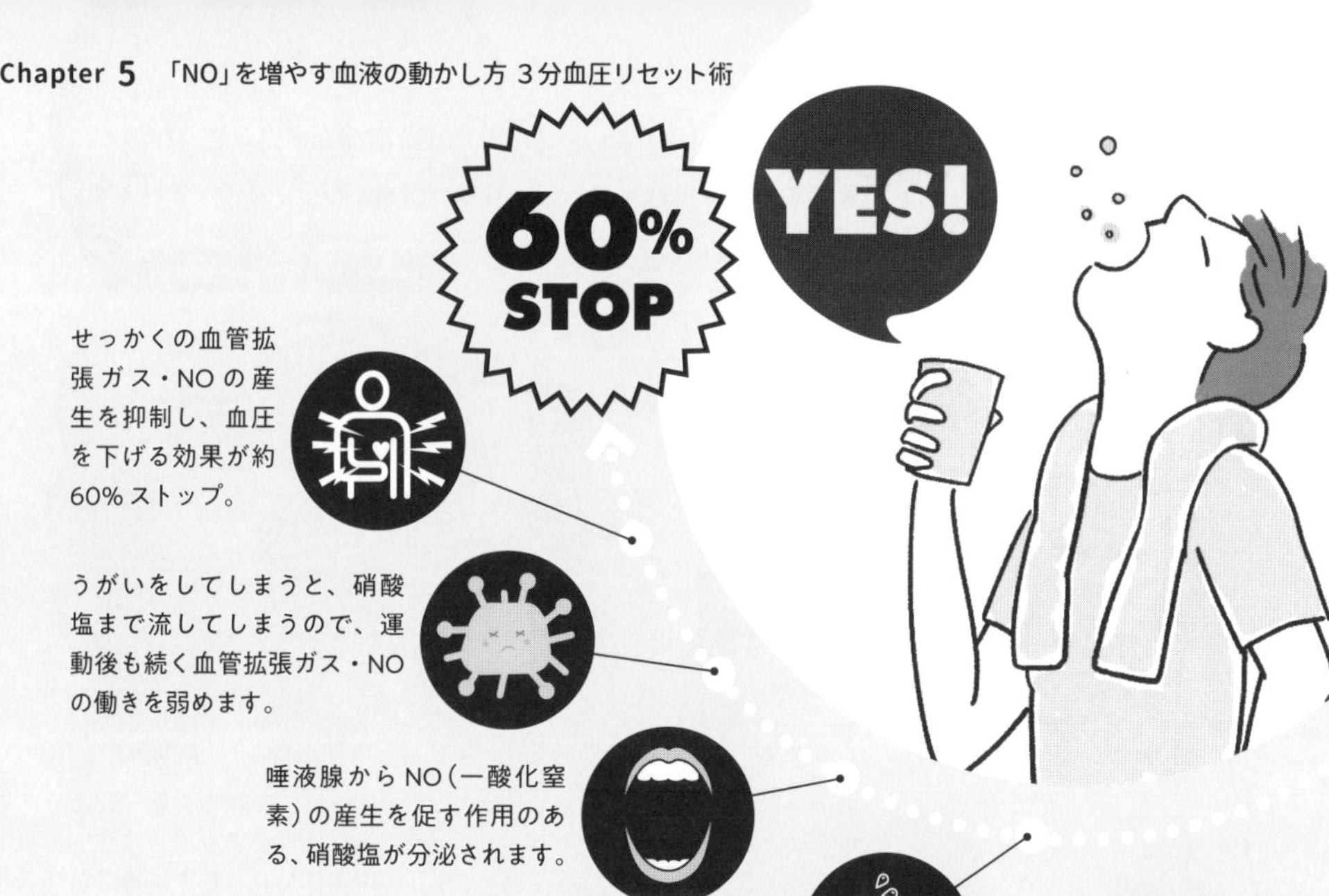

Q 運動後にうがいをすると血管拡張ガスの効果をストップさせる

運動をすると血流がよくなり、血管拡張ガス・NOの産生が積極的に促されます。そのため、柔軟性のある血管をつくり血圧を下げるためには運動は大事です。この効果は運動中だけでなく、運動後も続きます。血管拡張ガス・NOの産生を続けさせているのが、唾液腺からの硝酸塩です。せっかく、運動後にNOの産生が高まっているところに、うがいをすると、硝酸塩の分泌が抑えられ、血圧を下げる効果を抑制してしまいます。とくに抗菌効果の高いマウスウォッシュは菌もろとも一網打尽にするので、血圧のためには運動後、水分を補給したら、うがいは少し待ってからがお得です。

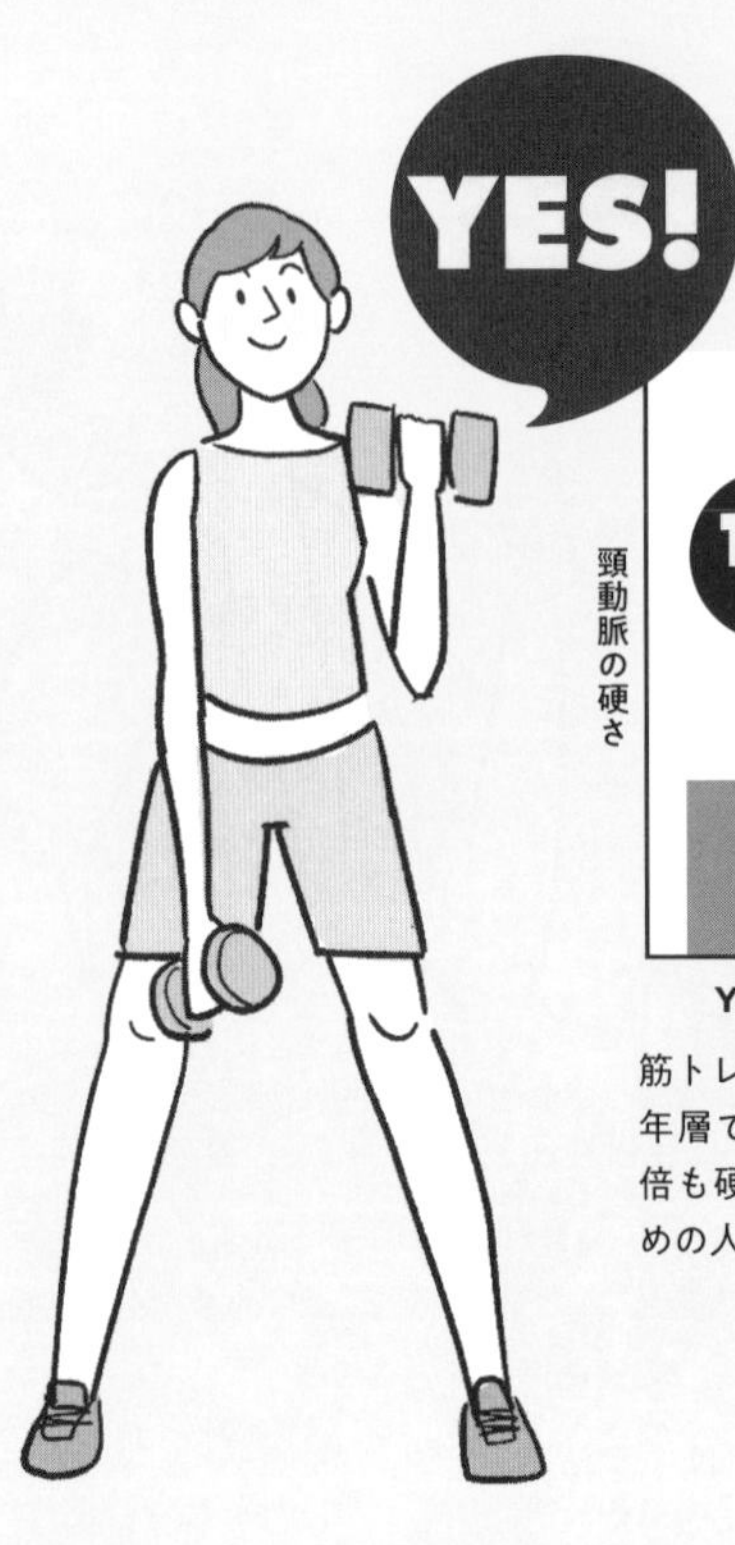

〔若者＆中高年層の筋トレによる
頸動脈の硬さと左心室の大きさの変化〕

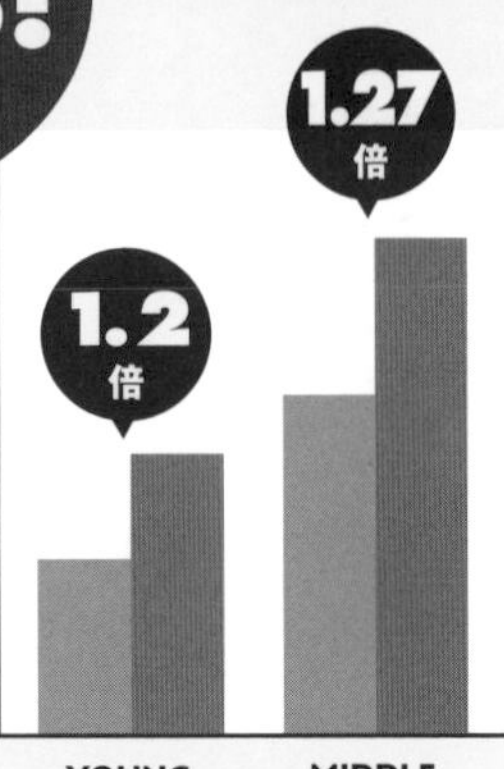

筋トレ後、頸動脈の硬さは、若年層で1.2倍、中高年層で1.27倍も硬くなりました。血圧が高めの人は注意してください。

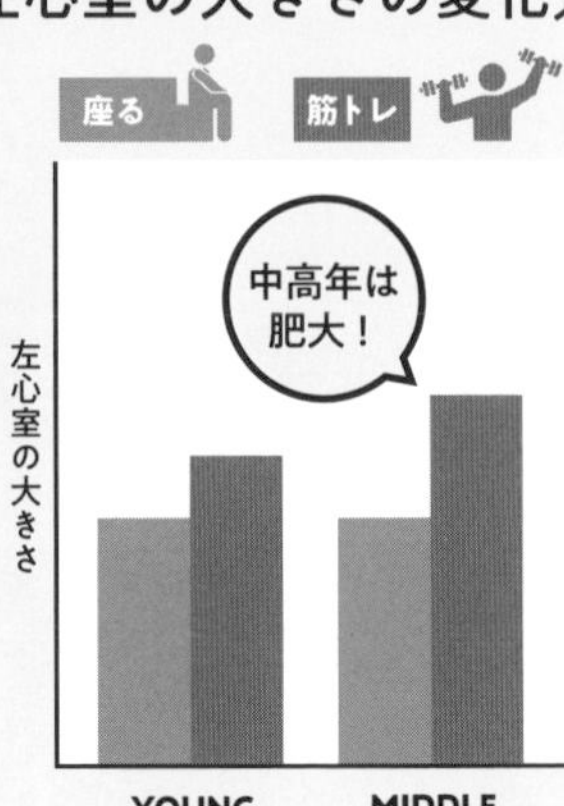

ただ座っていた後と、筋トレ後では、若者はあまり変わらないが、中高年層は、筋トレ後、左心室がより肥大をしていることがわかります。

Q 血圧が高い人は筋トレをしてはいけない

有酸素運動は血液に酸素を送り込んで血流を促進しながら、血管拡張作用のあるＮＯ（一酸化窒素）の産生を促します。しかし、筋トレ、とくに筋肉をパンプアップさせるような激しい筋トレは、血圧を上げてしまうことが少なくありません。

大きなものを持ち上げるときには、息を止めていることがわかるでしょう。その間、交感神経が活発に働き、急激に血圧が上がります。筋トレを継続的に続けている人のほうが、していない人に比べ、血管内膜が厚く、血管が硬くなり、動脈硬化のリスクが高いことがわかっています。血圧が高い人ほど、筋トレはＮＧ。血圧リスク回避には有酸素運動を取り入れましょう。

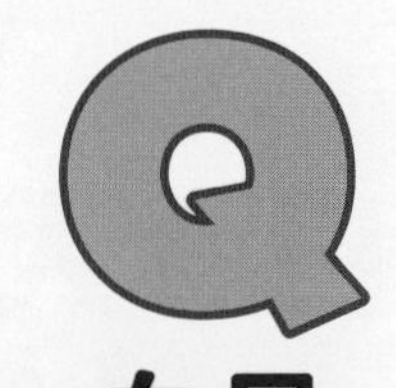

早朝ゴルフは血圧には要注意

高血圧性疾患による死者は国内で年間約10万人にものぼります。その発症の多くは血圧が急上昇したことによります。中高年の男性が趣味で行うことの多い早朝ゴルフは、その危険をはらんでいるスポーツのひとつです。血圧の高い人は、起床後1時間半後から急に血圧が上がる傾向にあります。1時間半後といえば、ちょうどゴルフ場に到着し、ラウンドを開始する頃でしょう。ただでさえ血圧が上がる時間帯なのに、ラウンドに興奮をして交感神経が活発になり血圧が上昇。さらに、寒い冬ならば脳卒中の危険も。血圧が高めの人には、早朝ゴルフは逆に危険。行うならば、しっかり有酸素運動で血管を十分に広げて準備を整えてから、始めましょう。

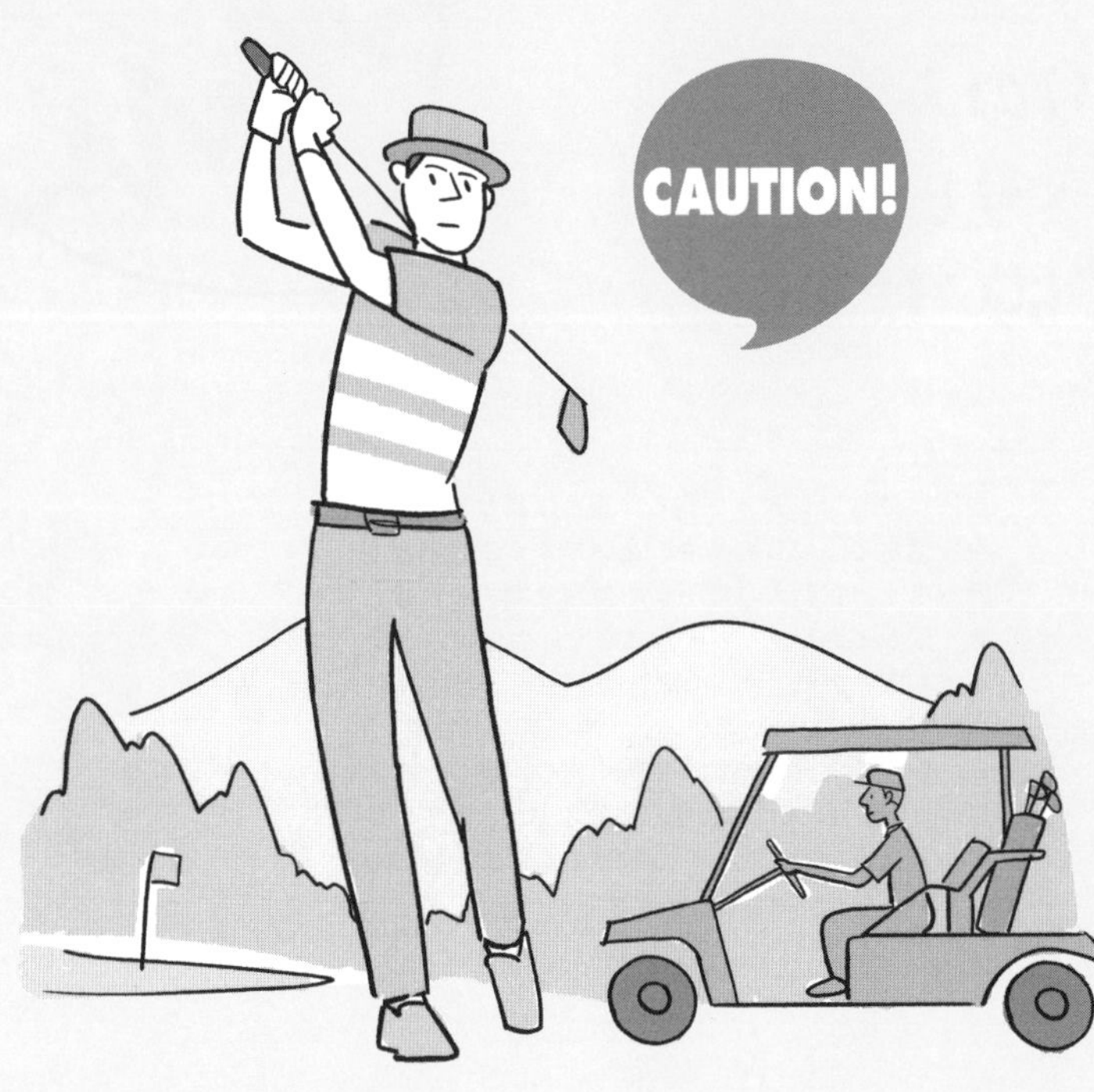

＼ 誰も教えてくれなかった！ ／

日本人の6割が間違っている 体重計と違う 血圧計のこと

体重計のように乗るだけで正しい数値が出るものとは違い、血圧計はその計り方によって正確に測れない場合が少なくありません。正しい血圧の測り方を覚えて計測しましょう。

周りの人とおしゃべりしながら測ってはいけない

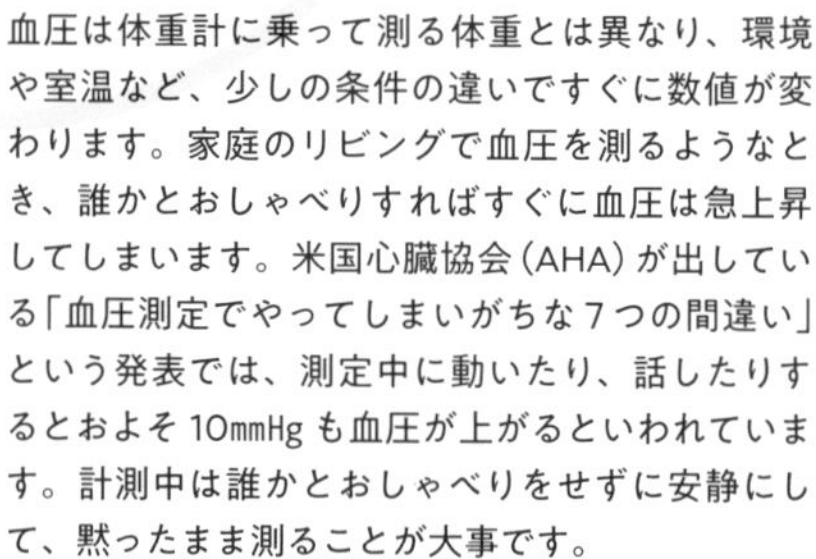

血圧は体重計に乗って測る体重とは異なり、環境や室温など、少しの条件の違いですぐに数値が変わります。家庭のリビングで血圧を測るようなとき、誰かとおしゃべりすればすぐに血圧は急上昇してしまいます。米国心臓協会（AHA）が出している「血圧測定でやってしまいがちな7つの間違い」という発表では、測定中に動いたり、話したりするとおよそ10㎜Hgも血圧が上がるといわれています。計測中は誰かとおしゃべりをせずに安静にして、黙ったまま測ることが大事です。

スマホを見ながら測ってはいけない

スマホでしゃべりながら血圧を測ると121/77㎜Hgが129/82㎜Hgに跳ね上がったというデータがあります。この数値は、ほぼ正常血圧から一気に血圧高めの"高値血圧"に上がったのですから、電話をしながらの血圧測定は正確な測定をする時に絶対やってはいけません。またスマホのブルーライトは視覚から交感神経を刺激して、血圧を上げてしまいます。スマホで電話をしなくても、見るだけでも血圧は上がる可能性が高いのです。スマホを見ながらの血圧測定はNGです。

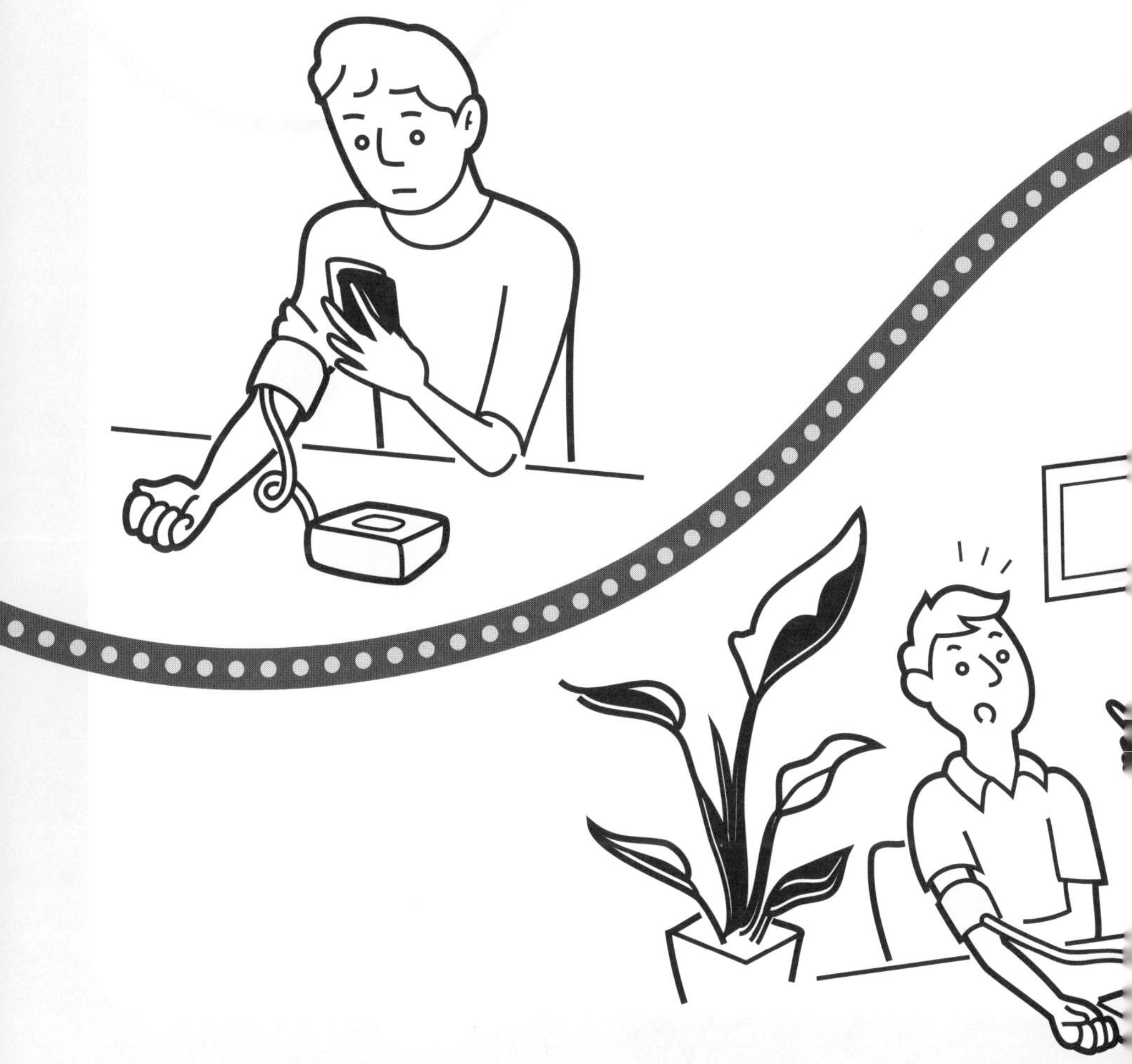

計測する側の腕を机に置き、カフ(腕帯)が心臓の位置にくるように腕の高さを調節します。カフは素手に巻くのがベストですが、シャツ1枚ほどの厚さの洋服なら、計測結果にあまり影響が出ない範囲とされます。厚手のセーターやジャケットなどの上からだと、正しい数値を得られません。血圧を測定する際の服装選びにも心を配りましょう。

シャツ1枚が許されるファッション

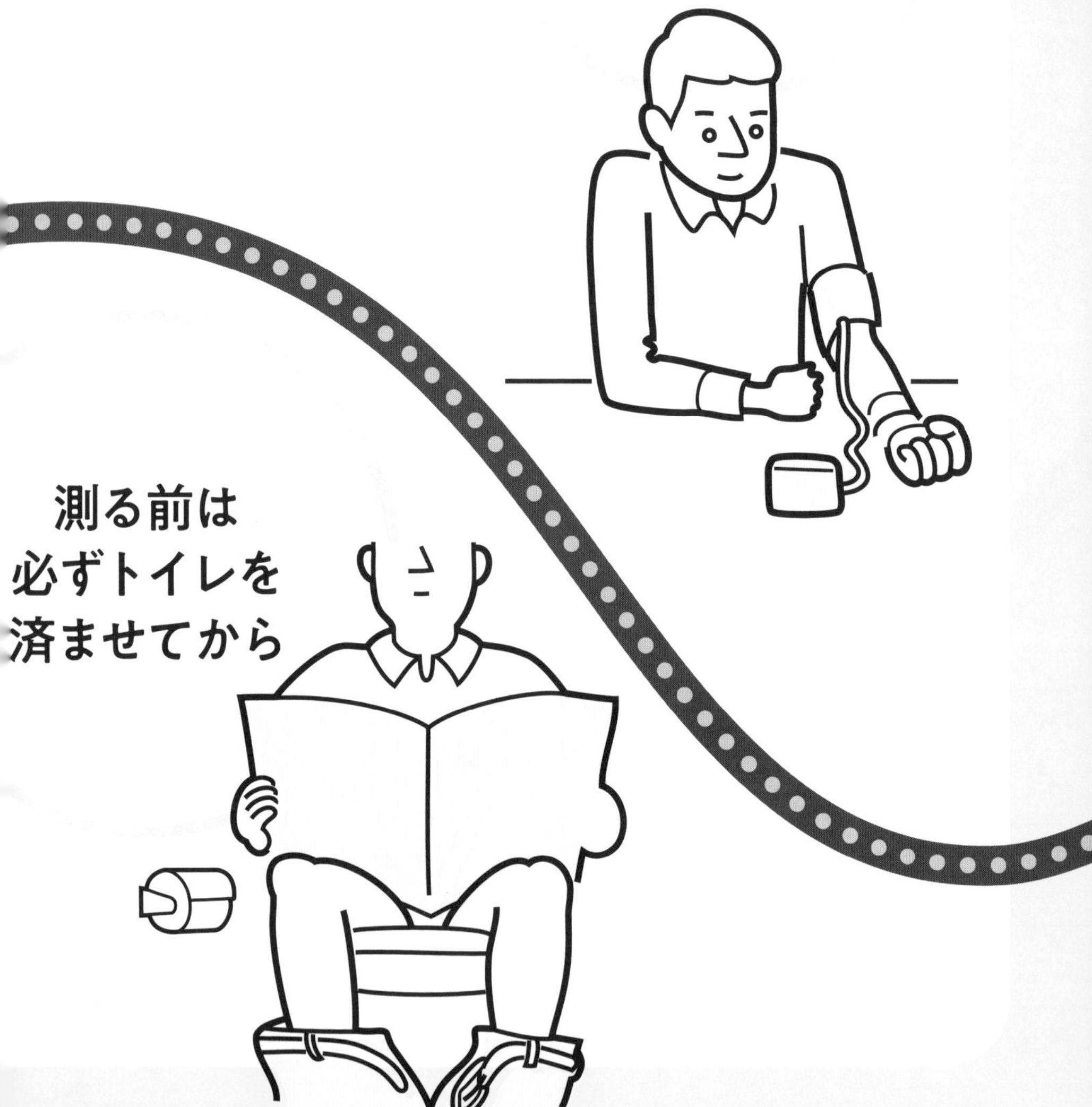

測る前は必ずトイレを済ませてから

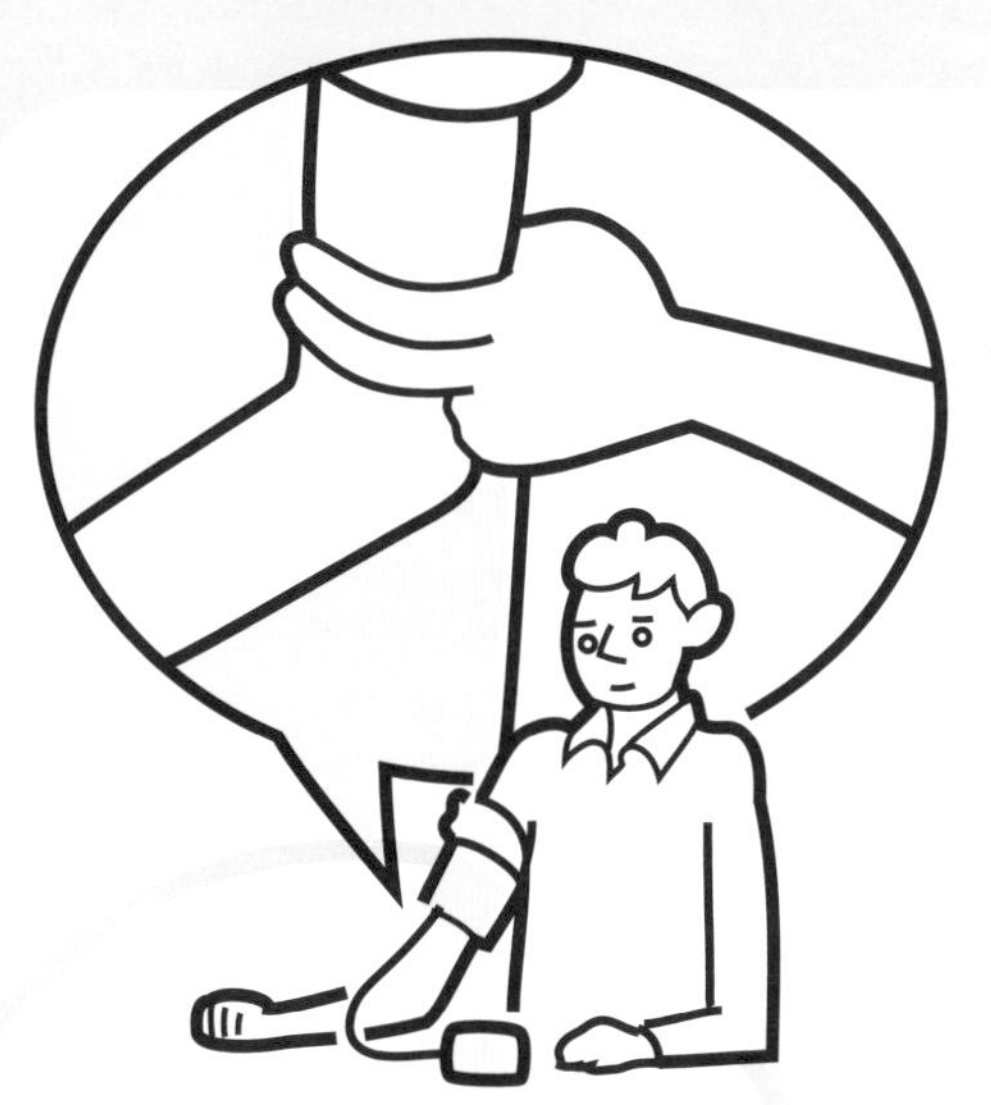

腕は上腕が心臓の高さになるように机の上に置きます。腕をぶら下げて測定すると血圧が上がるので注意してください。カフ(腕帯)に腕を通し、だいたいひじから指2本分くらい上のところに、カフの下部がくるようにセッティングします。また、カフを締める強さはきつすぎても、ゆるすぎてもいけません。指1本分入る程度にカフを締めて測りましょう。

ひじから指2本分くらい上の場所が正しい位置です

朝起きてすぐ測るときでも、必ずトイレを済ませてから測りましょう。膀胱がいっぱいの状態で血圧を測ると10～15mmHgほど血圧が高くなることがあります。まずはトイレに行き、膀胱を空にするのが先決。準備を整えてから、血圧測定を行いましょう。

1度に2回は測り、差が大きければもう一度測る

血圧の計測は朝起床後1時間以内と、夜就寝前の一日2回が基本です。血圧は環境や行動、感情の刺激ですぐに上がったり下がったりします。そのため1度に2回測り、10㎜Hg以上の落差が大きい場合には、3回目を測って一番高い数値と一番低い数値を切り捨てたうえで、その日の血圧とするのがおすすめです。そして大事なのがその朝晩の血圧の平均値を記録すること。体調なども併せて記入すれば、健康状態を“見える化”できて、わかりやすく体調管理ができます。

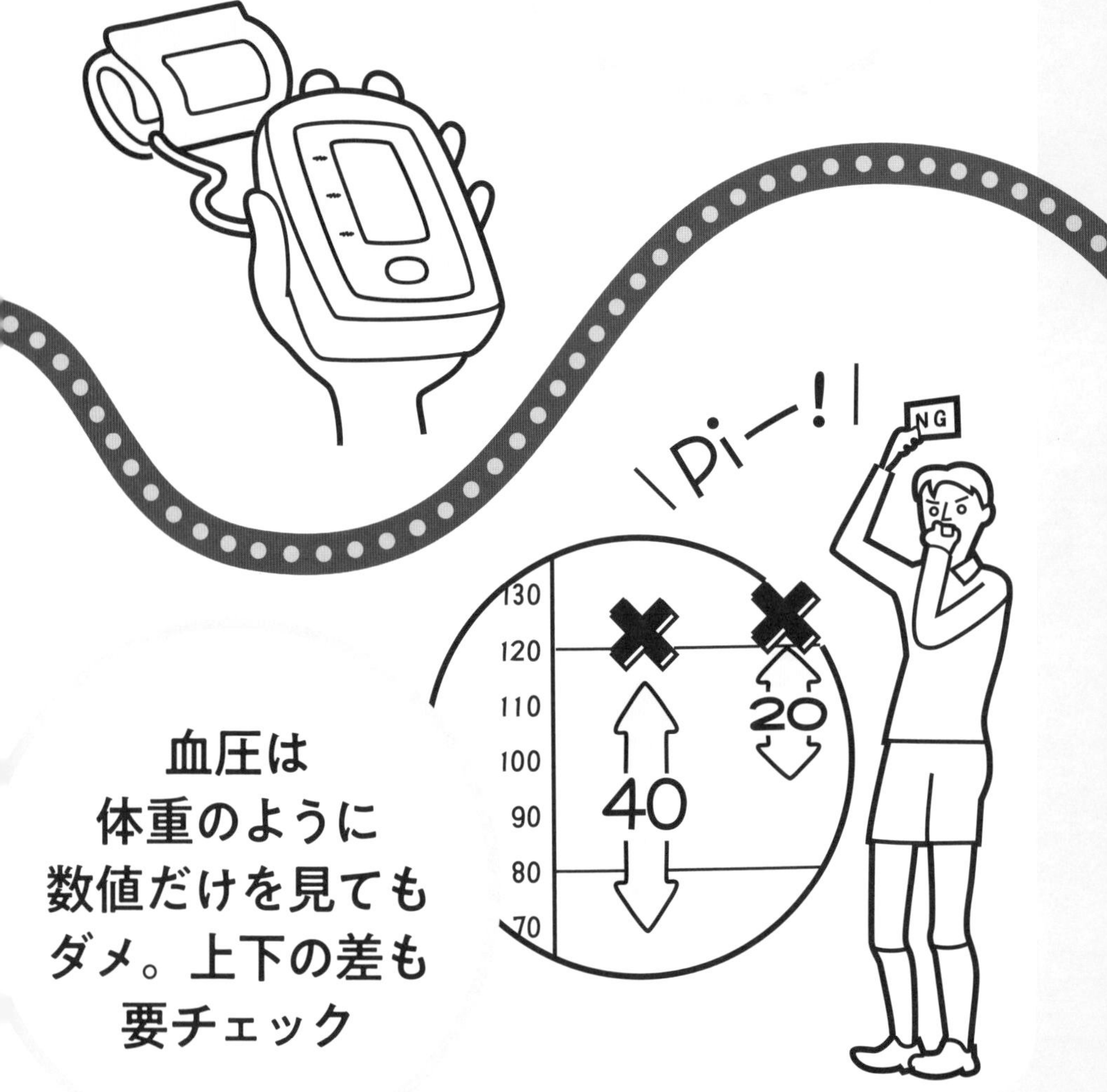

血圧は体重のように数値だけを見てもダメ。上下の差も要チェック

「70歳なら上の血圧が70＋90で160までなら許容範囲内」といった計算式が、まことしやかに伝えられているようです。残念ながらこれは根拠のない迷信。年齢＋90の範囲内なら高血圧のリスクはないというエビデンスは、どこにも存在しません。高齢になっても年齢に関係なく140/90mmHg以上（家庭用血圧計なら135/85mmHg）は高血圧。血管が硬くなっているサインです。放っておけば命にかかわる大病を引き起こしかねません。迷信にすがるより、正しい医学を信じて。年齢に関係なく血圧が高ければ、血圧を下げる対策に取り組みましょう。

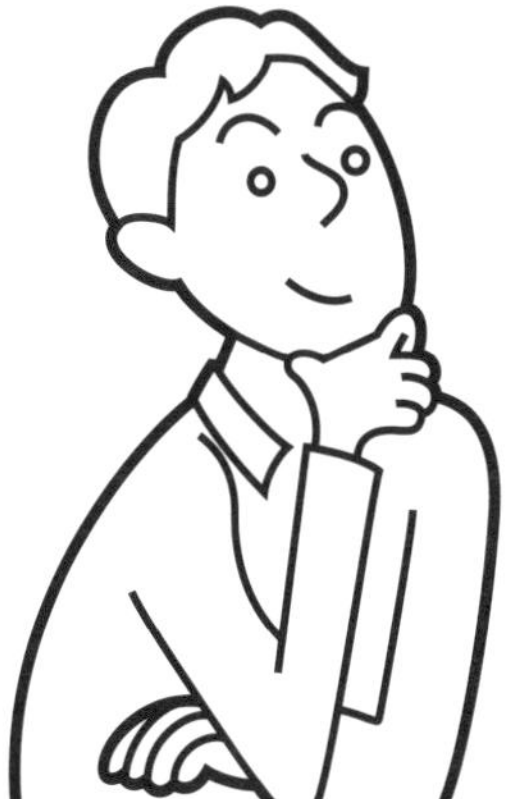

年齢＋90を足した範囲内ならOK！は時代遅れの神話である

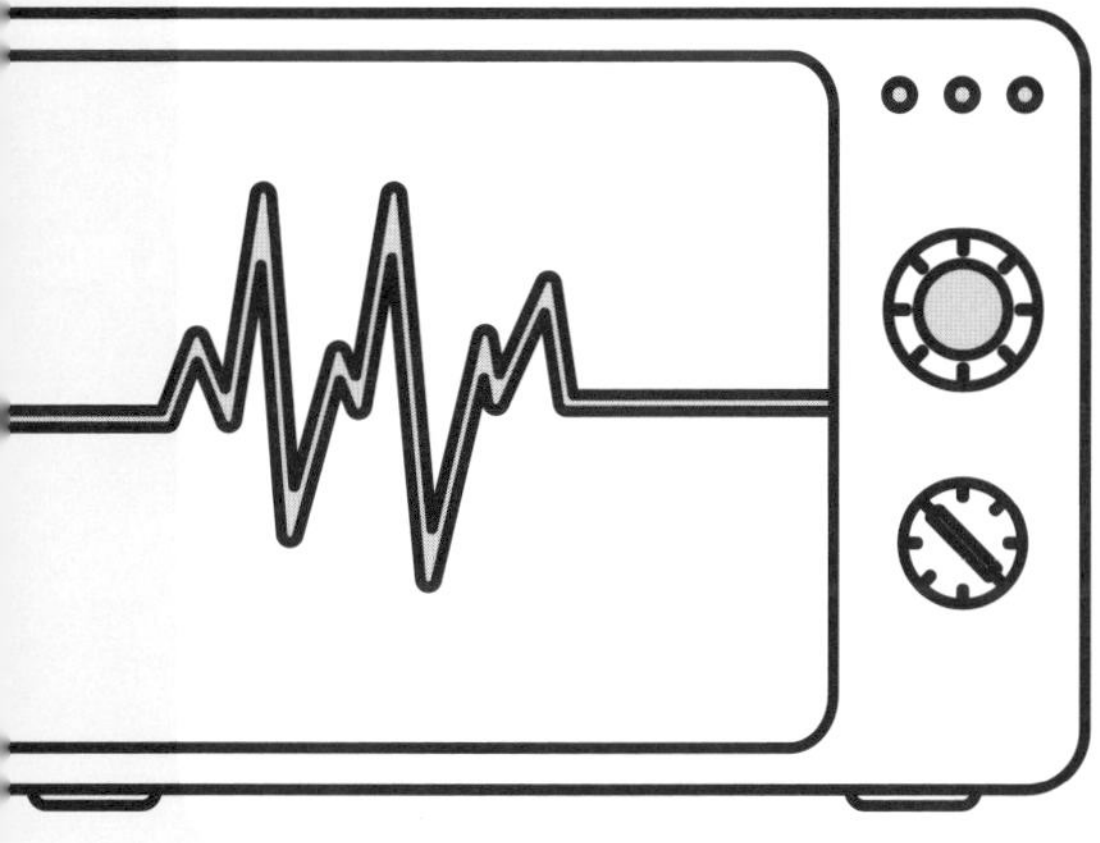

体重は数値がそのまま、体型を表しています。しかし血圧は、数値だけで血管の様子がすべてわかるわけではありません。見逃しがちなのが、上の血圧と下の血圧の差。これを脈圧と呼びますが、この差は40～60が許容範囲で40がベスト。上の血圧が高いのは、心臓の頑張り過ぎか、血管が硬くなって広がらない状態です。一方、下の血圧が高い場合は、塩分を溜め込んで、血液量が異常に多い状態か、血管が異様に緊張して縮んでいることを表しています。交感神経がいつも緊張している若い世代には、脈圧差が20～30の人が少なくありません。上下の血圧の数値だけでなく、脈圧の差が小さい場合も生活習慣の見直しが必要です。

寒い冬の室温や暑い夏に効きすぎた冷房の中では、血管がキュッと縮み血圧が上がります。血圧を測る環境が変わらないように、一年を通して、室温はだいたい20℃を目安にしましょう。また、寝る前の室温と朝の室温の差が10℃以上あると、朝の平均収縮期血圧が7㎜Hg高くなるというデータがあります。冬だけでなく、夏に起床後すぐに冷房をつけても同じ現象が。室温だけでなく、就寝前の気温にも気をつけて。

測るときは 20℃の室温で

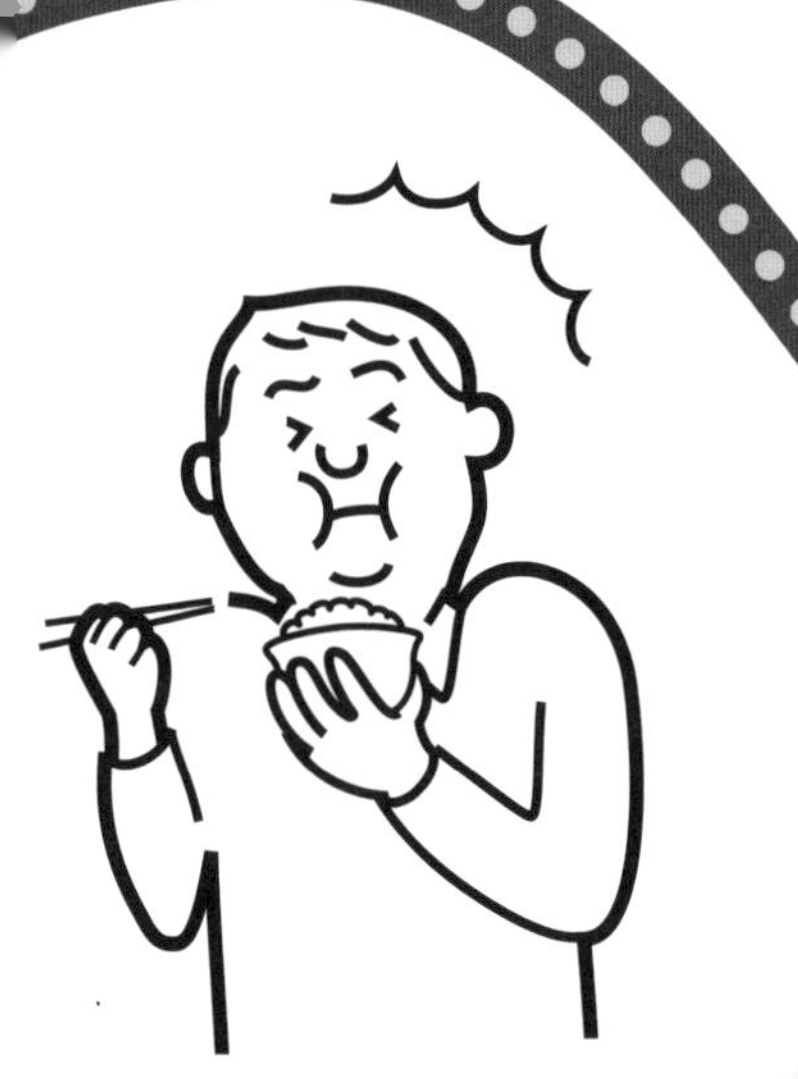

血圧は起床後1時間以内で、トイレを済まし、朝食前に計測するのがより正しい数値を測るための条件です。食後は血圧が上がるので食事前に測りましょう。夜寝る前に測る場合には、夕食から2時間以上経った後に測ります。1～2分安静にしてから測ることを習慣にしてください。

食後に測ってはいけない

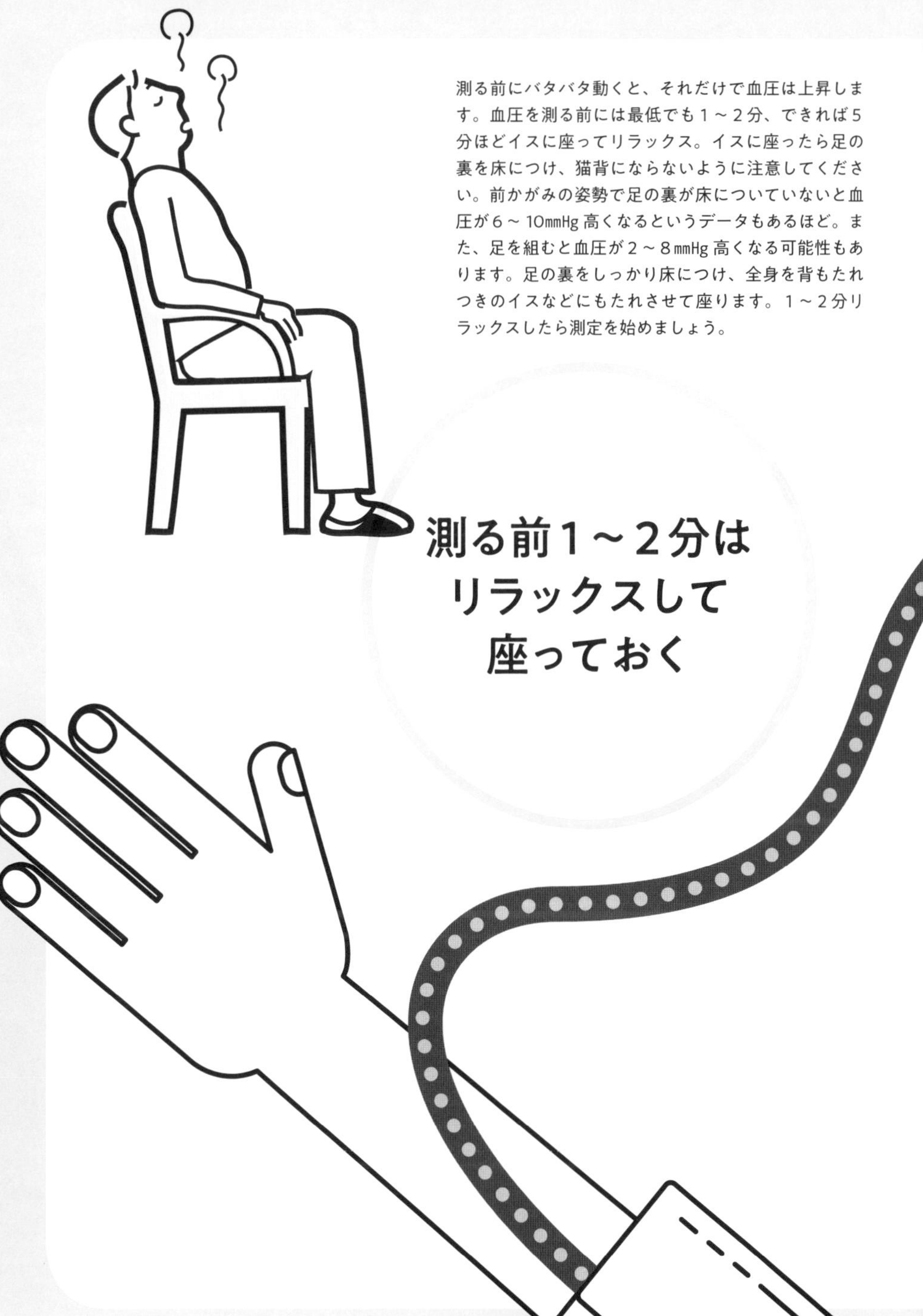

測る前にバタバタ動くと、それだけで血圧は上昇します。血圧を測る前には最低でも１～２分、できれば５分ほどイスに座ってリラックス。イスに座ったら足の裏を床につけ、猫背にならないように注意してください。前かがみの姿勢で足の裏が床についていないと血圧が６～10㎜Hg高くなるというデータもあるほど。また、足を組むと血圧が２～８㎜Hg高くなる可能性もあります。足の裏をしっかり床につけ、全身を背もたれつきのイスなどにもたれさせて座ります。１～２分リラックスしたら測定を始めましょう。

測る前１～２分はリラックスして座っておく

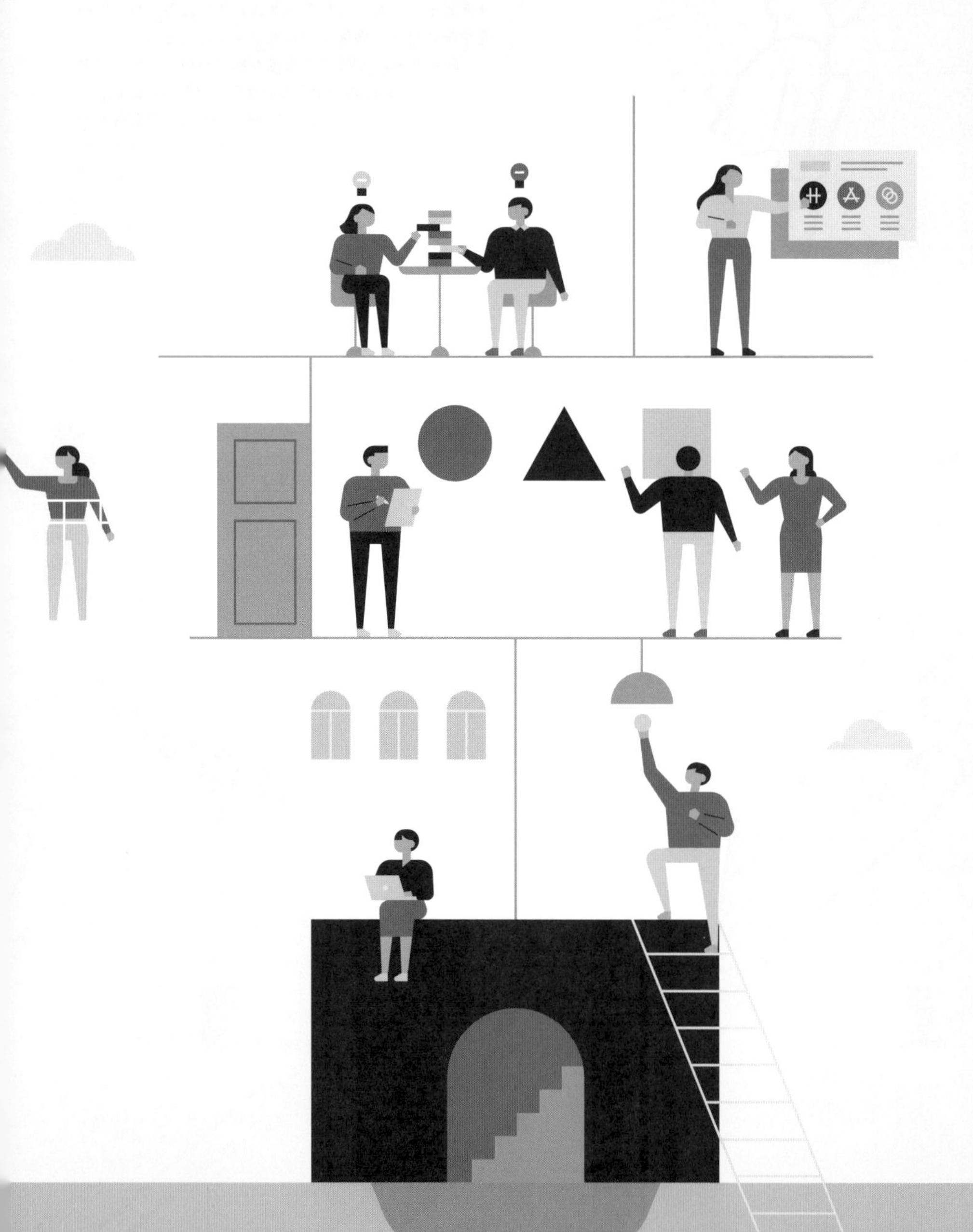

Chapter 6

その思い込みが間違いのモト！

血圧 24Hours

血圧によかれと思ってやっていた行動が、実は血圧を上げていることも!?　血圧の数値＝生活習慣。正しい知識に基づいて毎日を過ごせば正常な血圧に変わります。

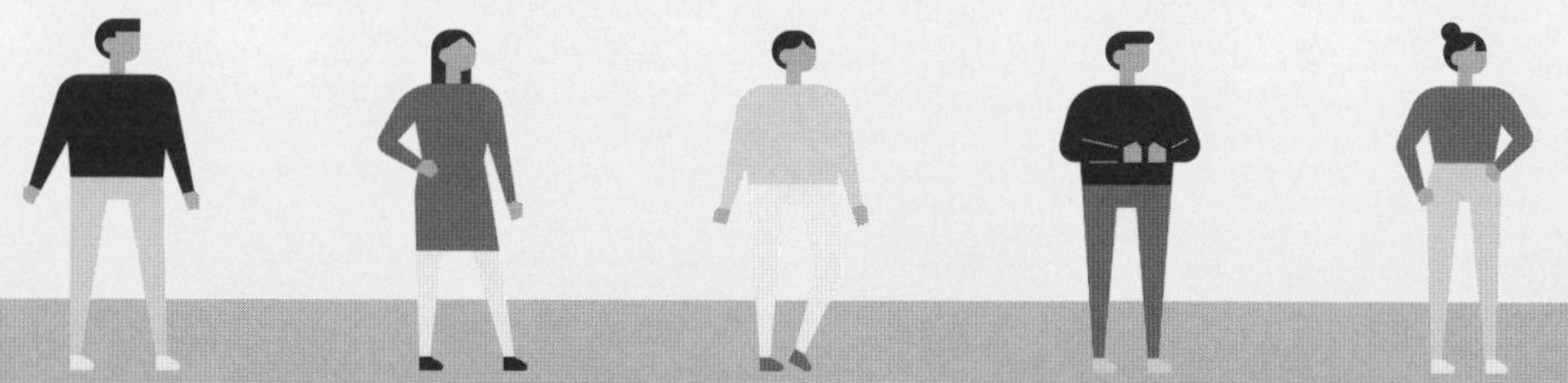

血圧が高めな人は目が覚めてすぐ起き上がってはいけない

どんな人でも朝起きる時には血圧が上がります。血圧は睡眠中の夜間に低下して午前2時ごろ最低値になり、朝起きると上昇して、起床後1時間30分後に最高値がやってきます。そのため、まだ血圧が上がっていない起き抜けに急激に体を動かすと血圧が急上昇。これが心筋梗塞、狭心症発作、脳卒中などの心血管疾患が早朝に多い理由です。とくに血圧が高めの人は、正常な血圧の人に比べて、早朝の血圧上昇率が53％も高いとされています。また、目が覚めてすぐに起きて活動した場合と、そのまま60分ほど横たわったままの場合では、後者のほうが血圧の上昇が小さかったというデータも。でも朝の起き方に注意が必要とはいえ、朝に60分も横たわってはいられません。そこで上手な起床法をマスターする必要があります。

目覚めてすぐは脳も筋肉もまだはっきりと働いていません。とくに血圧調節中枢が動いていないためふらつくこともあります。そこで数分かけてゆっくりと起きましょう。たったそれだけのことでも血圧急上昇の予防になります。まず、目が覚めたら、すぐに起き上がらずに伸びをしたり、手足を振って筋肉のウォーミングアップ。次に、脳を目覚めさせるために新聞やスマートフォンなどでニュースをチェック。その内容が理解できれば脳が起きたサインです。脳が目覚めてから、最後に体をゆっくりと起こして気分よく活動を始めましょう。

体にも脳にも最適な
起床サイクル
目覚め
すぐに
起き上がって
はダメ
カウント
10で
起床
2､3分
待機
スロー
カウントで
脳を
目覚め
させる
LLL
SSS
NEWS

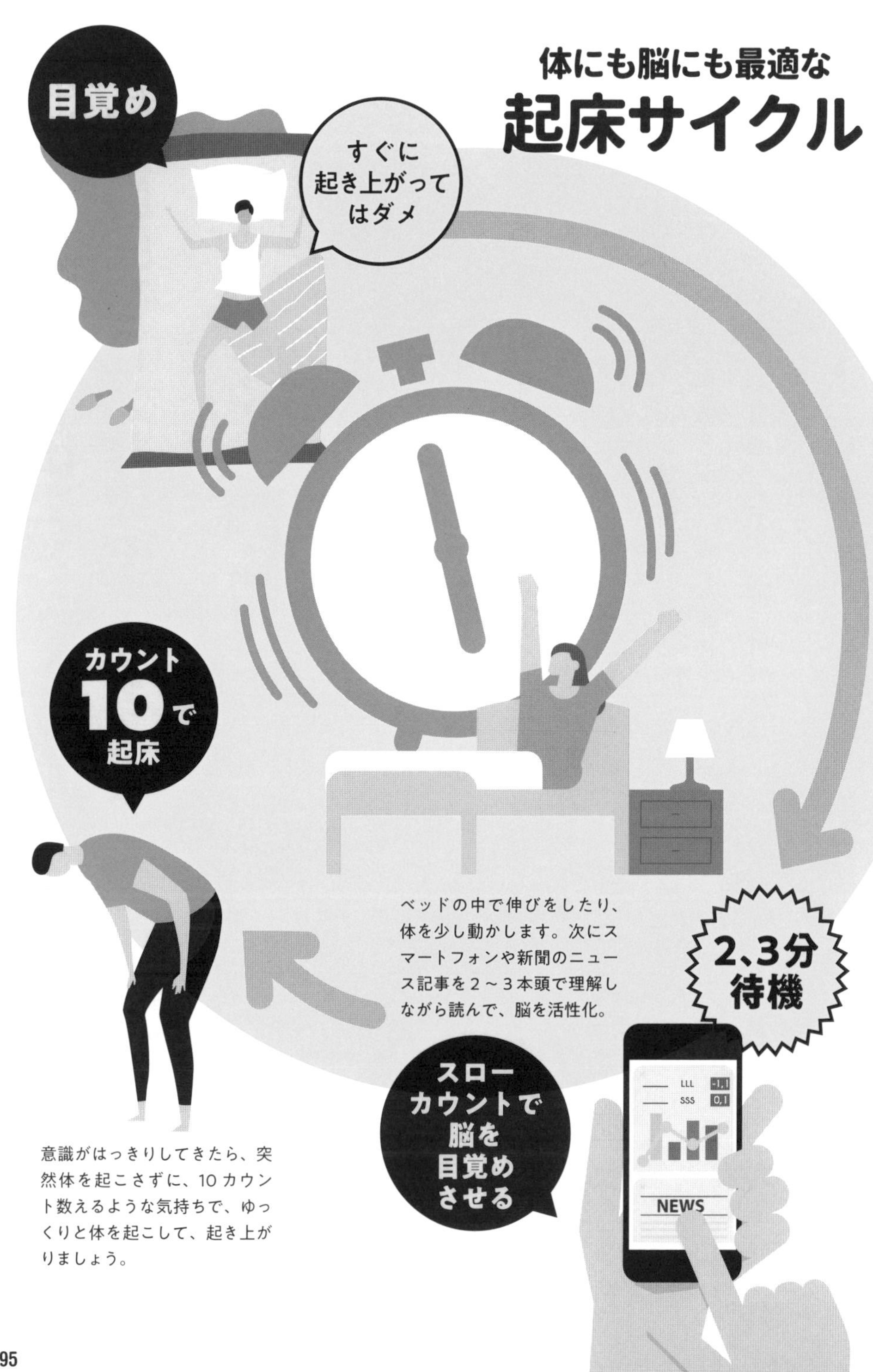

ベッドの中で伸びをしたり、体を少し動かします。次にスマートフォンや新聞のニュース記事を２～３本頭で理解しながら読んで、脳を活性化。

意識がはっきりしてきたら、突然体を起こさずに、10カウント数えるような気持ちで、ゆっくりと体を起こして、起き上がりましょう。

ピーナッツを噛む力で血圧をコントロールする

忙しくて、食事を飲み込むように終わらせていませんか？　噛むと脳が刺激され、心拍数が増加し、血圧が上がります。現代人の1食あたりの噛む回数は620回前後、3食で1860回。噛む回数が血圧や心拍数に影響するため、血圧コントロールには重要なのです。しかし、血圧は25％以上の力で噛むと、最大血圧値に達してしまうので、軽い噛みしめ力（約25％）で回数を増やすのがコツ。25％の力は体重50kgの人で12・5kg。ピーナッツを噛む力が12kgなので、ピーナッツを食べる程度の力なら血圧の急上昇を避けられます。また、噛むと出る唾液は腎臓で作られる血圧調節成分に似た成分を含むため、多く噛むことは、一石二鳥なのです！

〔噛む力で血圧は変わる〕

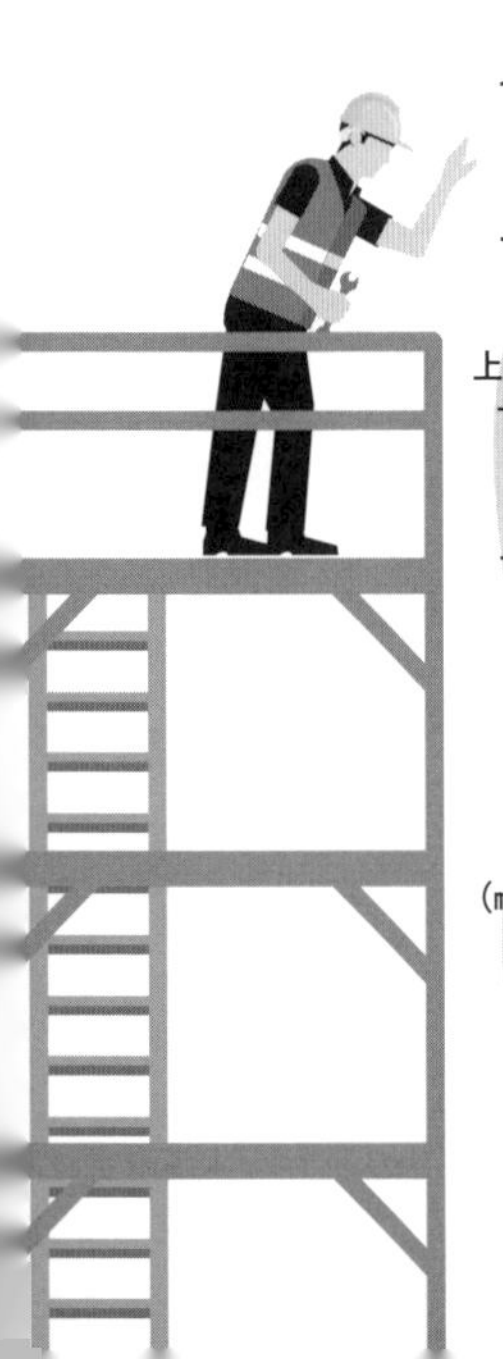

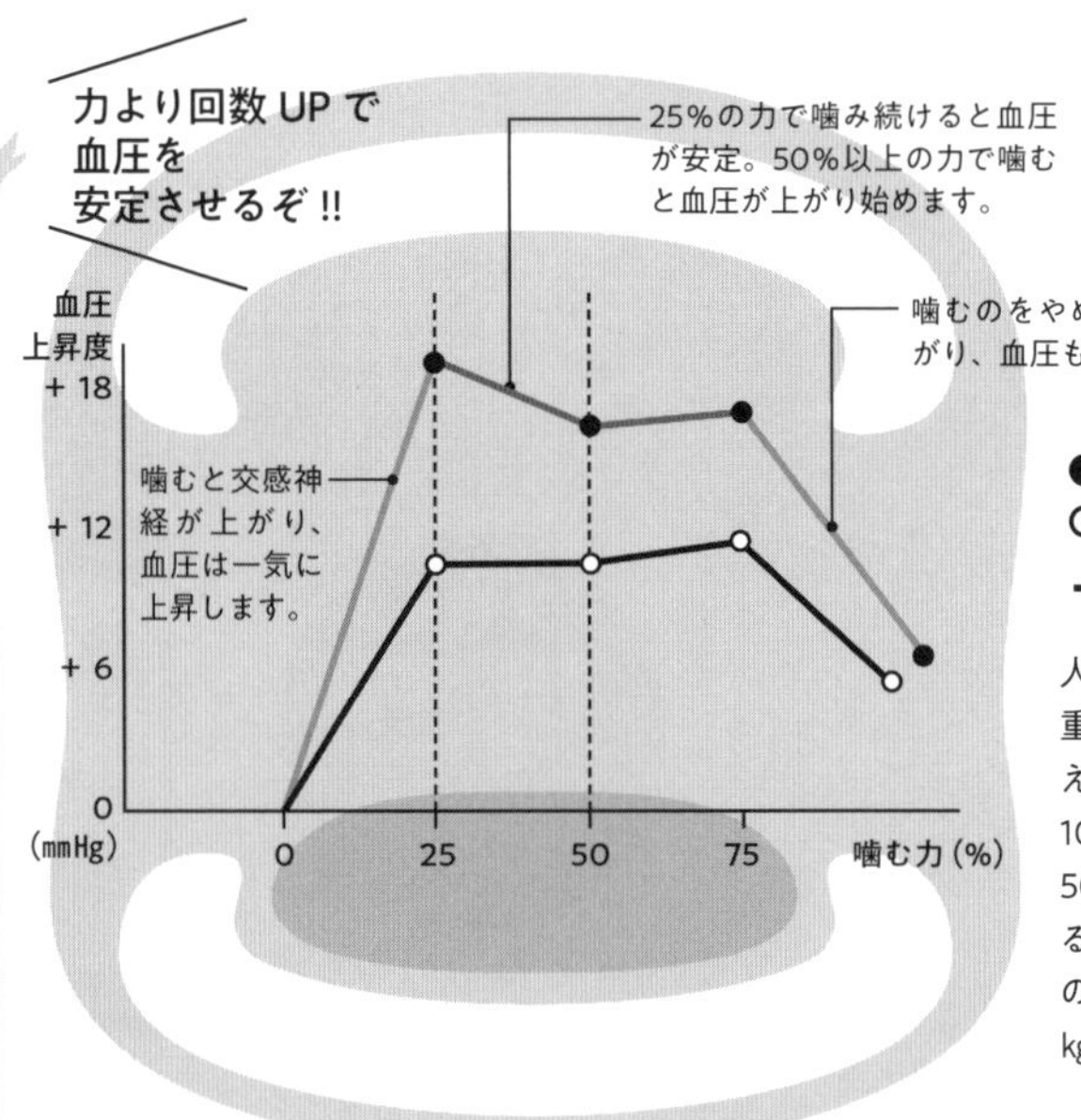

●中年
○若年
― 収縮期血圧

人間の噛む力は体重に相関します。例えば50kgの人なら100%の力で噛むと50kgの噛む力があるということ。25%の力となると12.5kgの力となります。

歯みがきは高血圧予防の第一歩！

日本の歯周病患者は約398万人。45歳以上の2人に1人が歯周病といわれています。最近、歯周病は全身疾患の原因になるとされ、高血圧の引き金にもなるといわれています。

歯周病は歯と歯茎の溝、歯周ポケットに細菌が入り込むことで起こる慢性感染症。進行すると歯茎が赤くはれたり、歯がぐらつきます。その歯周病菌が血流にのって心臓や血管に移動して、血管内にプラークをつくり、動脈硬化の原因になります。実際に、歯周病のある人はない人に比べ、循環器系の病気に1・5〜2・8倍かかりやすいという報告もあるほど。歯周病の一番の予防は、毎日の丁寧な歯みがき。その習慣は、高血圧予防にもつながるのです。

1 歯周病で傷んだ部分からバクテリアが侵入

2 炎症の始まり
歯周病菌に感染するとマスト細胞と呼ばれる免疫細胞から炎症物質が放出、歯茎が炎症します。

3 炎症が拡大
炎症を起こしている細胞からサイトカインという情報伝達物質が放出。

4 血管や体内に影響
炎症が波及して、血管のまわりにマクロファージが集まり、血管内皮にも炎症が発生します。

5 血管拡張作用にダメージ

6 細胞や全身の炎症発生

高血圧

マスト細胞[1)]

サイトカイン

マクロファージ[2)]

1）アレルギー反応を引き起こす免疫細胞の一種　2）白血球の一種で、死んだ細胞などを捕食して消化する

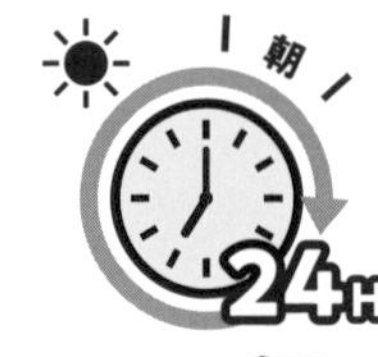

便秘ぎみはすでに血圧イエローカード いきむたびに血圧急上昇！

便秘ぎみで、いきんでもスムーズに出なくて排便がつらいと感じることはないでしょうか？

排便時の血圧は、安静時から排便直前に上がり、排便中いきむことでさらに上昇。そして、排便が終わると血圧が低下し、排便の5分後には安静時の数値に戻ります。このように排便中は急激な血圧の上昇と低下が起き、その変化によって心筋梗塞や脳卒中など、死に直結する疾患が引き起こされる危険があるのです。

とくに血圧が高めな人ほど、排便時の血圧の変動が大きいので、便秘対策は必須。食物繊維の多い食事を心がけ、便秘解消エクササイズを。また、交感神経を上げないために、便意を感じたらすぐにトイレに行くことも大事です。

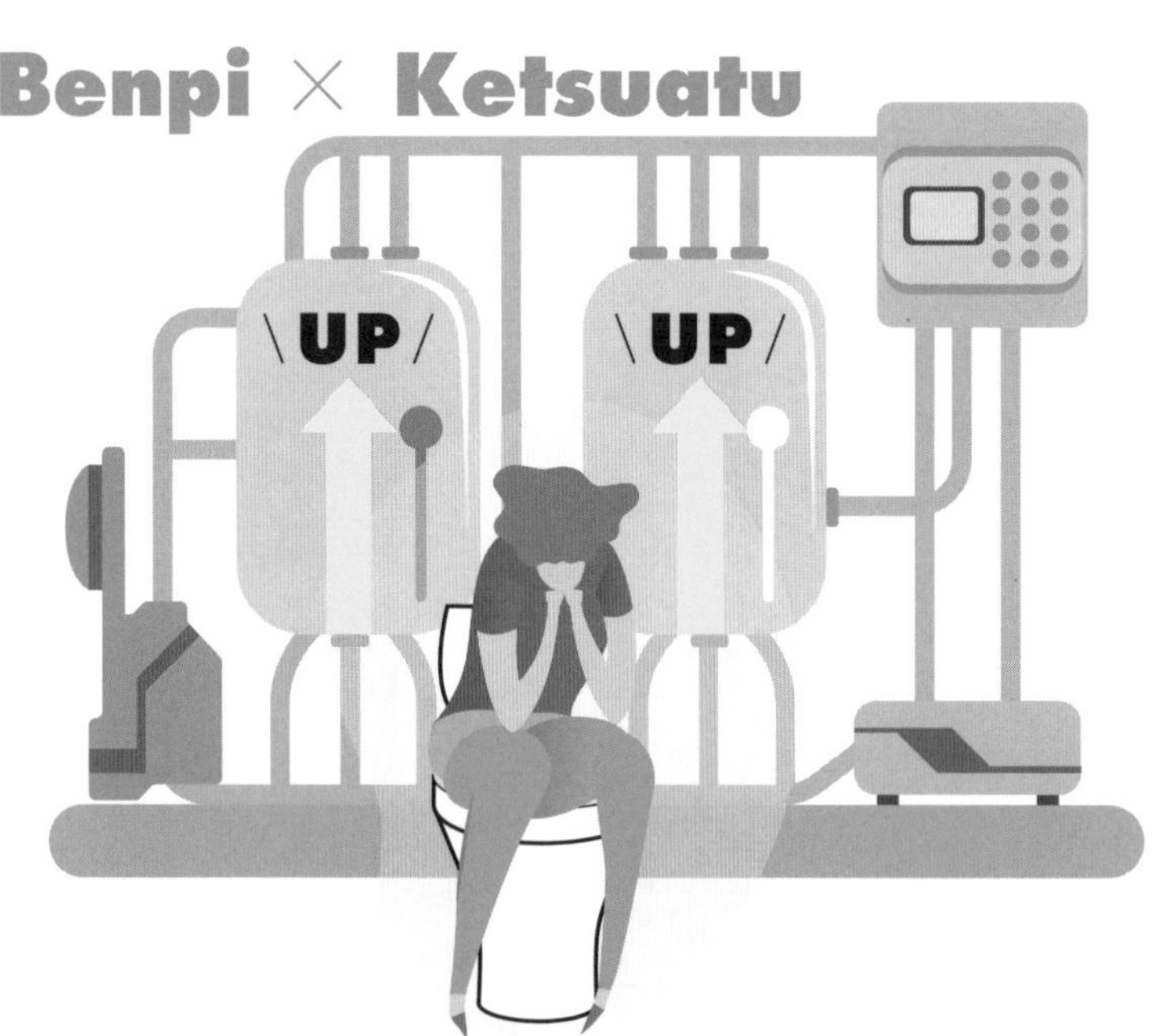

便秘解消エクササイズ

起きてすぐベッドの中や寝る前にほんの３分でできる簡単なエクササイズ。腸とお腹の筋肉を同時に刺激して、便を押し出す力をつけます。

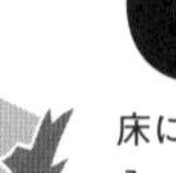

01 あお向けになり体の力を抜く

床にあお向けになります。肩や首に力が入っていたら、少し体を動かして、全身の力を抜いてリラックス。

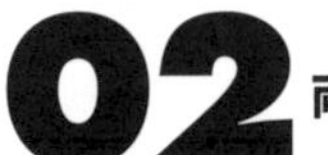

02 両ひざを立てる

両ひざを立てて、そろえます。両手は体の横に添え、手のひらを床につけてスタンバイ。

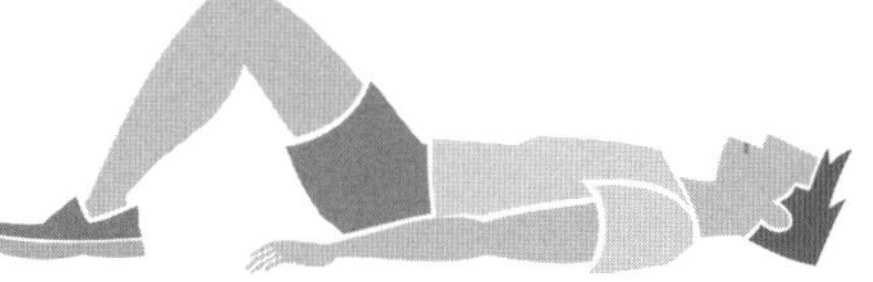

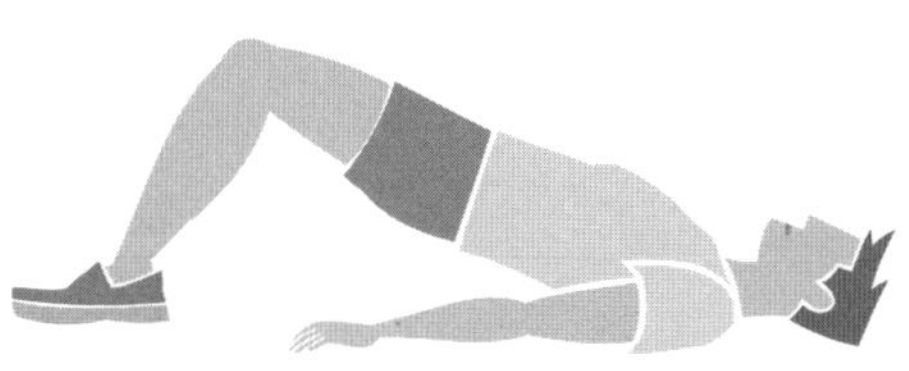

03 おしりを床から上げ20 ～ 30 秒キープ

肩からひざまでが一直線になるように、お腹に力を入れておしりを床から持ち上げ、20 ～ 30 秒キープ。息を止めないようにして、自然呼吸を続けます。

04 床と太もも、ふくらはぎが90度角をつくるように足を上げる

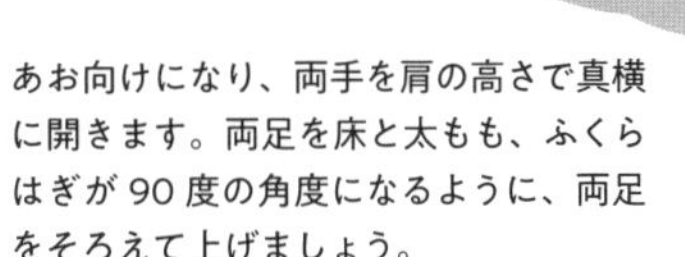

あお向けになり、両手を肩の高さで真横に開きます。両足を床と太もも、ふくらはぎが 90 度の角度になるように、両足をそろえて上げましょう。

05 腰をひねってひざを床につける

上体は上を向いたまま、腰から下を左にひねって、両足を左に倒して 15 秒キープ。一度足を **04** の位置に戻したら、次に両足を右に倒して 15 秒キープ。

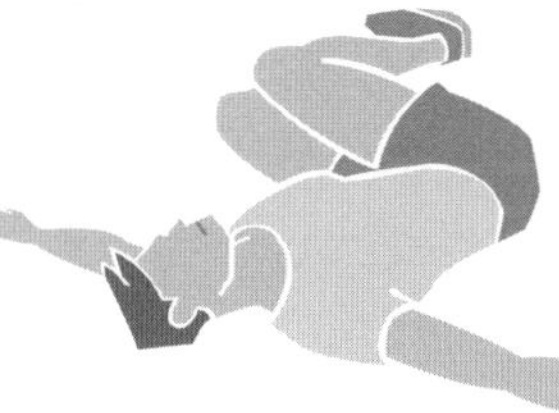

紫外線が天然の"血管拡張薬"に 皮膚の血管を28％拡張させ血圧DOWN！

昨今の環境汚染による皮膚がんの影響などもあり、百害あって一利なしといわれることの多い紫外線。しかし、紫外線を上手に使えば、高血圧予防になるのです。

生活紫外線である紫外線A波を全身に照射した実験では、30分で血圧が最も低下し、最大60分持続しました。また、前腕の血管抵抗が28％減少＝血管が拡張したとも報告されています。

さらに皮膚の血管には、血管拡張ガスであるNOを作り出す硝酸塩が、血漿の25倍も多く含まれています。血圧が高い時には、適度に日光を浴びることで、血管を柔らかくほぐすことができ、血圧を下げる効果も期待できます。

〔紫外線A波と血圧DOWN効果〕

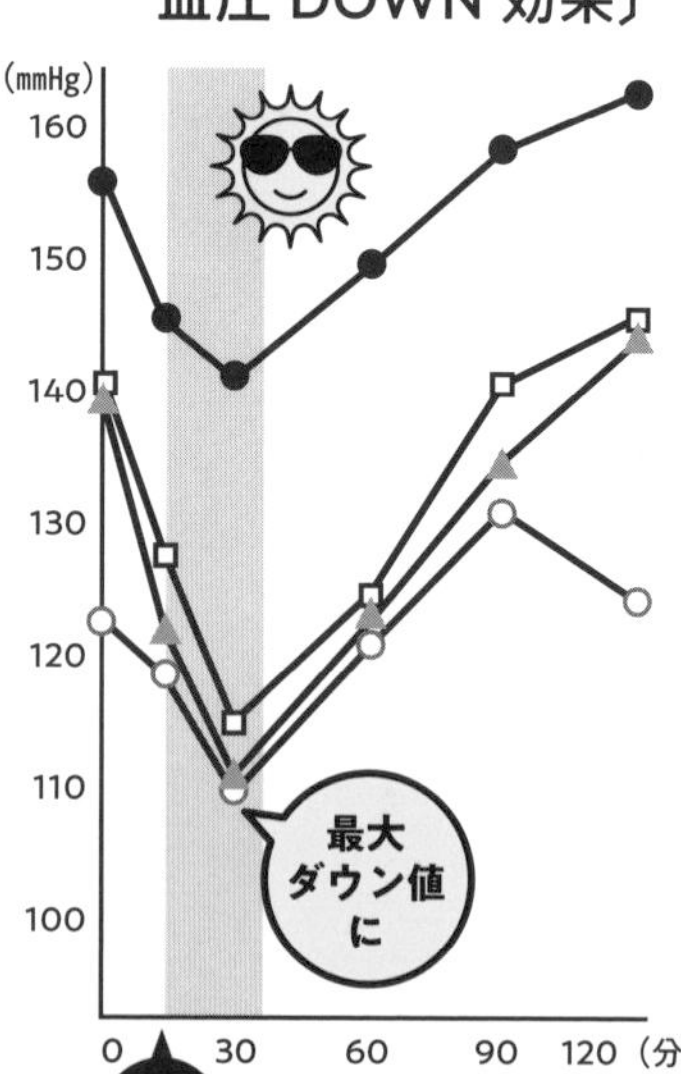

日焼け止めを塗ってもOK!

日焼け止めを塗っても、日光による血圧降下パワーは持続するというエビデンスがあります。また、実験ではすべての被験者で血圧が下がり、UVA照射後、最大で約30㎜Hgダウン。しかもその効果は60分後まで持続しました。

血圧と日焼け止めの"ワンチームスタイル"

とはいえ、肌のため、また皮膚がんを予防するためにも過度な日焼けには気をつけたいもの。しかし、日焼け止めを塗ってしまっては、血管へのよい影響が落ちてしまうのでは？と思うかもしれません。ところが実は、日焼け止めの使用や皮膚の発汗が、日光による損傷から皮膚表面を守るだけでなく、皮膚血管機能の低下も防ぐということがわかってきています。また、日光浴は脳や血圧にもいい影響が。日にあたると脳からメラトニンが分泌され、幸せホルモン・セロトニンを産出します。セロトニンは交感神経を抑制し、忙しい朝の血圧の上昇を防いでくれるのです。天気のいい日は日焼け止めを塗り、日光浴をしながらの通勤で高血圧予防を！

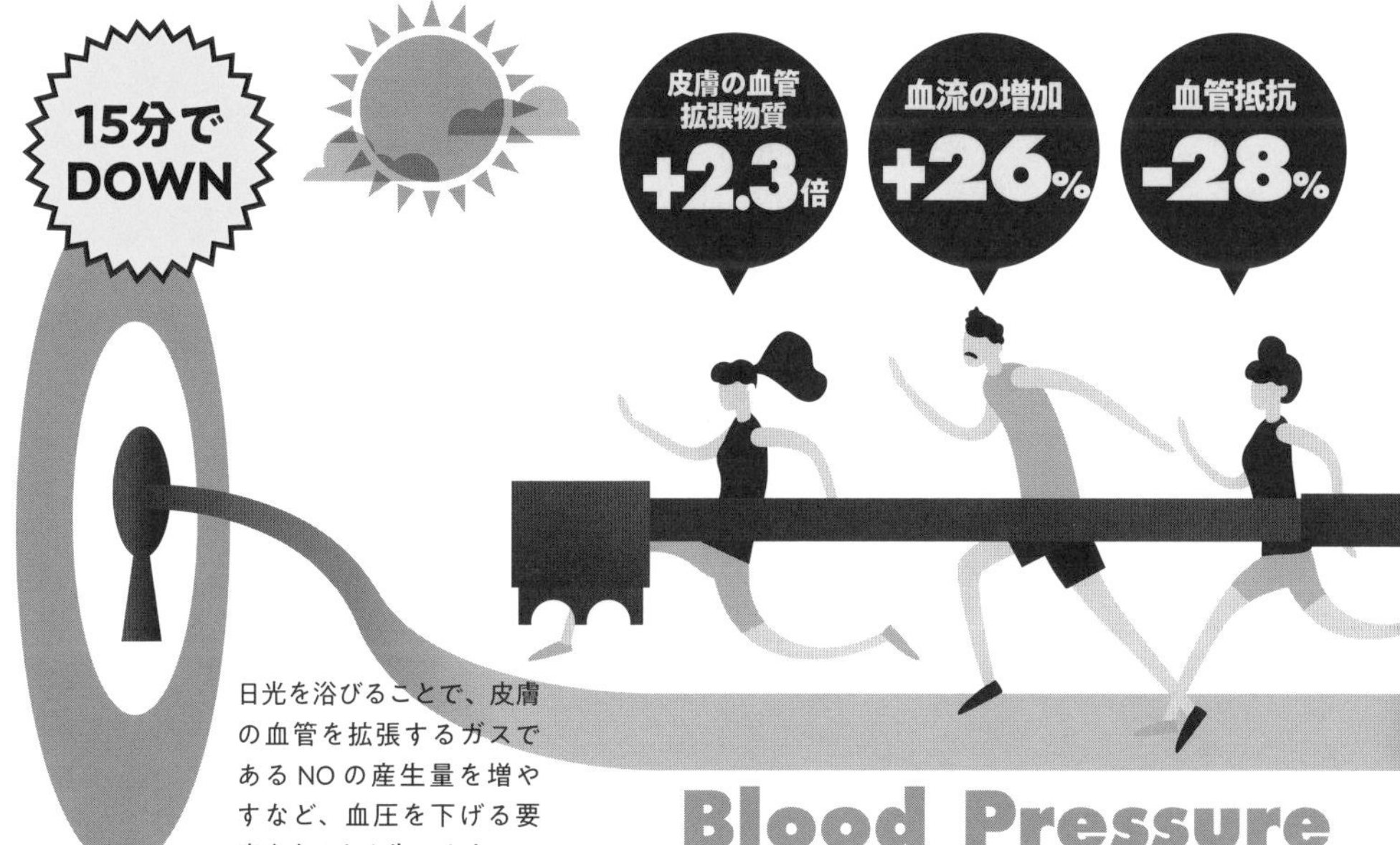

日光を浴びることで、皮膚の血管を拡張するガスであるNOの産生量を増やすなど、血圧を下げる要素をたくさん生みます。

ストレスで血圧がヤバイかもと思ったら60秒鼻歌で15倍のNOを

忙しい現代人は、朝からストレスフルな生活が多く、そのストレスで交感神経が優位になると、血圧も大きく上がってしまいます。そんな時は、トイレで60秒鼻歌を！

鼻で歌うハミングは、自然と鼻呼吸の回数が増え、副交感神経の作用でリラックス効果が高まり血圧を低下させます。他にも、副交感神経が心拍数に影響を与えて、消化を改善、心拍数や肺血管の緊張をとることでも血圧ダウンを促します。鼻歌によって副鼻腔内の血管拡張ガス・NOが増加します。鼻歌中のその量は静かな呼吸と比較して、15倍も増加し、肺血管に影響します。さらに、口呼吸と鼻呼吸では、鼻呼吸のほうが血管内の酸素量が多いのです。副鼻腔内

〔呼吸によるNOの生産量〕

	(NO量／分)
口	103
鼻(無音)	189
ハミング	2818

静かな鼻呼吸に比べて、鼻から音を出して歌うハミングは、1分で約15倍も副鼻腔内のNOを増やしました。

のＮＯ産生と血管のＮＯ産生に直接の因果関係は発表されていませんが、今後、これに関する研究が進むかもしれません。いずれにせよ、鼻歌はストレスで弱った脳には好影響です。

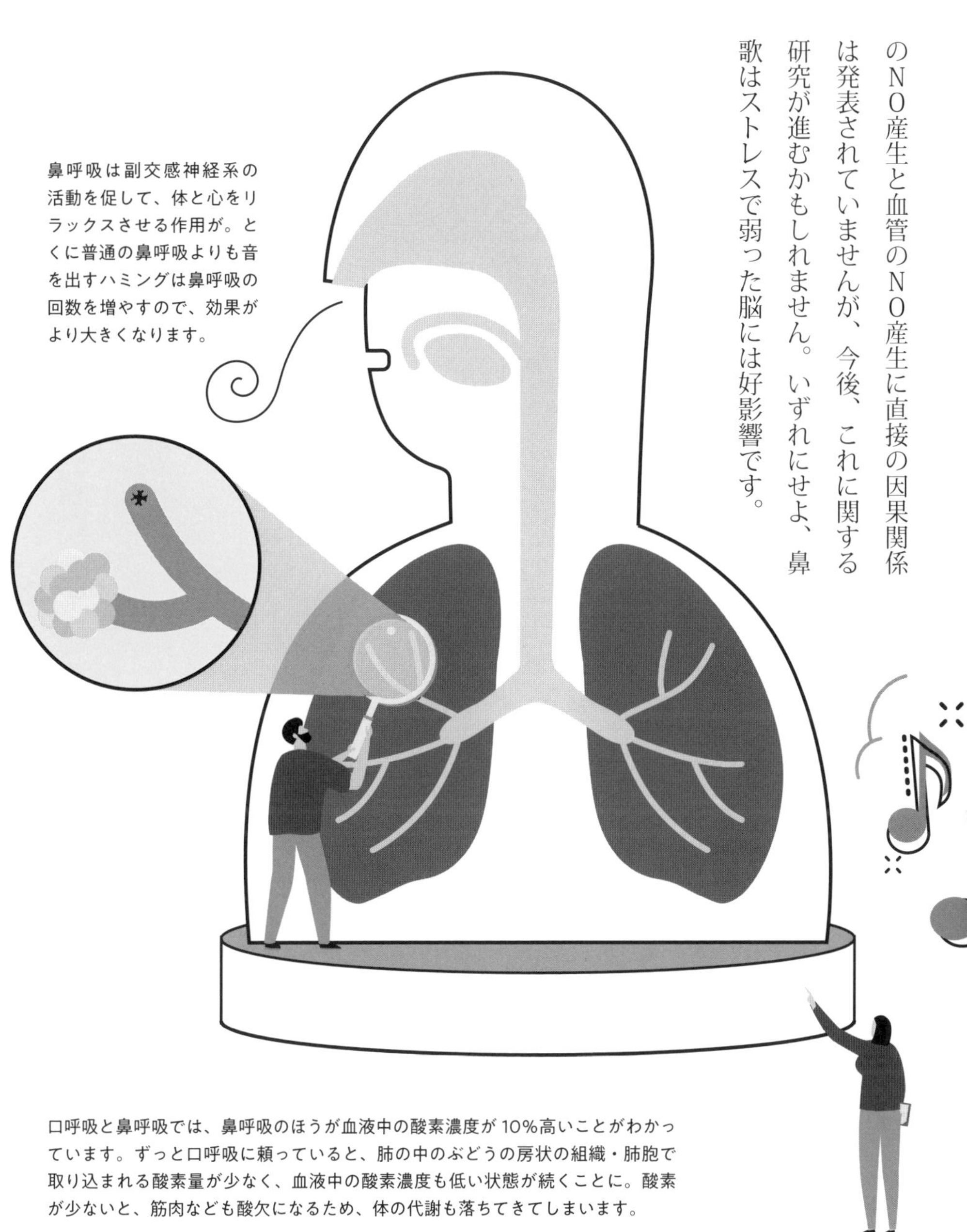

鼻呼吸は副交感神経系の活動を促して、体と心をリラックスさせる作用が。とくに普通の鼻呼吸よりも音を出すハミングは鼻呼吸の回数を増やすので、効果がより大きくなります。

口呼吸と鼻呼吸では、鼻呼吸のほうが血液中の酸素濃度が 10％高いことがわかっています。ずっと口呼吸に頼っていると、肺の中のぶどうの房状の組織・肺胞で取り込まれる酸素量が少なく、血液中の酸素濃度も低い状態が続くことに。酸素が少ないと、筋肉なども酸欠になるため、体の代謝も落ちてきてしまいます。

血圧が高い人は足を組むと最大10㎜Hgも上がる

長時間座っていると、無意識にどちらかの足を上にして組んでいることがよくあります。そもそも長時間座っていること自体、血圧に悪影響を及ぼすのですが、足を組むことでさらに血圧が上がるのです。

足を組むと上の足と下の足に挟まれて血管が圧迫され、足からの血液の戻りが悪くなります。心臓は体の隅々で血液が足りていないと錯覚し、その動きを増やして血圧が上昇。その上昇値は最大で10㎜Hgになることも。

骨盤の歪みケアは、左右交互に足を組めばいいといわれますが、血圧はどちらの足を上にしようが関係ありません。足組み姿勢は血管を圧迫するポーズと心得ましょう。

血圧が高い人が足を組むとどうなる？

高血圧を治療中

高血圧を放置

	Before	After
高血圧を治療中	150	157
高血圧を放置	145	155

上の血圧＝145㎜Hgを放置している人が足を組むだけで、血圧治療中の人とほとんど変わらない155㎜Hgになる可能性が！　座り姿勢に疲れたら、足を組むよりイスから立ち上がって少し歩きまわるほうが効果的です。

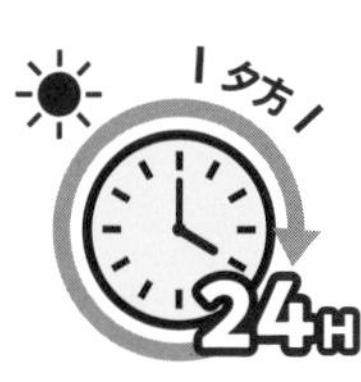

「座りっぱな死」は1時間ごとに高血圧に心臓病のリスク2倍、死亡リスク40％UP

1日に何時間座っていますか？　日本人は先進国の中でも座り時間はトップクラス。この座りっぱなしが、まさに「座りっぱな死」を招くのをご存知でしょうか？　オーストラリアの研究機関が1日に座る時間と死亡リスクを検証。その結果、座る時間が4時間未満の人と比べて11時間以上の人は40％も死亡リスクが上がることがわかりました。別の実験では10時間以上座ると心筋に害が及び、心臓病リスクも2倍に！

座りっぱなしは、高血圧と同じ症状が起き、1時間ごとに14％ずつ血圧が上昇しています。人生100年時代、医療費負担の増加問題も叫ばれるなか、ちょっとした毎日の行動で、将来の自分の体を守りましょう。

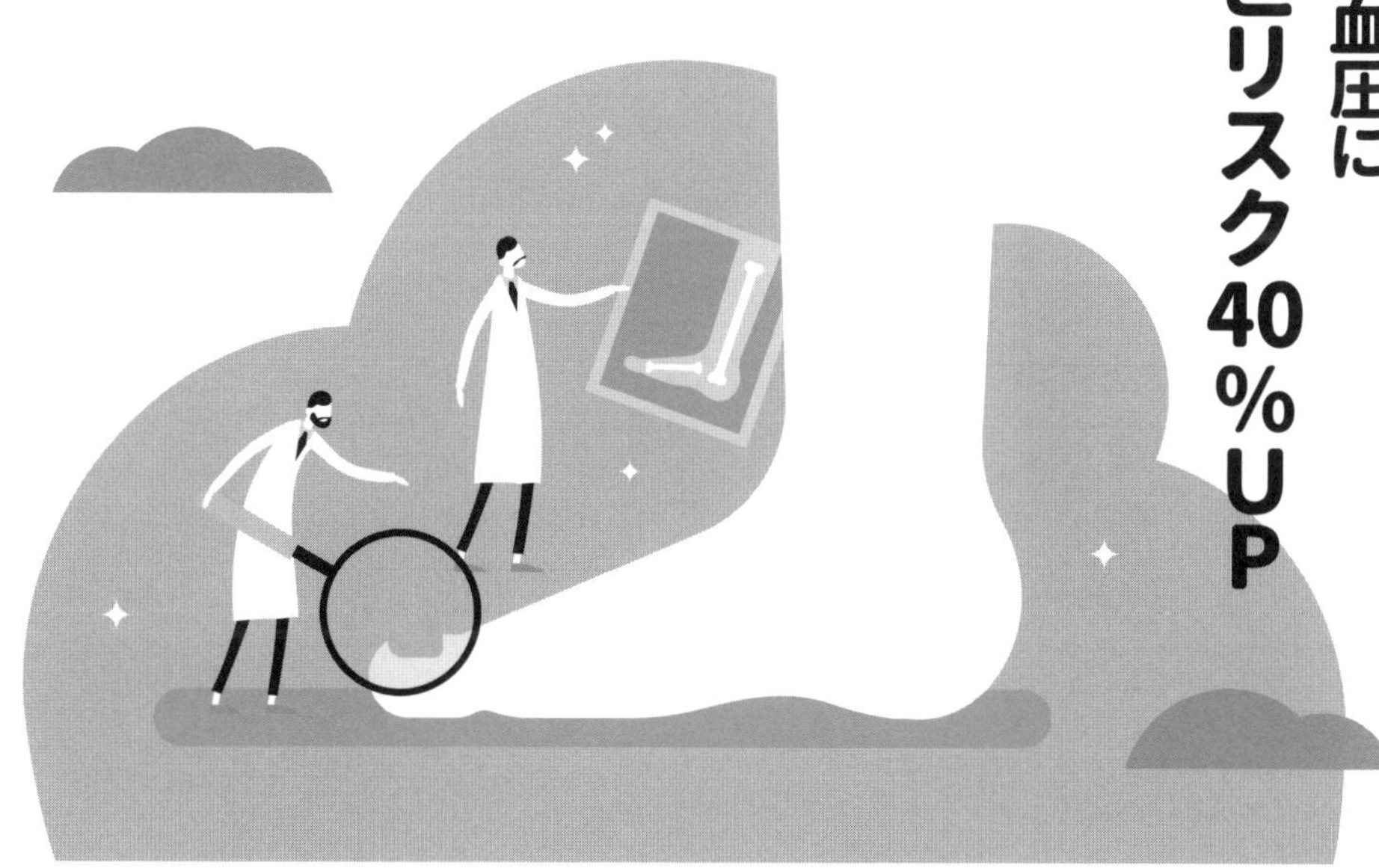

座って1分でダメージ 毛細血管の血流50%以上ダウン

座りっぱなしによる体への悪影響は、年齢に関係ありません。30〜40代の働きざかりや、50代以降の熟年層だけでなく、10代でも大きなリスクがあります。問題は血液が動かないこと。

たった1分で血流が悪くなり10分座りっぱなしでいるだけで、体の末端や内臓周囲にある毛細血管の血流が40%ダウン。そして、1時間で毛細血管の機能が低下します。恐ろしいことに、あお向けになって1時間休息をしても元に戻らないというのです。座りっぱなしが続いたら、末端まで血流を促すために、あお向けに近い姿勢をとることが必要です。そして何より、なるべく30分に1回は小刻みに動くのが「座りっぱな死」を防ぐ、最も有効な方法です。

〔座った時間による血流速度の変化〕

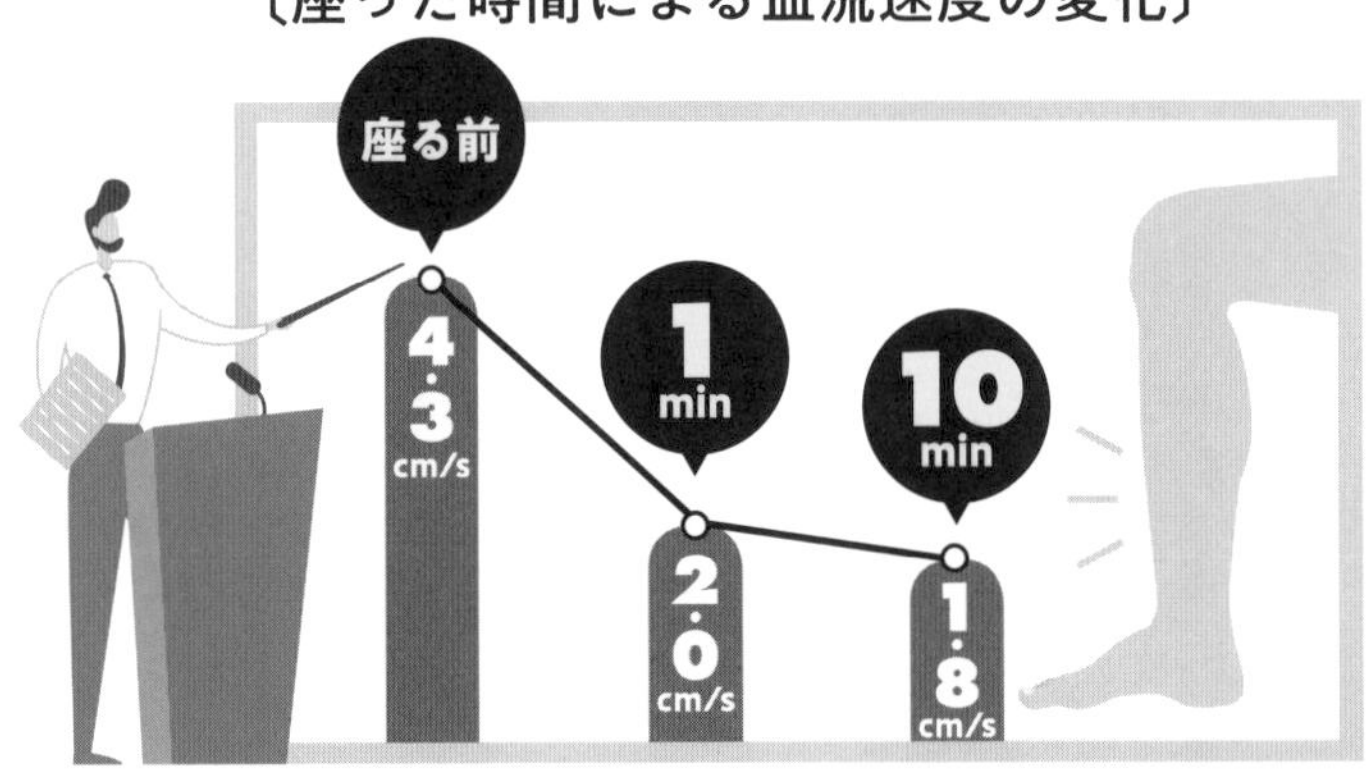

座っていると、ずっと同じ姿勢ではいられません。体を動かしてみたり、足を組み替えてみたり、貧乏ゆすりをしたくなったり。これは血流が悪くなっているという体からのサイン。座り始めてたった1分で、毛細血管の血流がどんどん悪くなるのです。

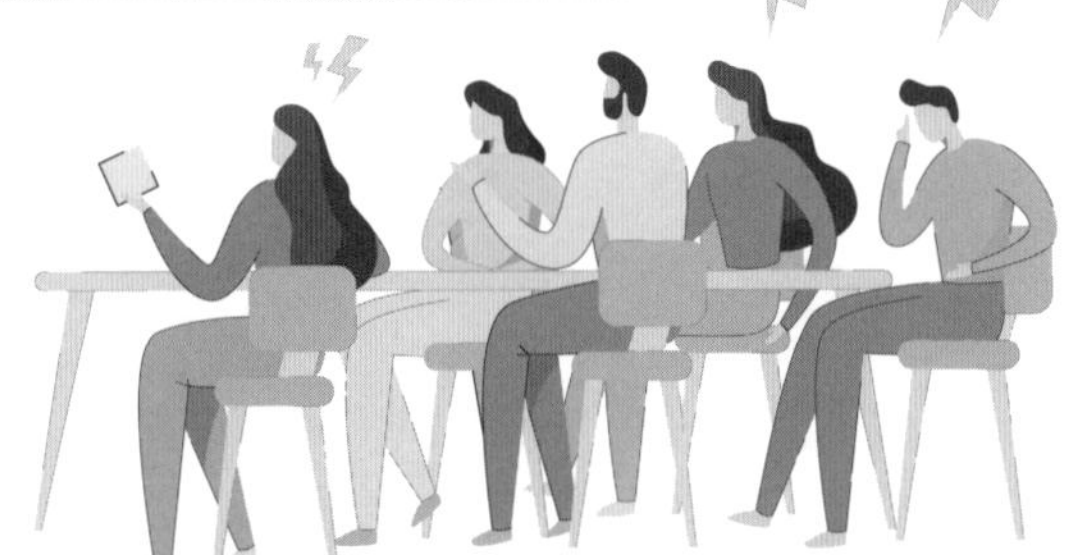

座りっぱなしリスクを回避する小刻み動作4

座りっぱなしによる血流の悪化を防いで、血圧を抑える行動が小刻み動作。仕事中でもできる簡単な方法を紹介します。4つの動作をする時間がない時には、貧乏ゆすりでも効果アリです。

01 社長座り

股関節を直角に曲げた座り姿勢は、太もものつけ根を通る太い動脈を圧迫している状態。背骨を135度に背もたれに預け、背中と足とが直線になるイメージの「社長座り」で血管の開放を。

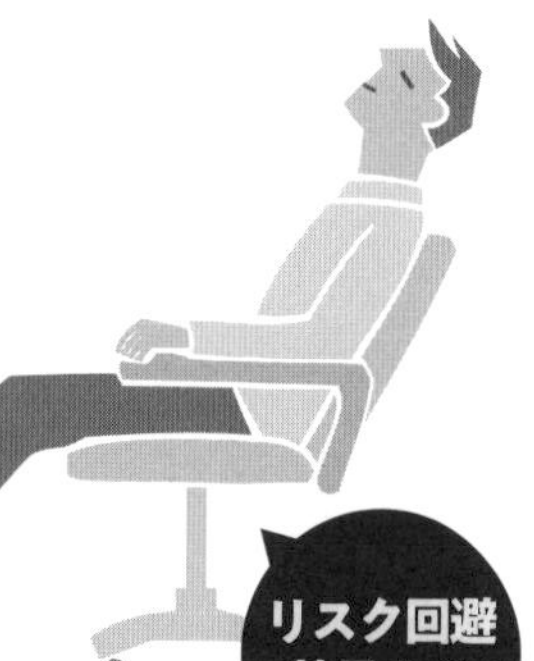

リスク回避効果あり

02 足先を動かす

座りっぱなしでは、末端に集まる毛細血管がダメージを受けます。わずか1～5分体を動かすだけでも、座りっぱなしによる死亡リスクを17%回避できます。足先を動かして血流をアップ！

リスク回避効果17%

03 階段の昇り降り

上半身を動かすよりも、大きな筋肉の多い下半身を動かしたほうが、効率よく血流を促進できます。そこで、エレベーターを使わずにあえて階段の昇り降り。ぜひ、家の階段でも実行を！

リスク回避35%

04 こまめにトイレ

トイレをガマンすると血圧が上がります。ビタミンCやEを摂ったり、緑茶を飲んで、尿とともに余分な塩分を排出するために、こまめにトイレへ。体を動かすきっかけになり高血圧の予防に。

リスク回避50%

W C

100% JUICE

血圧が高い人はサウナに入ってはいけない

サウナに入って汗を流す爽快感は格別ですが、血圧高めの人がサウナに入る時は十分に注意しなければいけません。サウナで体が温まると血管が拡張して血流がよくなり、汗で体内の水分をどんどん排出。血管内が脱水状態になり一時的に血圧は下がります。しかし、サウナから出た後、体を冷やすために冷水につかれば一気に血圧が上昇。冷水につからなくても、温まった体が急激に冷えれば、血圧は上がります。血圧が高めで動脈硬化が起きている人は、その突然の刺激に血管が破れてしまう可能性も！ サウナによる血圧のジェットコースター状態が血管にダメージを与えるのです。血圧高めの人は、サウナよりじんわり汗をかく入浴を！

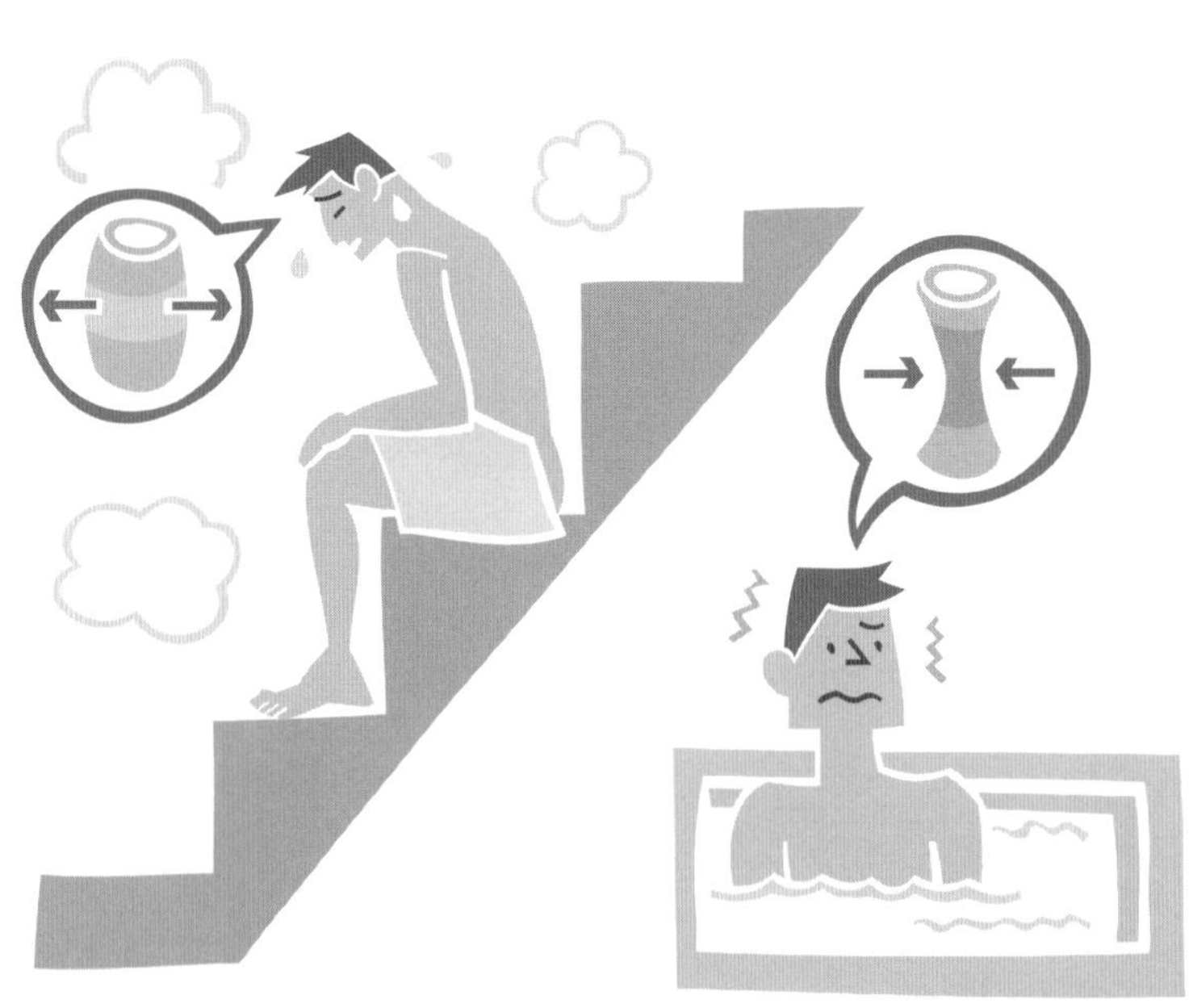

血圧が高い人はプロテインドリンクは避けるべき

運動不足なのに代謝を上げようとして、アミノ酸サプリやプロテインドリンクを飲んでいないでしょうか？

とくに運動をしていない血圧高めの人は、アミノ酸サプリやプロテインドリンクを飲むのは避けたほうが無難です。なぜなら、アミノ酸や、プロテインに含まれるたんぱく質は、その成分を代謝するため腎臓に大きな負担をかけます。普段運動をしていれば、これらの成分は分解されて筋肉になりますが、運動不足ならただ腎臓に負担をかけるだけ。その分、塩分の代謝がおろそかになり、血圧を上げる要因になるのです。血圧が高めの人は、塩分とともにアミノ酸やプロテイン入り製品の摂取にもご注意を。

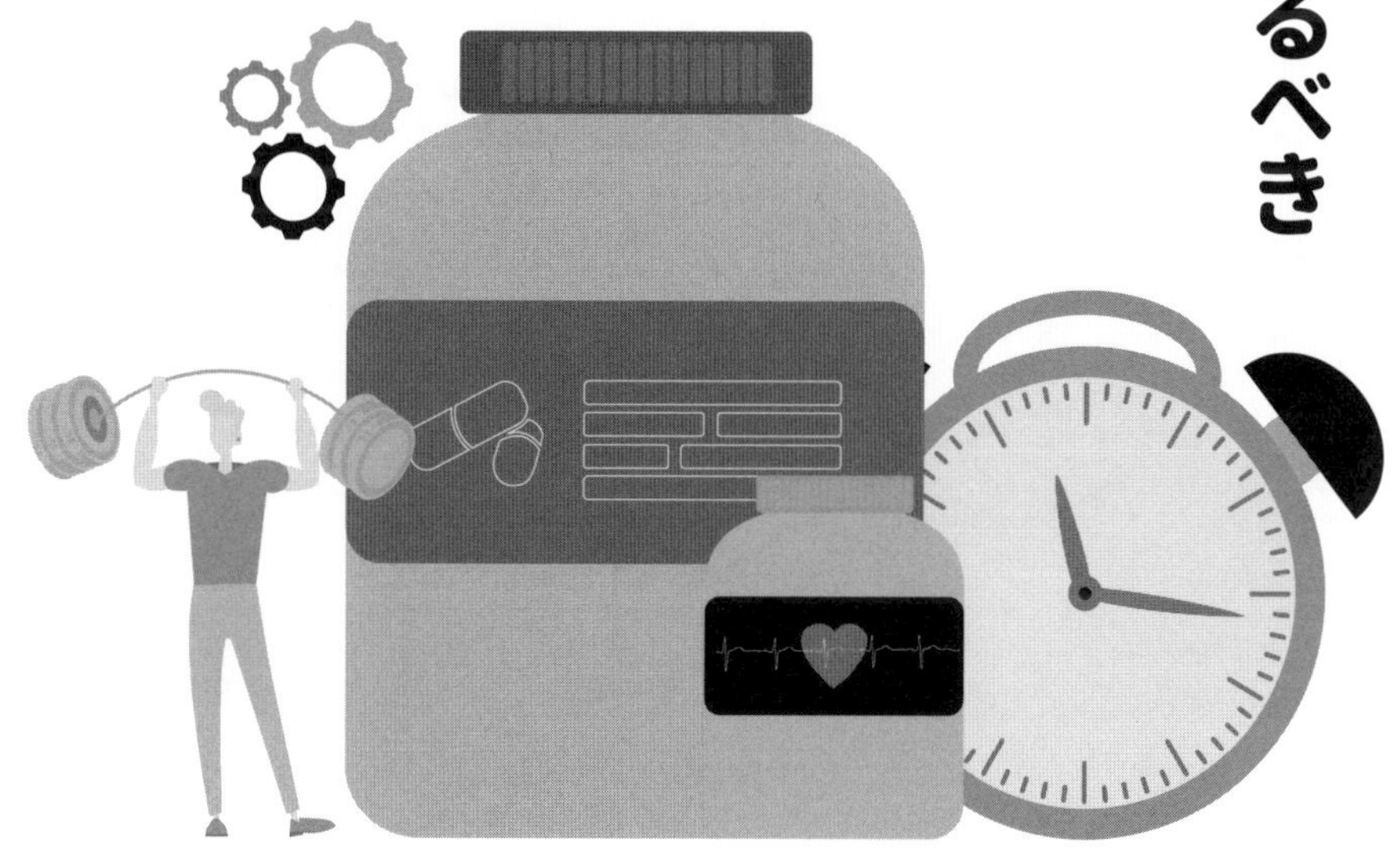

104 41℃のお湯で、10分入浴がベスト

就寝中は血圧が下がりますが、湯船につかってから就寝するとさらに血圧が下がります。鹿児島大学医学部を中心とした共同研究の結果では、入浴せずに寝た場合、就寝後5〜6時間で収縮期血圧が7㎜Hg低下。ところが41℃のお湯に10分間つかったところ、就寝後5〜6時間で15㎜Hg低下しました。入浴するだけで約2倍も血圧が下がったのです。また、入浴により上昇した深部体温は就寝後も持続し、安眠と夜間頻尿の減少もみられました。さらに体の隅々まで血液が流れることで血管の内皮が刺激されて、血管を柔らかくする血管拡張ガス・NOの産生も。シャワーではなく、入浴を！　入浴は体にとっていいことばかり。ぜひ、シャワーではなく、入浴を！

バスタブに入る？入らない？

血圧ダウン効果が2倍違う!!

高血圧患者の無入浴と41℃のさら湯に10分つかった後の夜間の深部体温の変化を表した図。10分入浴は深部体温が高温で持続しますが、入浴をしていない場合には6時間後から体温が下がります。

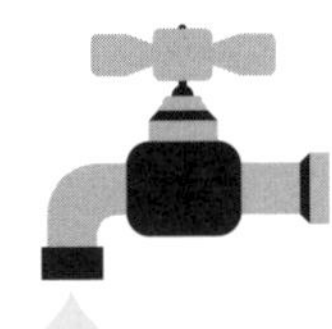

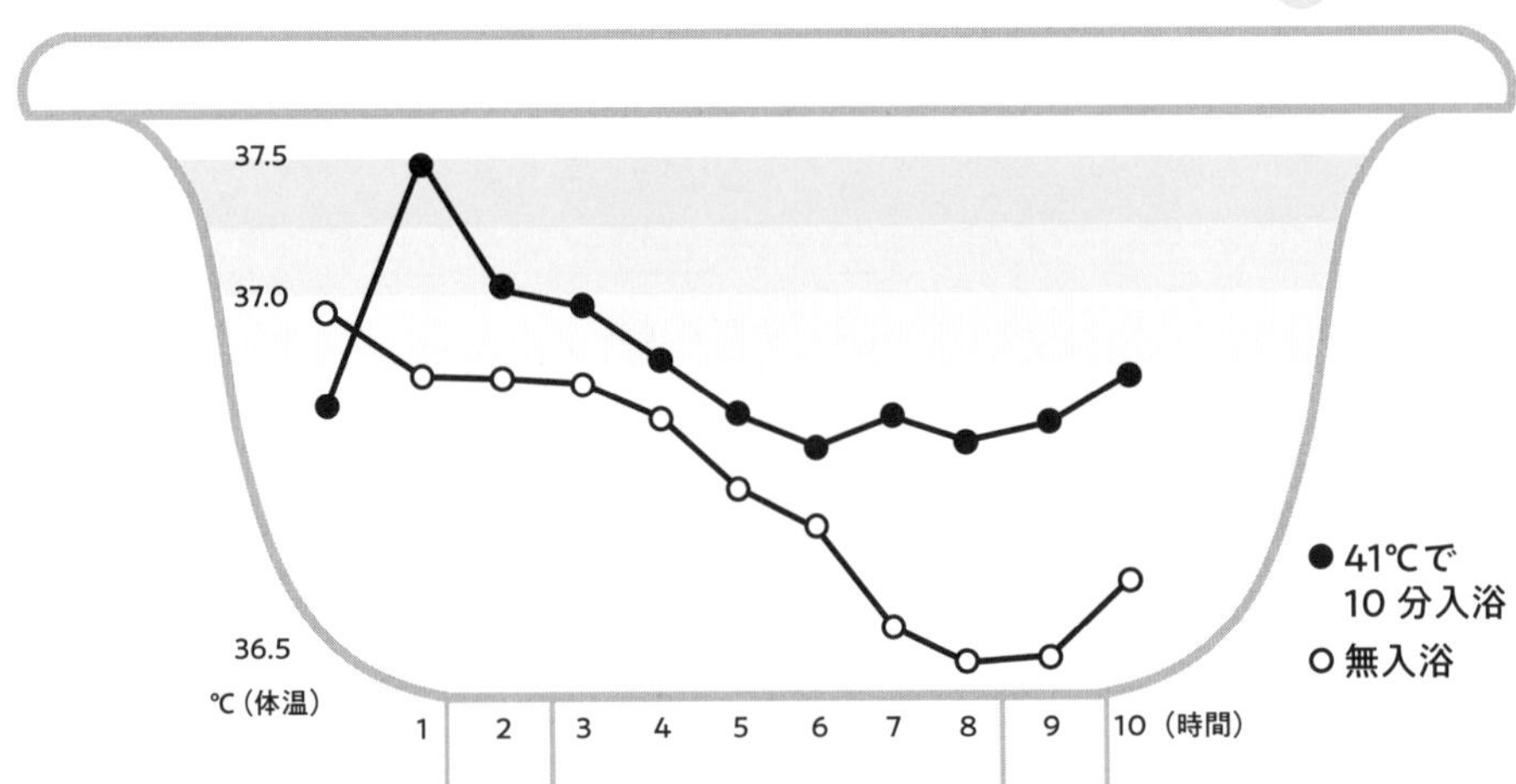

血管を デトックスする How To 血圧入浴 リセット

入浴時間は
41℃
10分

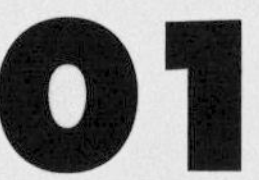

お湯は 42℃を超えてはいけない！

お湯は 39 ～ 41℃で 10 分間の入浴がベスト。40 ～ 41℃のお湯は熱湯2に対し水３の割合が目安です。

01

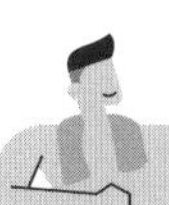

肩などにタオルを お湯は胸下まで 足はのばす

心臓を圧迫しないようにお湯はみぞおちくらいまで。肩や首、背中を冷やさないようにタオルをかけて保温。

02

入浴後の体温を 舌で測って 1℃UP が目安

お風呂から上がって、舌で測ると体温が0.7 ～ 1℃アップしているのが適度な入浴。心地よいと感じる湯温にするのが大事。40℃前後のお湯が熱ければ水を足して。

03

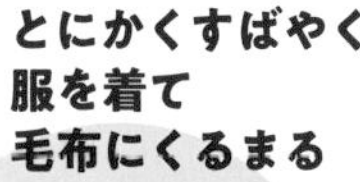

とにかくすばやく 服を着て 毛布にくるまる

せっかく温まった体を冷やさないように、入浴後はすばやく服を着て、毛布にくるまって保温。入浴後１時間は動き回らず、安静に。

04

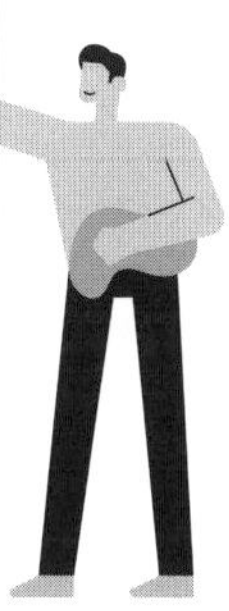

トイレに行きたくないからといって 水を飲まないのは血圧にとってNG

夜中にトイレに起きるのを避けるために、水分を控えていないでしょうか？　高血圧にとって、寝る前に水を飲まないのはＮＧ！

寝ている間は皮膚の表面からコップ１杯分ほどの水分が排出されるといわれています。本当なら寝ている間は血圧が下がるのですが、体が水分不足になると血液がドロドロに。そして血液が濃くなり、血液の粘着度が上がると血圧が上がりやすくなります。サラサラ血液をキープするために、寝る前と起床後には水を飲むのがおすすめです。ただし、飲む量には注意を。５００㎖近く一気に飲むと、血圧は35分後に最大値に達し、60分間も持続したという報告も。「ゆっくりコップ１杯」で、体にやさしい飲み方を。

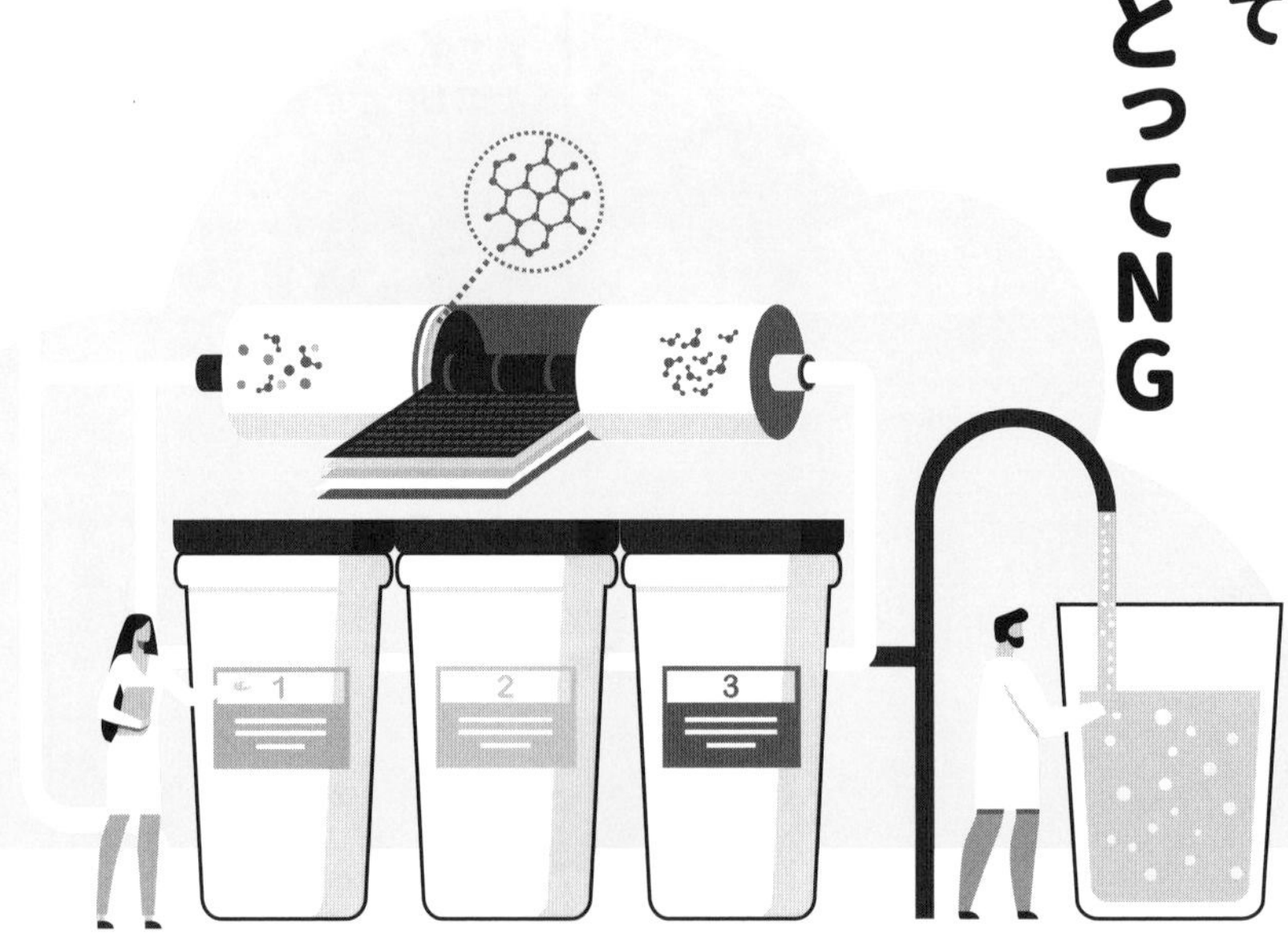

1分間に6回の呼吸で睡眠時のストレスをなくし血圧ダウン！

　呼吸と血圧コントロールは切っても切れない関係です。ゆっくりとした呼吸は、副交感神経を刺激して、リラックス効果を高め、血圧を下げてくれます。人は1分間に約12～15回呼吸をしていますが、血圧が高い人はその半分、1分間に6回のゆっくりとした呼吸をしてみましょう。実験では、血圧の最高値が平均5・2㎜Hg下がりました。また、1分間で6回の呼吸を20分間続けると、不眠症の方が早く眠りに就くようになり、寝つきまでに平均10分、通常の3倍早く寝つけるようになったという研究結果があります。夜寝る前に行えば、副交感神経が効率よく活性化されるので、心配事や眠れないというストレスから解放されます。

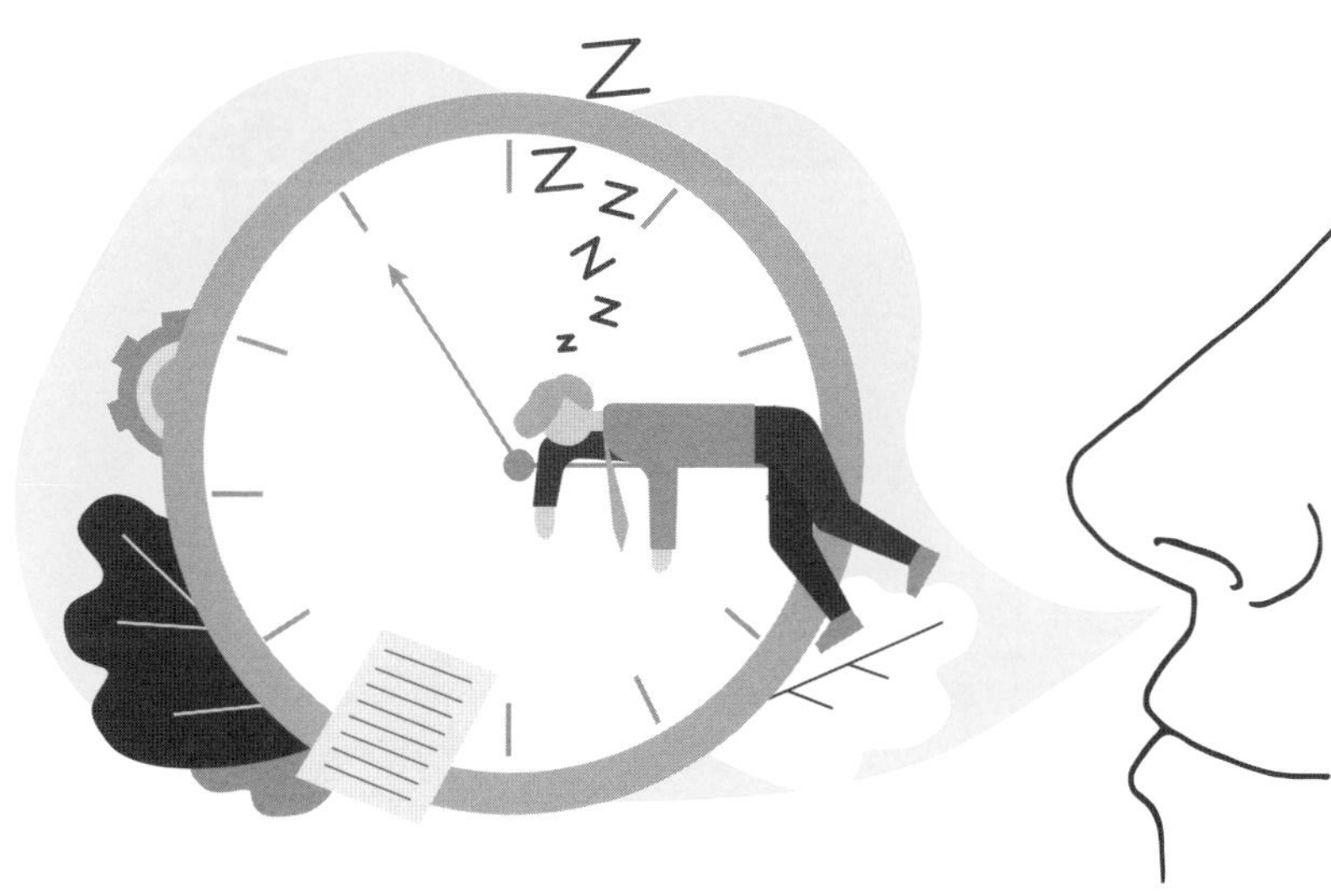
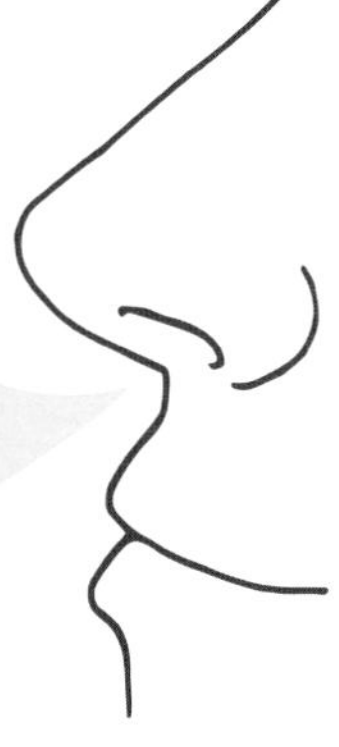

8時間以上眠るとかえって血圧が上がる？
「ショートスリーパーでも問題ない」は絶対ない

ビジネスパーソンの中には、睡眠時間が5時間以下の人も多いでしょう。短時間睡眠は高血圧の原因になり、睡眠時の呼吸障害が増えます。

睡眠中は血圧が下がり、交感神経はリセットされます。ところが、睡眠時間が極端に少ないと、交感神経が高ぶったまま、アドレナリンが多く分泌、血圧が下がらないまま翌朝を迎えてしまう、いわゆる血圧の「24時間フル稼働」を強いてしまいます。そのため、ショートスリープは、体に負担をかけるのです。一方、短時間睡眠と同様、寝溜めも問題。実際に7時間睡眠と8時間以上の睡眠では、後者のほうが血圧が高くなる傾向があります。血圧は、体内時計に敏感です。睡眠バランスを大事に。

40歳未満では、睡眠時間による高血圧者の割合にさほど大きな差はありません。しかし、40歳以上になると8時間以上睡眠をとった人のほうが、7時間以内の睡眠の人よりも高血圧者の割合が急増することがわかります。

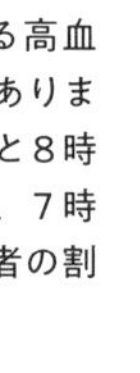

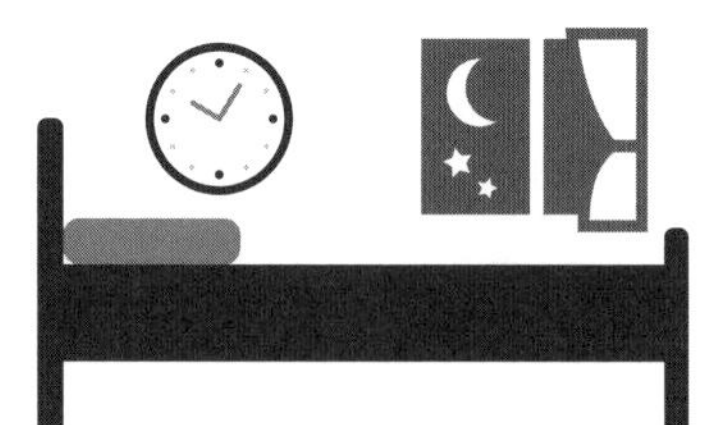

		7時間以内	8時間以上
40歳以上	高血圧	41.4%	58.1%
	非高血圧	50.2%	49.8%
40歳未満	高血圧	31.5%	38.5%
	非高血圧	46.1%	53.9%

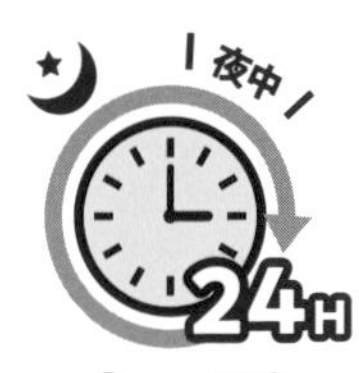

睡眠の質を高めるなら太りすぎてはいけない

睡眠時にはノンレム睡眠＝脳を休ませる睡眠と、レム睡眠＝記憶の固定や整理を行う睡眠があり、両者をバランスよく保っているかが睡眠の質を左右します。通常は、全体の25％がノンレム睡眠ですが、血圧が高くなると４％以下になってしまうという報告も。いびきや無呼吸などは睡眠の質を下げ、ノンレム睡眠の時間を短縮します。朝起きても疲れが抜けていない場合は、ノンレム睡眠の質が下がっている可能性があるので、生活時間を見直してみましょう。

また、高血圧や肥満は、大きないびきが特徴の無呼吸症候群を起こし、睡眠を妨げる要因になります。最近、いびきを注意されたり、睡眠の質が下がった、と感じたらダイエットを！

質のいい睡眠に必要なのは“スリム”だった

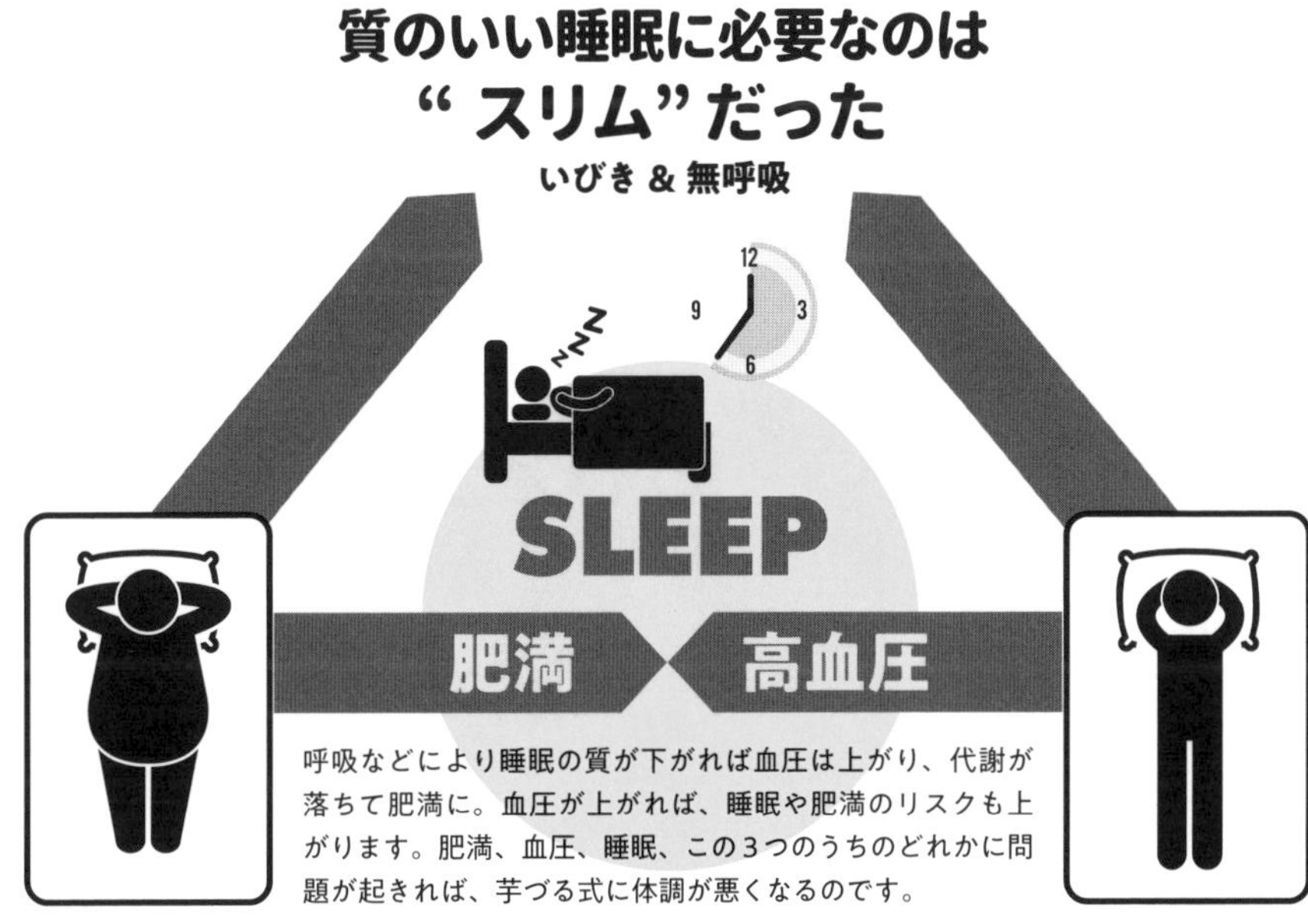

呼吸などにより睡眠の質が下がれば血圧は上がり、代謝が落ちて肥満に。血圧が上がれば、睡眠や肥満のリスクも上がります。肥満、血圧、睡眠、この３つのうちのどれかに問題が起きれば、芋づる式に体調が悪くなるのです。

月曜日の朝は心臓や血管のリスクが上昇
「スローマンデー」ルールなら血圧は怖くない

「ブルーマンデー」とよくいいますが、その名のとおり、実は月曜日の午前中に心血管疾患の事故が多発しています。月曜日の午前中は会議や打ち合わせなど、ストレスのかかる案件が山積みです。そのため、朝起きてすぐに測った血圧はもちろん、ストレスを受けやすい職場での血圧上昇もリスク要因と考えられています。

昭和の時代は男性に多かったこの現象も、平成〜令和の現代では、男性に比べストレスに弱い女性に顕著に表れています。血圧が高い人は、予防のためにも月曜日の午前中こそ、あまり自分を追い立てないように。後回しにできるものは午後または火曜日に回し、ストレスを溜めないスローマンデーを心がけましょう。

〔月曜日の朝は血圧サージリスクが週末の1.4倍〕

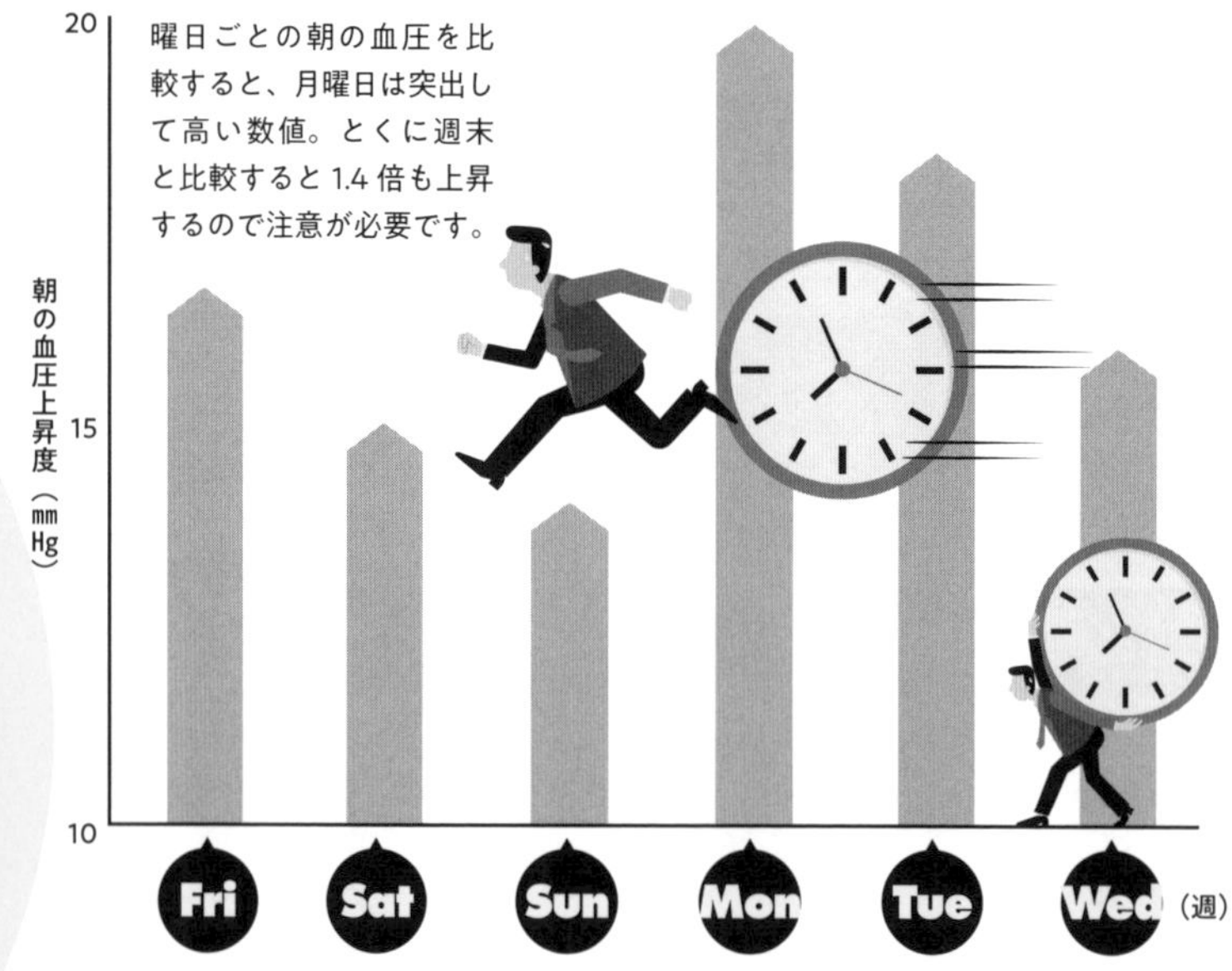

起床後 30～60 分に朝食をとる

起床後 30 ～ 60 分にストレスホルモン・コルチゾールの分泌が急激に増加。その時間帯にゆっくりと朝食をとり唾液を出して、体内のコルチゾール量を減らしましょう。忙しい朝ですが月曜日こそ脳や血圧のために、早起きをして朝食にかける時間を十分につくって。

SLOW MONDAY メニュー

月曜日の午前中から血圧を上げないために、ストレスを回避するヒントをご紹介。日曜日の夜から、月曜日の仕事に向けて準備をすることで、元気な心と体を手に入れられます。

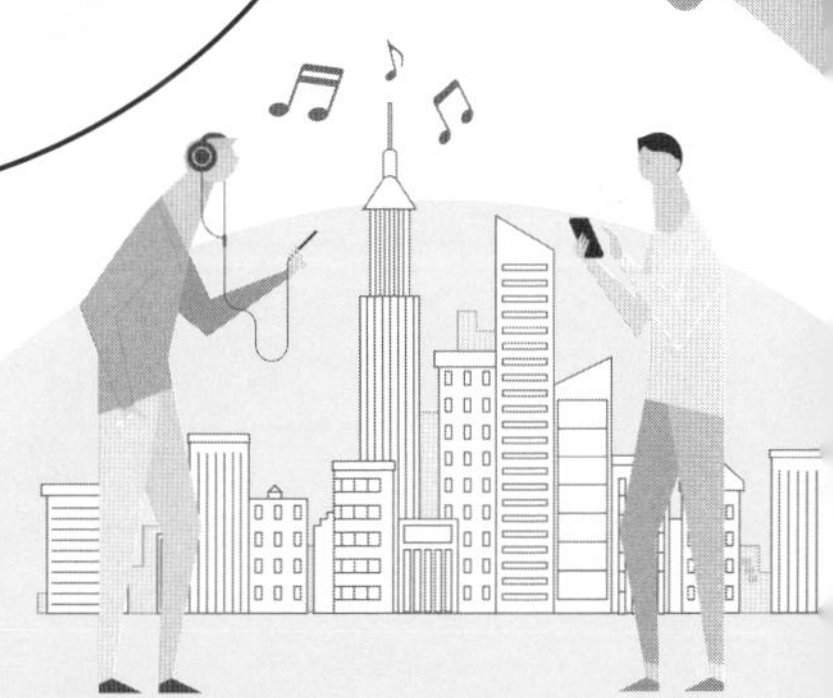

日曜日は寝る 1 時間前にはスマホを OFF 室内のあかりも落とす

明日から仕事だと思うだけで、ストレスがかかります。日曜日は交感神経をリセットするために、質のよい睡眠が必須。寝る 1 時間前からスマホをオフ、室内のあかりを落として、副交感神経を優位にし、質のいい睡眠を。

音楽を聴いて 4 分後にはストレス軽減

好きな音楽を聴くと 4 分後には、コルチゾールの濃度が低下したという報告があります。朝、好きな音楽を聴きながら通勤すれば、仕事が山積みで焦るストレスを軽くすることができます。

Epilogue

最近、医療の進歩が目覚ましいなか、「人間の体は、毎日の習慣でいくらでも変えることができる」ということを痛感しています。

私が医学生だった頃は、《ほとんどの高血圧患者は生涯にわたって血圧を下げる薬を飲み続けねばならない》とされていました。

ところが、私がちょうど医師となって15年後、1人の女性を診療したことが、「高血圧＝あきらめ」という常識を覆すきっかけになりました。

40歳代のその女性は若い頃は低血圧だったのに、結婚・妊娠・出産を経て気がついたら、検診で高血圧予備軍になっていました。

彼女は診察室に入るなり「ぜーーーったいに薬は飲みたくない」というのです。よく聞くと父親も高血圧で、毎日薬を飲む姿を見て、父のようにはなりたくないと強く思っていたそうです。

若い頃に比べて体重が10kg以上増え、仕事も準管理職でストレスも多く、食事はスーパーのお惣菜が中心。運動の時間もなければ、お風呂の時間ももったいないほどの忙しさ。息子はそろそろ受験だし、姑の口癖は「寝たきりになったら面倒見てね」だったそうで、家の外でも中でも気苦労が多かったのでしょう。

それから私と彼女との間で、薬を使わない血圧リセット術の取り組みが始まりました。

血圧リセット術は、ひとつひとつの取り組みはとても簡単なのですが、途中でやめずに、とにかく続けることが大事。

彼女は薬を飲みたくない一心で続け、そしてある日、血圧手帳を片手に「やりました！」と診察室に飛び込んできたのです。見ると、診察室で測定したその数値は、確かに正常血圧。〞薬いらずでも血圧はコントロールできる〟ことを確信した瞬間でした。

ところが、この話には続きがあります。実は、それから半年後。彼女は再び血圧が高くなって診察室にやってきました。目標達成に満足してつい油断したのでしょう。以前の習慣に戻ってしまい、悪化してしまったのです。彼女はもう一度、血圧をしっかりリセットして正常血圧に戻りましたが、改めて、どんなに医療の目覚ましい進歩があっても、毎日の習慣の継続に勝るものはない、ということを痛感した出来事でした。

本書で紹介した血圧リセット術は、すべてを実行する必要はありません。

今日は食事に気をつけよう、翌日は運動ができたなど、1日ひとつでもいいんです。続ければ必ず体に変化が起きます。体調がよくなったり、体がラクになるだけでなく、仕事のパフォーマンスが向上するなど、うれしい波及効果があるはずです。

生まれた瞬間から、血圧はあなたの体のバロメーターです。

本書が多くの人たちに、ご自身の血圧を見直すきっかけとなり、10年後、20年後の高血圧による心臓や脳へのダメージが予防できることを願っています。

２０２０年１月　**市原淳弘**

Prologue

濃沼 信夫　高血圧症に対する薬物治療の生涯医療費とその経済評価に関する研究

福永英史 田巻佑一朗 戸恒和人 鈴木一夫 大久保孝義 菊谷昌浩 目時弘仁 橋本潤一郎 今井 潤 2008 日本の高血圧診療に家庭血圧測定を導入した場合の費用対効果分析 : 211-232

Christopher E Clark, Rod S Taylor, Angela C Shore, Obioha C Ukoumunne, John L Campbell 2020 Association of a difference in systolic blood pressure between arms with vascular disease and mortality: a systematic review and meta-analysis.; Lancet : 2012 11 : 6170-6178

経済産業省 平成 31 年『予防・健康づくりの意義と課題』

辻 一郎 生活習慣・健診結果が生涯医療費に及ぼす影響に関する研究 平成 19 ～ 21 年度総合研究報告書　厚生労働科学研究費補助金（政策科学総合研究事業（政策科学推進研究事業）2010.3

Leslie Grasset, M. Maria Glymour, Tali Elfassy, Samuel L,Swift, Kristine Yaffe,Archana Singh-Manoux,Adina Zeki Al Hazzouri 2019 Relation between 20-year income volatility and brain health in midlife.; 2019 American Academy of Neurology

Chapter1

神谷健太郎 2017 虚血性心疾患の心臓リハビリーション 理学療法学.; 第44巻 Suppli,NO,1 21

Michael F. O'Rourke 2008 Junichiro Hashimoto, Mechanical Factors in Arterial Aging Journal of the American College of Cardiology.; Volume 50, Issue 1, July 2007

大久保 千代次 高血圧症と微小循環.; BME Vol.9, No.4, 1995 : 57-65

心筋症診療ガイドライン（2018 年改訂版）2019. 3 : 26

前田信治 2004 血行力学の基礎と血液粘度 日生誌 V0l.66, No7-8 : 234-244

Chapter2

三俣昌子 2003 血流に反応する血管内皮細胞.; THE JOURNAL of JAPANESE COLLEGE of ANGIOLOGY Vol. 43 No. 11 : 233-743

Zsuzsanna Tucsek, M. Noa Valcarcel-Ares,Stefano Tarantini,Andriy Yabluchanskiy,Gábor Fülöp,Tripti Gautam, Albert Orock,Anna Csiszar,Ferenc Deak,and Zoltan Ungvari 2017 Hypertension-induced synapse loss and impairment in synaptic plasticity in the mouse hippocampus mimics the aging phenotype: implications for the pathogenesis of vascular cognitive impairment :GeroScience.; 2017 Aug; 39(4): 385–406.

P Zhang, Y Huang, Y Li, M Lu & Y Wu 2006 Journal of Human A large-scale study on relationship between cerebral blood flow velocity and blood pressure in a natural population.; Hypertension volume 20, : 742–748(2006)

Georgios Ponirakis,1 Ioannis N Petropoulos,1 Uazman Alam,2,3 Maryam Ferdousi,2 Omar Asghar,2 Andrew Marshall,2 Shazli Azmi,2 Maria Jeziorska,2 Ziyad R Mahfoud,1 Andrew J M Boulton,4 Nathan Efron,5 Hitoshi Nukada,6 and Rayaz A Malik 2019　Hypertension Contributes to Neuropathy in Patients With Type 1 Diabetes Am J Hypertens. 2019 Jul : 32(8)

骨粗鬆症の予防と治療 ガイドライン作成委員会 2015 骨粗鬆症の予防と治療ガイドライン 2015 : 22-23

Suchitra Sachin Palve and Sachin Bhaskar Palve 2018 Impact of Aging on Nerve Conduction Velocities and Late Responses in Healthy Individuals: J Neurosci Rural Pract.; 2018 Jan-Mar; 9(1): 112-116.

Chapter3

小高文聰 2012 高齢者とドーパミン機能 老年精神医学雑誌.; 23(8) : 914-917, 2012

Yuji Hirano,: Development of The Specialty Ultrasonic Medical Apparatus for Diabetes -Test Functions.; 徳島県立工業技術センター研究報告 Vol.23(2014)

Christina Zelano, Heidi Jiang, Guangyu Zhou, Nikita Arora, Stephan Schuele, Joshua Rosenow and Jay A. Gottfried.: Nasal Respiration Entrains Human Limbic Oscillations and Modulates Cognitive Function ournal of Neuroscience 7 December 2016, 36 (49) : 12448-12467

Artin Arshamian, Behzad Iravani, Asifa Majid and Johan N. Lundström, Respiration Modulates Olfactory Memory Consolidation in Humans.; Journal of Neuroscience 28 November 2018, 38 (48) : 10286-10294

Keith J. Burns1 , Brandon S. Pollock1& John McDaniel, The cardiovascular response to passive movement is joint dependent.; Physiol Rep, 4 (5), 2016 : e12721

矢野裕一朗 苅尾七臣 2012 血圧の日内変動の制御と臓器保護.; MEDICINAL 2012/1 Vol.2 No.185 : 86

Chapter4

Mente A, O'Donnell MJ, Rangarajan S, McQueen MJ, Poirier P, Wielgosz A, Morrison H, Li W, Wang X, Di C, Mony P, Devanath A, Rosengren A, Oguz A, Zatonska K, Yusufali AH, Lopez-Jaramillo P, Avezum A, Ismail N, Lanas F, Puoane T, Diaz R, Kelishadi R, Iqbal R, Yusuf R, Chifamba J, Khatib R, Teo K, Yusuf S; PURE Investigators. 2014 Association of urinary sodium and potassium excretion with blood pressure.; N Engl J Med. 2014 Aug 14;371(7):601-11

山形大学医学部メディカルサイエンス研究所 山形県コホート研究通信 vol.7 発行 :2018 年 1 月 (最終閲覧日 : 2019 年 12 月 24 日) http://www.id.yamagata-u.ac.jp/IPMSR/pdf/newsletter7.pdf

稗田蛍火舞 砂川陽一 刀坂泰史 長谷川浩二 森本達也 2015 降圧効果を持つ機能性食品の薬理作用～血圧コントロールが期待される食品～.; 日薬理誌 (Folia Pharmacol.Jpn.) 146 : 33-39(2015)

厚生労働省 生活習慣病とエネルギー・栄養素との関連

Mika Kina-Tanada, Mayuko Sakanashi, Akihide Tanimoto, Tadashi Kaname, Toshihiro Matsuzaki, Katsuhiko Noguchi, Taro Uchida, Junko Nakasone, Chisayo Kozuka, Masayoshi Ishida, Haruaki Kubota, Yuji Taira, Yuichi Totsuka, Shin-ichiro Kina, Hajime Sunakawa, Junichi Omura, Kimio Satoh, Hiroaki Shimokawa, Nobuyuki Yanagihara, Shiro Maeda, Yusuke Ohya, Masayuki Matsushita, Hiroaki Masuzaki, Akira Arasaki, Masato Tsutsui Long-term dietary nitrite and nitrate deficiency causes the metabolic syndrome, endothelial dysfunction and cardiovascular death in mice.; Diabetologia volume 60 : 1138-1151(2017)

浦田秀則 ヒトキマーゼ抑制作用を介した紅タデスプラウトの降圧作用 1990

東京工業大学生命理工学院 山本研究室 腸管作用成分の探索と機能解析 (最終閲覧日 : 2019 年 12 月 24 日) https://yamamoto-laboratory.org/research.html

佐野満昭 , 茶カテキンの機能と調理時における構造的変化.; 日本調理科学会誌 Vol,40,No.4 : 223 ～ 230(2007)〔総説〕

宮澤陽夫 仲川清隆 浅井 明 2000 天然抗酸化物質の吸収と代謝 化学と生物 Vol. 38, No. 2 : 104-114

国立大学法人信州大学 ナス高機能化コンソーシアム（最終閲覧日：2019 年 12 月 24 日）https://www.adeka.co.jp/news/pdf/191121nasu.pdf

三重県西村、鈴木美穂、高橋隆人、山口兵平 2019 ナス粉末の毎日の摂取は、ストレスのある個人の血圧と心理状態を改善します：無作為化プラセボ対照試験 栄養素 2019 11（11）: 2797

Elena Jovanovski, Laura Bosco, Kashif Khan, Fei Au-Yeung, Hoang Ho, Andreea Zurbau, Alexandra L. Jenkins, and Vladimir Vuksan,、Effect of Spinach, a High Dietary Nitrate Source, on Arterial Stiffness and Related Hemodynamic Measures.; A Randomized, Controlled Trial in Healthy Adults: Clin Nutr Res. 2015 Jul; 4(3): 160–167

Fang Wang, Yu-Jie Zhang, Yue Zhou, Ya Li, Tong Zhou, Jie Zheng, Jiao-Jiao Zhang, Sha Li,D ong-Ping Xu, and Hua-Bin Li 2016 Effects of Beverages on Alcohol Metabolism.; Potential Health Benefits and Harmful Impacts, Int J Mol Sci. 2016 Mar; 17(3): 354

Elina J. Hautaniemi, Anna M. Tahvanainen, Jenni K. Koskela, Antti J. Tikkakoski, Mika Kähönen, Marko Uitto, Kalle Sipilä, Onni Niemelä, Jukka Mustonen & Ilkka H. Pörsti ,Voluntary liquorice ingestion increases blood pressure via increased volume load, elevated peripheral arterial resistance, and decreased aortic compliance.; Scientific Reports volume 7, Article number : 10947 (2017)

Anna M. Tahvanainen, Jenni K. Koskela, Antti J. Tikkakoski, Mika Kähönen, Marko Uitto, Kalle Sipilä, Onni Niemelä, Jukka Mustonen & Ilkka H. Pörsti 2017 Voluntary liquorice ingestion increases blood pressure via increased volume load, elevated peripheral arterial resistance, and decreased aortic compliance.; Scientific Reports volume 7, Article number : 10947 (2017)

CORALIE J. DUPAS, AGNÈS C. MARSSET-BAGLIERI, CLAIRE S. ORDONAUD, FABRICE M. G. DUCEPT, AND MARIE-NOËLLE MAILLARD 2006 Coffee Antioxidant Properties.; Effects of Milk Addition and Processing Conditions:Journal of Food Science 71(3) : S253-S25

Dariusz Nowak、* MichałGośliński、Kamila Nowatkowska, The Effect of Acute Consumption of Energy Drinks on Blood Pressure, Heart Rate and Blood Glucose in the Group of Young Adults.; Int J Environ Res Public Health. 2018 Mar; 15(3) : 544

Chapter5

Kazuko Ishikawa-Takata, Toshiki Ohta, Hirofumi Tanaka, How Much Exercise Is Required to Reduce Blood Pressure in Essential Hypertensives.; A Dose-Response Study,; AJH 2003; 16 : 629–633

小紫朋子 斎藤嘉代 2011 ウォーキング・ジョギング時の自律神経反応に及ぼす着用ウェアの影響 デサントスポーツ科学 32（2011-06）: 128-138

鍵田麻奈 尾花朋也 岸岳志 加藤愛理 吉田佳介 正保 哲 2018 異なる運動強度の膝関節伸展運動が運動直後の血管拡張能に及ぼす影響 理学療法科学 33（1）.; 1–5, 2018 : 63-77

堀内雅弘 2016 筋力トレーニングと血管機能 北海道大学大学院教育学研究院紀要 第 125 号

Michael J. Rebold, Cody A. Croall.Emily A. Cumberledge 、Timothy P. Sheehan Matthew T. Dirlam 2017 The impact of different cell phone functions and their effects on postural stability.; Performance Enhancement & Health: Volume 5, Issue 3, March 2017 : 98

Chapter6

Christian Opländer, Christine M. Volkmar, Adnana Paunel-Görgülü, Ernst E. van Faassen, Christian Heiss, Malte Kelm, Daniel Halmer, Manfred Mürtz, Norbert Pallua, Christoph V. Suschek, Whole Body UVA Irradiation Lowers Systemic Blood Pressure by Release of Nitric Oxide From Intracutaneous Photolabile Nitric Oxide Derivates.: Sep 2009

Eddie Weitzberg , Jon O. N. Lundberg, Humming Greatly Increases Nasal Nitric Oxide,; Am J Respir Crit Care Med. 2002 Jul 15;166(2) : 144-5.

Peters GL1, Binder SK, Campbell NR.;1999 The effect of crossing legs on blood pressure: a randomized single-blind cross-over study.; Blood Press Monit. 1999 Apr;4(2) : 97-101.

Carter, Sophie; Hartman, Yvonne; Holder, Sophie; Thijssen, Dick H.; Hopkins, Nicola D. 2017 Sedentary Behavior and Cardiovascular Disease Risk Exercise and Sport Sciences Reviews: April 2017 ;Volume 45; Issue 2 : 80–86

Adiyaman A, Tosun N, Elving LD, Deinum J, Lenders JW, Thien T. 2007 The effect of crossing legs on blood pressure.: Blood Press Monit. 2007 Jun;12(3) : 189-93

Pinar R1, Ataalkin S, Watson R., 2010 The effect of crossing legs on blood pressure in hypertensive patients: J Clin Nurs. 2010 May;19(9-10) : 1284-8

鄭忠 和 田中信行 1996 循環器疾患に対する温熱性血管拡張療法 - 高血圧および心不全に対する入浴・サウナ浴の効果：Jpn J Rehabil Med VOL. 33 NO. 9 1996 : 632-638 212

Jens Jordan, MD; John R. Shannon, MD; Bonnie K. Black, BSN; Yasmine Ali, BS; Mary Farley; Fernando Costa, MD; Andre Diedrich, MD; Rose Marie Robertson, MD; Italo Biaggioni, MD; David Robertson, MD 2000 The Pressor Response to Water Drinking in Humans A Sympathetic Reflex?: Annals of internal medicine 167(7) : 213

Marc A. Russo, Danielle M. Santarelli, Dean O'Rourke 2017 The physiological effects of slow breathing in the healthy human: Breathe 2017 13 : 298-309

Heather Mason,Matteo Vandoni, Giacomo deBarbieri,Erwan Codrons,Veena Ugargol,and Luciano Bernardi 2013 Cardiovascular and Respiratory Effect of Yogic Slow

Breathing in the Yoga Beginner: What Is the Best Approach?: Evidence-Based Complementary and Alternative Medicine Volume 2013, Article ID 743504, 7

Wang Q1, Xi B, Liu M, Zhang Y, Fu M. 2012 Short sleep duration is associated with hypertension risk among adults: a systematic review and meta-analysis: Hypertens Res. 2012 Oct;35(10) : 1012-8.

Matsumoto Takeshi, Murase Kimihiko, Tabara Yasuharu, Gozal David, Smith Dale, Minami Takuma, Tachikawa Ryo, Tanizawa Kiminobu, Oga Toru, Nagashima Shunsuke, Wakamura Tomoko, Komenami Naoko, Setoh Kazuya, Kawaguchi Takahisa, Tsutsumi Takanobu, Takahashi Yoshimitsu, Nakayama Takeo, Hirai Toyohiro, Matsuda Fumihiko, Chin Kazuo 2018 Impact of Sleep Characteristics and Obesity on Diabetes and Hypertension across Genders and Menopausal Status; the Nagahama Study, SLEEP

Shougo Murakami, Kuniaki Otsuka, Yutaka Kubo, Makoto Shinagawa, Takashi Yamanaka, Shin-ichiro Ohkawa, and Yasushi Kitaura 2004 Repeated Ambulatory Monitoring Reveals a Monday Morning Surge in Blood Pressure in a Community-Dwelling Population: AJH 2004; 17:1179–1183 : 1179-1183

井澤修平 城月健太郎 菅谷 渚 小川奈美子 鈴木克彦 野村忍 2007 唾液を用いたストレス評価—採取及び測定手順と各唾液中物質の特徴— 日本保管代替医療学会誌 第４巻 第３号 : 91-101

Profile

市原淳弘

いちはらあつひろ

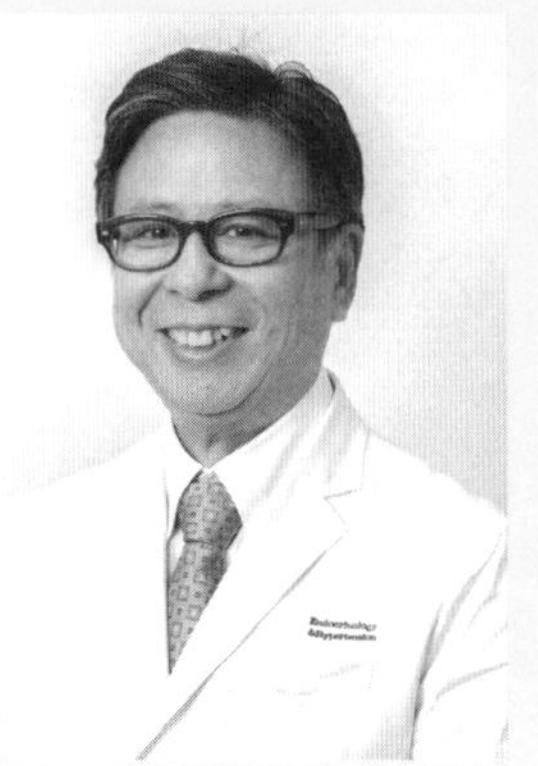

愛知県名古屋市生まれ。1986年慶應義塾大学医学部卒業。日本高血圧学会高血圧専門医、日本内分泌学会内分泌代謝科専門医であり、現在、東京女子医科大学 内科学講座 教授・基幹分野長、日本高血圧学会理事、日本妊娠高血圧学会理事長なども務める。『高血圧を「治す」こと』を信条に、年間7500名もの高血圧患者を診療している。また、全国各地から血圧の高い医師らが駆け込む「医者も信頼する血圧専門医」として絶大な信頼を得ている。テレビやセミナー、講演会など多方面で活躍。趣味は落語とジョギング。笑いながら何歳まで走り続けられるかにチャレンジをしている。

staff

イラスト：飯山和哉
カバー・本文デザイン：田中真琴

編集協力：山本美和
校正：株式会社 麦秋アートセンター
編集：後藤明香

Special thanks：三木知佳（東京女子医科大学）

食べ方、座り方、眠り方で下がる！

血圧リセット術

発行日　2020年1月30日　初版第1刷発行
　　　　2023年6月5日　第6刷発行

著　者　市原淳弘
発行者　竹間 勉
発　行　株式会社 世界文化ブックス
発行・発売　株式会社 世界文化社
〒102-8195　東京都千代田区九段北4-2-29
電話　03-3262-5129（編集部）
電話　03-3262-5115（販売部）

印刷・製本　株式会社 リーブルテック

©Atsuhiro Ichihara,2020.Printed in Japan
ISBN 978-4-418-19431-5

落丁・乱丁のある場合はお取り替えいたします。
定価はカバーに表示してあります。
無断転載・複写（コピー、スキャン、デジタル化等）を禁じます。
本書を代行業者等の第三者に依頼して複製する行為は、
たとえ個人や家庭内での利用であっても認められていません。